Handboek pijnrevalidatie

Handboek pijnevaluatie

Onder redactie van
Prof.dr. J.A. Verbunt
Drs. J.L. Swaan
Dr. H.R. Schiphorst Preuper
Prof.dr. K.M.G. Schreurs

Handboek pijnrevalidatie

Voor de eerste-, tweede- en derdelijns gezondheidszorg

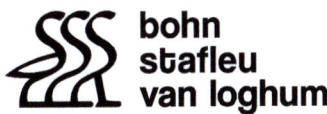

Houten 2019

ISBN 978-90-368-2229-9   ISBN 978-90-368-2230-5 (eBook)
https://doi.org/10.1007/978-90-368-2230-5

© Bohn Stafleu van Loghum is een imprint van Springer Media B.V., onderdeel van Springer Nature 2019
Alle rechten voorbehouden. Niets uit deze uitgave mag worden verveelvoudigd, opgeslagen in een geautomatiseerd gegevensbestand, of openbaar gemaakt, in enige vorm of op enige wijze, hetzij elektronisch, mechanisch, door fotokopieën of opnamen, hetzij op enige andere manier, zonder voorafgaande schriftelijke toestemming van de uitgever.

Voor zover het maken van kopieën uit deze uitgave is toegestaan op grond van artikel 16b Auteurswet j° het Besluit van 20 juni 1974, Stb. 351, zoals gewijzigd bij het Besluit van 23 augustus 1985, Stb. 471 en artikel 17 Auteurswet, dient men de daarvoor wettelijk verschuldigde vergoedingen te voldoen aan de Stichting Reprorecht (Postbus 3060, 2130 KB Hoofddorp). Voor het overnemen van (een) gedeelte(n) uit deze uitgave in bloemlezingen, readers en andere compilatiewerken (artikel 16 Auteurswet) dient men zich tot de uitgever te wenden.

Samensteller(s) en uitgever zijn zich volledig bewust van hun taak een betrouwbare uitgave te verzorgen. Niettemin kunnen zij geen aansprakelijkheid aanvaarden voor drukfouten en andere onjuistheden die eventueel in deze uitgave voorkomen. De uitgever blijft onpartijdig met betrekking tot juridische aanspraken op geografische aanwijzingen en gebiedsbeschrijvingen in de gepubliceerde landkaarten en institutionele adressen.

NUR 894
Basisontwerp omslag: Studio Bassa, Culemborg
Automatische opmaak: Scientific Publishing Services (P) Ltd., Chennai, India

Bohn Stafleu van Loghum
Walmolen 1
Postbus 246
3990 GA Houten

www.bsl.nl

Inhoud

Deel I Het probleem chronische pijn

1 Neurofysiologie bij pijn 3
   A. Malfliet en J. Nijs

2 Psychologie bij pijn 15
   K.M.G. Schreurs, I. Timmers en J. de Jong

3 Epidemiologie van pijn 31
   H.S.J. Picavet en T. Westendorp

4 De dagelijkse gevolgen van pijn 45
   L.J. Slot en I.L. Thomassen-Hilgersom

Deel II Diagnostiek

5 Multifactoriële analyse in de eerstelijn 57
   D. Keizer, J. Reitsma-Lutjes en J.A. Verbunt

6 Multifactoriële analyse in de medisch-specialistische revalidatie 69
   J.L. Swaan, H.R. Schiphorst Preuper en R.J.E.M. Smeets

7 De complexiteit van het pijnprobleem 87
   A.J.A. Köke en A.M. Boonstra

8 Revalidatie en psychiatrie bij patiënten met chronische pijn 95
   C.H. Lunter en A.M. Boonstra

Deel III Verbeteren van participatie

9 Sociale rollen 109
   J.L. Swaan en M. de Craen

10 Arbeid 119
   M.F. Reneman en T. Beemster

11 School 131
   S.C. Remerie en T. Westendorp

12 Vrije tijd en sport 141
   P. de Haan, R. Soer en B.F. Evers

Deel IV Klinimetrie

13 **Klinimetrie bij volwassenen** 155
A.J.A. Köke, M.F. Reneman en K.M.G. Schreurs

14 **Klinimetrie bij kinderen en adolescenten** 167
J. Verbunt, J.F. van Hoorn en M. Goossens

Deel V Behandelmethoden

15 **Pijneducatie: de eerste stap in de behandeling** 179
C.P. van Wilgen en S.C. Remerie

16 **Graded activity** 187
M.J. Geilen en L.W. Wennemars

17 **Exposure in vivo** 199
J. de Jong en I. Timmers

18 **Acceptance and commitment therapy** 209
K.M.G. Schreurs, B. van Baalen en P.H.T.G. Heuts

19 **Terugvalpreventie** 219
M. den Hollander en B.M.W. Wassink

20 **Medicatie** 227
J.L. Swaan en M.J.M.M. Giezeman

Deel VI De organisatie van zorg

21 **Transmurale zorgmodellen: eerste verkenningen** 245
I.P.J. Huijnen, D. Keizer en C.M. van Gestel

22 **Kwaliteitsbeleid** 259
J.A. Verbunt, M.F. Reneman en I.L. Thomassen-Hilgersom

Bijlagen 267
Slotwoord 268
Bijlage 269
Register 272

Redactie en auteurs

Redacteuren

Prof. dr. J.A. Verbunt
Hoogleraar revalidatiegeneeskunde en revalidatiearts, vakgroep Revalidatiegeneeskunde, Universiteit Maastricht, Maastricht, Adelante Zorggroep, Hoensbroek, Nederland

Drs. J.L. Swaan
Revalidatiearts, Rijndam Revalidatie, Rotterdam, Nederland

Dr. H.R. Schiphorst Preuper
Revalidatiearts, Rijksuniversiteit Groningen, afdeling Revalidatiegeneeskunde, Universitair Medisch Centrum Groningen, Groningen, Nederland

Prof. dr. K.M.G. Schreurs
Hoogleraar psychologie en senior GZ-psycholoog, vakgroep Psychologie Gezondheid & Technologie Universiteit Twente, Roessingh Centrum voor Revalidatie, Enschede, Nederland

Auteurs

Dr. B. van Baalen
GZ-psycholoog, Rijndam Revalidatie, Rotterdam, Nederland

Drs. T. Beemster
Gezondheidswetenschapper en oefentherapeut, revalidatiecentrum Heliomare, afdeling Research & Development en afdeling Revalidatiegeneeskunde, Universitair Medisch Centrum Groningen, Groningen, Nederland; Amsterdam Universitair Medisch Centrum, afdeling Coronel Instituut voor Arbeid en Gezondheid, Amsterdam Public Health research institute, Amsterdam, Nederland

Dr. A.M. Boonstra
Revalidatiearts, Revalidatie Friesland, Beetsterzwaag, Nederland

Drs. M. de Craen
Vrijgevestigd psychotherapeut, Praktijk Gooimeer, Huizen, Nederland

Drs. B.F. Evers
Sportfysiotherapeut, afdeling Revalidatiegeneeskunde, Universitair Medisch Centrum Groningen, Groningen, Nederland

M.J Geilen
Physician assistant, Adelante Zorggroep, Hoensbroek, Nederland

Drs. C.M. van Gestel
Revalidatiearts en bestuurder, Roessingh Centrum voor Revalidatie, Enschede, Nederland

Dr. M.J.M.M. Giezeman
Anesthesioloog-pijnspecialist, Isala klinieken, Zwolle, Nederland

Dr. M. Goossens
Gedragswetenschapper en universitair hoofddocent, Universiteit Maastricht, Maastricht, Nederland

P. de Haan, Bsc
Ergotherapeut, ErgoAnders en Roessingh Revalidatiecentrum, Enschede, Nederland

Dr. P.H.T.G. Heuts
Revalidatiearts, Adelante Zorggroep, Hoensbroek, Nederland

Dr. M. den Hollander
Psycholoog, Adelante Revalidatie, locatie Maastricht, Maastricht en senior-onderzoeker, Adelante Zorggroep, Hoensbroek, Nederland

Drs. J.F. van Hoorn
Kinderrevalidatiearts, afdeling Revalidatiegeneeskunde, Centrum voor Revalidatie, Universitair Medisch Centrum Groningen, Groningen, Nederland

Dr. I.P.J. Huijnen
Fysiotherapeut en senior onderzoeker, vakgroep Revalidatiegeneeskunde, Universiteit Maastricht, Maastricht, Adelante Zorggroep, Hoensbroek, Nederland

Dr. J. de Jong
Cognitief gedragstherapeut VGCT®, bewegingswetenschapper en senior onderzoeker, vakgroep Revalidatiegeneeskunde, Maastricht Universitair Medisch Centrum, Maastricht en Adelante Zorggroep, Hoensbroek, Nederland

Dr. D. Keizer
Huisarts, Harkema, Nederland, en mede-oprichter Transcare-pijn, Groningen, Nederland

Dr. A.J.A. Köke
Fysiotherapeut en bewegingswetenschapper, Adelante Zorggroep, Hoensbroek, Universiteit Maastricht, Maastricht, Zuyd Hogeschool, Heerlen, Nederland

Drs. C.H. Lunter
Psychiater, inhoudelijk leidinggevende, Altrecht Psychosomatiek Eikenboom, Zeist, Nederland

Dr. A. Malfliet
Researcher en kinesitherapeut, Vrije Universiteit Brussel, Universitair Ziekenhuis Brussel, Brussel, België, en onderzoeksgroep Pain in Motion, Universiteit Gent, Gent, België

Prof. dr. J. Nijs
Hoogleraar motorische revalidatie en kinesitherapie, kinesitherapeut en manueel therapeut, Vrije Universiteit Brussel, Universitair Ziekenhuis Brussel, België, en onderzoeksgroep Pain in Motion, Universiteit Gent, Gent, België

Dr. H.S.J. Picavet
Onderzoeker, Rijksinstituut voor Volksgezondheid en Milieu (RIVM), Bilthoven, Nederland

Drs. J. Reitsma- Lutjes
GZ-psycholoog, gespecialiseerd in pijn, Reitsma & Van Wieren Psychologen, Kollum, Nederland

Dr. S.C. Remerie
Revalidatiearts, Rijndam Revalidatie, Rotterdam, Nederland

Prof. dr. M.F. Reneman
Hoogleraar revalidatiegeneeskunde, fysiotherapeut en bewegingswetenschapper, Rijksuniversiteit Groningen, afdeling Revalidatiegeneeskunde, Universitair Medisch Centrum Groningen, Groningen, Nederland

Dr. H.R. Schiphorst Preuper
Revalidatiearts, Rijksuniversiteit Groningen, afdeling Revalidatiegeneeskunde, Universitair Medisch Centrum Groningen, Groningen, Nederland

Prof. dr. K.M.G. Schreurs
Hoogleraar psychologie, senior GZ-psycholoog, vakgroep Psychologie Gezondheid & Technologie Universiteit Twente, Roessingh Centrum voor Revalidatie, Enschede, KMG Schreurs CGT training & supervisie, Nederland

Drs. L.J. Slot
GZ-psycholoog, Roessingh Centrum voor Revalidatie, Enschede, Nederland

Prof. dr. R.J.E.M. Smeets
Hoogleraar revalidatiegeneeskunde en revalidatiearts, Universiteit Maastricht, Maastricht en CIR revalidatie, locatie Eindhoven, Nederland

Dr. R. Soer
Associate lector Gezondheid en Bewegen, Saxion, Enschede, en onderzoekscoördinator wervelkolomcentrum Universitair Medisch Centrum Groningen, Groningen, Nederland

Drs. J.L. Swaan
Revalidatiearts, Rijndam Revalidatie, Rotterdam, Nederland

Drs. I.L. Thomassen-Hilgersom
Patiëntenvertegenwoordiging Samenwerkingsverband Pijnpatiënten naar één stem, Soest, Nederland

Dr. I. Timmers
Postdoctoraal Onderzoeker, Stanford University, Stanford, Verenigde Staten, en Universiteit Maastricht, Maastricht, Nederland

Prof. dr. J.A. Verbunt
Hoogleraar revalidatiegeneeskunde en revalidatiearts, vakgroep Revalidatiegeneeskunde, Universiteit Maastricht, Maastricht, Adelante Zorgroep, Hoensbroek, Nederland

Drs. B.M.W. Wassink
GZ-psycholoog, Roessingh Centrum voor Revalidatie, Enschede, Nederland

Mw. L.W. Wennemars
Bewegingsagoog en psychomotorisch therapeut, Roessingh Centrum voor Revalidatie, Enschede, Nederland

Dr. T. Westendorp
Bewegingswetenschapper onderzoeker en beleidsadviseur, Rijndam Revalidatie, Rotterdam, Nederland

Prof. dr. C.P. van Wilgen
Psycholoog, fysiotherapeut epidemioloog, Transcare-pijn, Vrije Universiteit Brussel, Pain in Motion researchgroup, Universiteit Gent, Gent, België

Lijst van afkortingen

ACTTION	Analgesic, Anesthetic, and Addiction Clinical Trial Translations, Innovations, Opportunities, and Networks	EFIC	European Pain Federation
		EMDR	eye movement desensitization and reprocessing
APS	American Pain Society	FABQ	Fear Avoidance Beliefs Questionnaire
AAPM	American Academy of Pain Medicine	FCE	Functional Capacity Evaluation
		FDI	Functional Disability Inventory
AAAPT	ACTTION–APS–AAPM Pain Taxonomy	fMRI	functionele kernspintomografie
		FOPQ	Fear of pain questionnaire
AAUQ	Activity Questionnaire for Adults and Adolescents	FPS	Faces Pain Scale
		GA	graded activity
ACT	acceptance and commitment therapy	GE	graded Exposure
		GBGGZ	generalistische basis geestelijke gezondheidszorg
ADHD	attention deficit hyperactivity disorder	GGZ	geestelijke gezondheidszorg
ASS	autisme spectrum stoornis	GRZ	geriatrische revalidatiezorg
ATB	werken op arbeidstherapeutische basis	GZ-psycholoog	gezondheidszorgpsycholoog
		HADS	Hospital Anxiety and Depression Scale
BAPQ	De Bath Adolescent Pain Questionnaire	HRV	hartritmevariabiliteit
BPS	biopsychosociaal	IASP	International Association for the Study of Pain
CALI	Child Activity Limitations Interview		
CBCL	Child Behaviour Checklist	ICF	International Classification of Functioning, Disability and Health
CBO	centraal begeleidingsorgaan		
CBT	cognitive behavioral therapy	IGP	inspannings geïnduceerde pijndemping
CDI	Children's Depression Inventory		
CHQ	Child Health Questionnaire	IPQ	Illness Perception Questionnaire
CJG	Centrum voor Jeugd en Gezin	KANS	klachten aan de arm, nek en schouders
CMP	chronische musculoskeletale pijn		
COPM	Canadian Occupational Performance Measure	KNGF	Koninklijk Nederlands Genootschap voor Fysiotherapie
CQ-index	Consumer Quality Index	KwiPPP	kwaliteitsindicatoren vanuit het perspectief van patiënten met chronische pijn
CRPS	complex regionaal pijnsyndroom		
CS	geconditioneerde stimulus		
CSI	Central Sensitization Inventory	LANSS	Leeds Assesment of Neuropathic Pain Scale
CTS	carpale tunnelsyndroom		
DASH	Disability Arm Schouder Hand	MPI-DLV	Multidimensionale Pijnvragenlijst
DIGP	disfunctionele inspanningsgeïnduceerde pijndemping	MRI-scan	magnetic resonance imaging
		MSR	medisch-specialistische revalidatie
DN4	Doleur Neuropathique 4	NDI	Neck Disability Inventory
DSM-5	Diagnostic and Statistical Manual of Mental disorders 5	NDP	Nederlandse Dataset Pijnrevalidatie
		NHG	Nederlands Huisartsen Genootschap
DTF	directe toegankelijkheid fysiotherapie	NPS	Neuropathische Pijn Schaal

Lijst van afkortingen

NRS	Numeric Rating Scale	SOLK	somatisch onvoldoende verklaarde lichamelijke klachten
NSAID	non-steroidal anti-inflammatory drug	SSRI	selective serotonin reuptake inhibitors (selectieve serotonineheropnameremmer)
OCD	obsessief-compulsieve stoornis		
QST	quantitative sensory testing		
PDD-NOS	Pervasive Developmental Disorder – Not Otherwise Specified	SNRI	serotonin and noradrenalin reuptake inhibitors (serotonine-norepinefrineheropnammeremmers)
PedIMMPACT	Pediatric Initiative on Methods, Measurement and Pain Assessment in Clinical Trials	STAI-C	State Trait Anxiety Inventory for Children
PedsQL	Pediatric Quality of Life Inventory	TCA	tricyclische antidepressiva
PCQ	Pain Coping Questionnaire	TSK	Tampa Scale for Kinesiophobia
PCS	Pijn Catastroferen Schaal	US	ongeconditioneerde stimulus
PCS-C	Pain Catastrophizing Scale for Children	UWV	Uitvoeringsinstituut Werknemersverzekeringen
PCS-P	Pain Catastrophizing Scale for Parents	VAR-2	Vragenlijst Arbeidsreintegratie
		VAS	Visual Analog Scale
PDI	Pain Disability Index	VVT	verpleging, verzorging en thuiszorg
PHODA	Photograph Series of Daily Activities	WAD	whiplash associated disorder
		WAI	Work Ability Index
PHODA-youth	Photograph Series of Daily Activities voor jongeren	WHO	World Health Organization
		WIA	Wet werk en inkomen naar arbeidsvermogen
POH-GGZ	Praktijkondersteuner van de huisarts voor geestelijke gezondheidszorg	WRUED	Work Related Upper Extremity Disorder (werkgerelateerde pijnklachten aan de bovenste extremiteiten)
PSEQ	Pain Self-Efficacy Questionnaire		
PSK	patiëntspecifieke klachten		
PTNP	posttraumatische nekpijn	WPN	Werkgroep Pijnrevalidatie Nederland
PTSS	posttraumatische stressstoornis		
QBPDQ	Quebec Back Pain Disability Questionnaire	WSW	Wet sociale werkvoorziening
		WVP	Wet verbetering poortwachter
QLA-CP	Quality of Life Questionnaire for Adolescents with Chronic Pain	ZBC	zelfstandig behandelcentrum
RFT	relational frame theory		
RTW	return to work		
SCL-90	Symptom Checklist-90		
SQUASH	Short Questionnaire to Assess Health-enhancing physical activity		
SCEGS	somatische, cognitieve, emotionele, gedragsmatige en sociale dimensies (model voor de huisarts om klachten te categoriseren)		
SIP	Societal Impact of Pain		
SF36	Short Form Health Survey (36 vragen)		

Inleiding

In dit eerste handboek voor pijnrevalidatie in Nederland wordt een compleet overzicht gegeven van alle aspecten van chronische pijn, waarbij we ons vooral richten op chronische pijn van het bewegingsapparaat. Chronische pijn is een belangrijk gezondheidsprobleem: ongeveer één op de vijf Nederlanders heeft een vorm van chronische pijn, en het komt zowel bij volwassenen als bij kinderen voor. Het hebben van chronische pijn heeft een grote invloed op het dagelijks leven, veel meer dan andere chronische aandoeningen. Dit heeft behalve impact op de kwaliteit van leven van de patiënt en zijn naasten ook impact op de maatschappij. Namelijk door de kosten als gevolg van zorggebruik en vooral door de economische gevolgen van verlies van productiviteit in, of deelname aan arbeid. Chronische pijn is een multidimensionaal probleem dat niet altijd als zodanig wordt behandeld. Patiënten leggen soms een lange weg af door de gezondheidszorg voordat zij een adequate behandeling krijgen. Bij chronische pijn is een oorzaakgerichte behandeling helaas vaak niet mogelijk, ondanks dat dit wel vaak het streven blijft van patiënt en behandelaar. Revalidatie, in alle echelons, heeft een biopsychosociale visie als uitgangspunt en richt zich op het functioneren van de patiënt in zijn omgeving: verbeteren van de kwaliteit van leven, het verbeteren van participatie onder meer in arbeid en vrije tijd, het verbeteren van zelfredzaamheid en de reductie van medische consumptie.

Dit handboek is bedoeld voor alle professionals die te maken krijgen met patiënten met chronische pijn in de eerste, tweede en derde lijn. We denken hierbij onder meer aan huisartsen, medisch specialisten, psychosociale hulpverleners, paramedici, bedrijfsartsen en jeugdartsen. Het begint met theorie, zowel vanuit de neurofysiologie, de psychologie als de epidemiologie. Het beschrijft multifactoriële diagnostiek in de gehele keten, om van daar uit tot aangrijpingspunten van behandeling te komen. De gevolgen van pijn voor het dagelijks leven komen aan bod, en de behandeldoelen, gericht op het verminderen van deze gevolgen. In de organisatie van zorg wordt het 'stepped care'-principe uitgewerkt: van laag-complexe problematiek, waarvoor eerstelijnszorg voldoet, tot hoog-complexe problematiek, waarvoor Medisch-Specialistische Revalidatie (MSR) is geïndiceerd. Bij het onderwerp ketenzorg wordt ook aandacht besteed aan de organisatie van zorg, aan kwaliteitsbeleid en aan patiëntenperspectief. De *Zorgstandaard Chronische Pijn* uit 2017 is hierbij leidraad. Chronische pijn vraagt om een integrale benadering en een interdisciplinaire aanpak. Verschillende behandelmethoden worden uitgewerkt, zoals pijneducatie, *graded activity, exposure in vivo, acceptance and commitment therapy* (ACT) en medicatie. Zelfmanagement en een gedeelde besluitvorming zijn belangrijke aspecten van een goede behandeling.

Iedere paramedicus, psychosociale hulpverlener, huisarts en specialist ontmoet patiënten met chronische pijn in zijn praktijk. Voor goede zorg is het van groot belang dat verschillende zorgverleners in de keten dezelfde taal spreken. We hopen dat dit handboek daar een belangrijke bijdrage aan zal leveren.

Rita Schiphorst Preuper
Voorzitter van de Werkgroep Pijnrevalidatie Nederland (WPN)
Mede namens de redactie,
Jeanine Verbunt, Loes Swaan en Karlein Schreurs

- **Nota bene**

Daar waar het woord hij of de patiënt, behandelaar of arts in dit boek wordt gebruikt, wordt gerefereerd naar zowel mannen als vrouwen.

Deel I Het probleem chronische pijn

Hoofdstuk 1 Neurofysiologie bij pijn – 3
A. Malfliet en J. Nijs

Hoofdstuk 2 Psychologie bij pijn – 15
K.M.G. Schreurs, Inge Timmers en Jeroen de Jong

Hoofdstuk 3 Epidemiologie van pijn – 31
H.S.J. Picavet en T. Westendorp

Hoofdstuk 4 De dagelijkse gevolgen van pijn – 45
L.J. Slot en I.L. Thomassen-Hilgersom

Neurofysiologie bij pijn

A. Malfliet en J. Nijs

Samenvatting

In dit eerste hoofdstuk staan twee aspecten van pijn centraal: de onderliggende pijnfysiologische en de pijnpsychologische mechanismen. Dit hoofdstuk omvat de definitie van pijn, de neurofysiologie van acute en chronische pijn, de invloed van coping, gedachten, percepties, emoties en cognities op pijn, en de invloed van stress en slaapdeprivatie op pijn. Binnen de neurofysiologie van acute pijn belichten we het perifere zenuwstelsel (neuronen, axonen en de actiepotentiaal), het centrale zenuwstelsel (het ruggenmerg, de dorsale hoorn, ascenderende en descenderende banen, en de verwerking op hersenniveau), het mechanisme achter nociceptieve inhibitie en facilitatie, en hoe en waarom perifere sensitisatie tot stand komt. Bij de neurofysiologie van chronische pijn gaan we in op de mechanismen achter chronische pijn en centrale sensitisatie, waaronder *windup*, disfunctionele nociceptieve inhibitie en overactieve nociceptieve facilitatie, sensitisatie op hersenniveau en de invloed van gliacellen. Dit alles zou moeten leiden tot een summiere kennis van de neurofysiologie en neuropsychologie van chronische pijn, die de basis zal vormen voor de rest van dit boek, waarin de revalidatie voor de patiënt met chronische pijn centraal staat.

1.1   Definitie – 5

1.2   Pijnneurofysiologie en psychologie van acute pijn – 5
1.2.1   Het ontstaan van een nociceptieve boodschap – 5
1.2.2   Verwerking van nociceptieve prikkels in de hersenen – 7
1.2.3   Perifere sensitisatie – 8

© Bohn Stafleu van Loghum is een imprint van Springer Media B.V., onderdeel van Springer Nature 2019
J. A. Verbunt, J. L. Swaan, H. R. Schiphorst Preuper en K. M. G. Schreurs (Red.), *Handboek pijnrevalidatie*,
https://doi.org/10.1007/978-90-368-2230-5_1

1.3	Pijnneurofysiologie en psychologie van chronische pijn: centrale sensitisatie – 8
1.3.1	Het 'windup'-principe – 9
1.3.2	Veranderingen in top-down nociceptieve modulatie – 10
1.3.3	Veranderde connectiviteit in de hersenen – 11
1.3.4	De rol van gliacellen – 12

Literatuur – 13

1.1 Definitie

Wat verstaan we onder pijn?

> **Definitie pijn**
>
> De International Association for the Study of Pain (IASP) definieert pijn als "een onplezierige, sensorische en emotionele gewaarwording geassocieerd met daadwerkelijke of mogelijke weefselschade, of beschreven in termen van dergelijke schade" (Williams en Craig 2016).

Het laatste deel van de definitie 'of beschreven in termen van dergelijke schade' kan enige onduidelijkheid scheppen. Dit deel van de definitie werd toegevoegd ter herkenning van mensen die pijn ervaren zonder enige evidentie voor weefselschade. Hoewel deze definitie pijn reeds in een breder perspectief plaatst door te erkennen dat ook het emotionele aspect een rol speelt in pijnbeleving en er niet alleen een eenduidige associatie is tussen pijn en weefselschade (en dus geen rechtstreeks verband), zou men kunnen argumenteren dat deze definitie nog op verscheidene vlakken tekort schiet. Naast een sensorische en een emotionele component heeft pijn namelijk ook een sociale en cognitieve component. Deze componenten worden vaak toegeschreven aan chronische pijn, wat soms leidt tot het negeren ervan in acute pijnsituaties. Ook het cognitieve en het sociale aspect van pijn hebben echter reeds een belangrijke invloed op de acute pijnbeleving. Daarnaast schiet ook het begrip 'onplezierig' tekort in deze definitie, aangezien het gebruik ervan het bestaan van ernstige pijn zou kunnen bagatelliseren.

1.2 Pijnneurofysiologie en psychologie van acute pijn

1.2.1 Het ontstaan van een nociceptieve boodschap

Voordat we kunnen verklaren wat er misgaat bij chronische pijn is het nodig een goede kennis te hebben van de neurofysiologie van acute pijn. Wanneer er schade optreedt in het lichaam (en de drempelwaarde overschreden wordt), ontstaat er een actiepotentiaal in de primaire nociceptieve neuronen die via de afferente zenuwen (snelle, gemyeliniseerde A-vezels en trage, niet-gemyeliniseerde C-vezels) naar de dorsale hoorn (lamina I, II en V) van het ruggenmerg wordt gestuurd (McCulloch en Transfeldt 1997). Intussen weten we zelfs dat er ook zonder schade bijna continu actiepotentialen stromen door bijvoorbeeld de C-vezels, en deze dus niet alleen bij (dreigende) schade geprikkeld worden. In deze dorsale hoorn kan een belangrijke modulatie van het nociceptieve signaal plaatsvinden (i.e. signalen die binnen komen in het ruggenmerg kunnen versterkt of afgezwakt worden, zie ◘ fig. 1.1), waarbij het uiteindelijke doorgeven van het nociceptieve signaal naar het brein sterk beïnvloed kan worden. Het modulerende karakter van de dorsale hoorn is afhankelijk van zowel opstijgende (ascenderende) als afdalende (descenderende, dat wil zeggen vanuit het brein naar het ruggenmerg) banen. Zo zal zowel de aard en intensiteit van de binnenkomende prikkels, als de beïnvloeding van hoger gelegen hersendelen (die instaan voor emoties, cognities, percepties, stress et cetera) een rol spelen in de mate waarin de dorsale hoorn uiteindelijk de informatie gaat doorzenden. Dit mechanisme verklaart waardoor de pijngewaarwording in het brein bij dezelfde lichamelijke schade onder verschillende (psychologische of situationele)

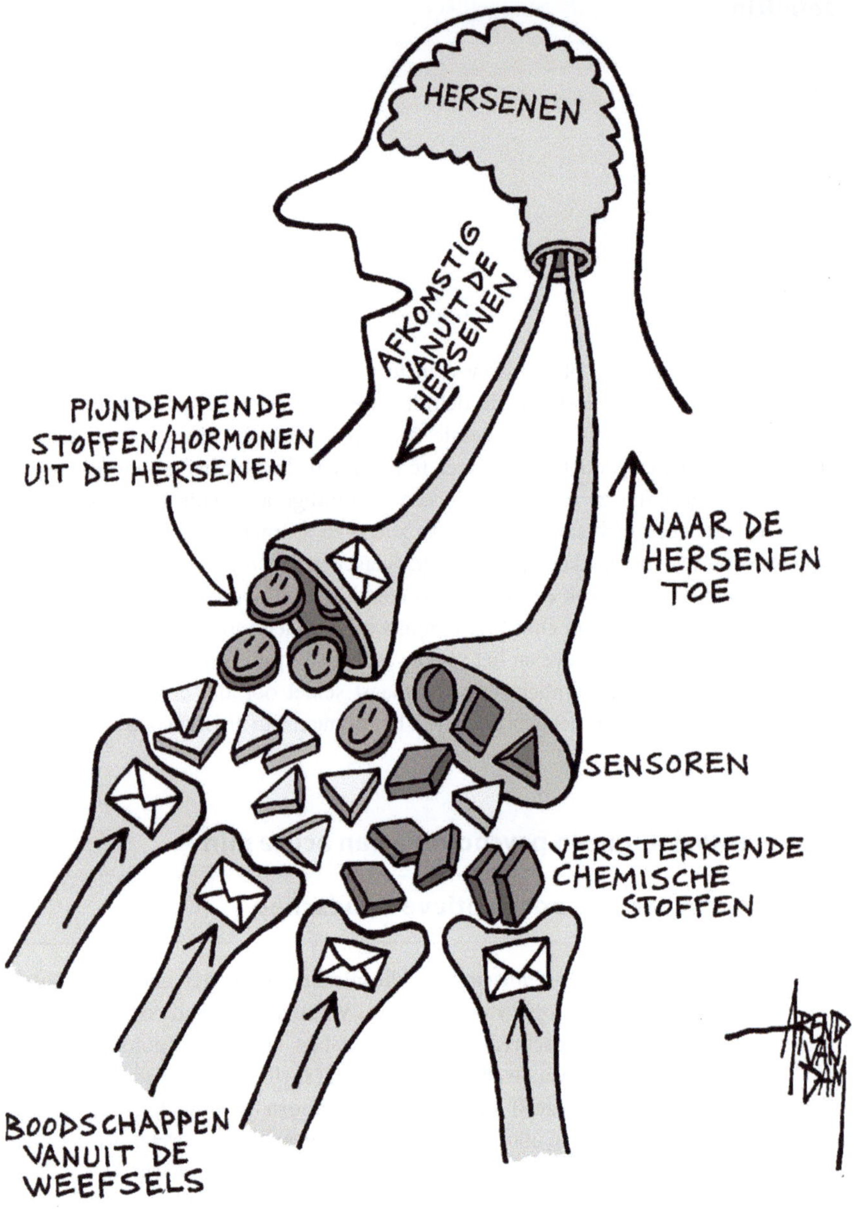

Figuur 1.1 Modulatie ter hoogte van het ruggenmerg. (Bron: *Pijneducatie, een praktische handleiding voor (para)medici*. Paul Van Wilgen & Jo Nijs, Bohn Stafleu van Loghum, 2018)

omstandigheden kan variëren en hoe hogere hersengebieden reeds in een acuut stadium een belangrijke rol spelen. Zo zal het verzwikken van de ligamenten van de voet bijvoorbeeld tot minder of zelfs geen pijn leiden wanneer je wordt achtervolgd door een wild dier, vergeleken met de mate van pijn die optreedt bij hetzelfde voorval tijdens je dagelijkse wandeling.

1.2.2 Verwerking van nociceptieve prikkels in de hersenen

Vanuit het ruggenmerg worden de actiepotentialen vervolgens doorgegeven aan secundaire afferente neuronen, die het signaal tot in het brein brengen (zie ◘fig. 1.1). De belangrijkste neuronen voor nociceptieve transmissie op dit niveau worden de *wide dynamic range neurons* genoemd. Pas wanneer de prikkel in de hersenen aankomt en als belangrijk (lees: bedreigend voor de homeostase) geïnterpreteerd wordt, kunnen we spreken van pijngewaarwording. Hier voor voelt men nog geen pijn en kunnen we dus niet spreken van een pijnervaring. Een nociceptieve prikkel komt eerst in de thalamus terecht, ook bekend als het 'regelcentrum' van het brein, van waaruit de prikkel verder wordt verdeeld naar allerlei subcorticale en corticale hersenregio's. Verwerking van de inkomende nociceptieve boodschap gebeurt dus niet in één hersengebied, maar komt tot stand via een intensieve samenwerking van een breed scala aan hersengebieden (Wilcox et al. 2015). Zo is er bijvoorbeeld de somatosensorische cortex, waar het sensorisch-discriminatieve aspect van pijn tot stand komt. In dit deel van de cortex zal namelijk de locatie, de duur en de intensiteit van de nociceptieve prikkel bepaald worden (Vierck et al. 2013). Daarnaast onderscheiden we ook een aantal affectief-motivationele hersengebieden (Simons et al. 2014), zoals de anterieure cingulate cortex, de amygdala en de insula, alsook gebieden verantwoordelijk voor het cognitieve aspect (bijvoorbeeld geheugen en prikkelevaluatie) van pijn, zoals de prefrontale cortex (Jahn et al. 2016).

Zoals reeds vermeld is, worden ascenderende nociceptieve prikkels gemoduleerd door verschillende descenderende banen. Deze modulatie kan zowel een inhibitie als een facilitatie van de nociceptieve prikkels omvatten en ontstaat vanuit onder andere het periaquaductale grijze gebied in de middenhersenen, de rostroventrale medulla en de hypothalamus, die zo een zeer belangrijke invloed kunnen uitoefenen op pijnperceptie (Felice en Ossipov 2016). Op hun beurt worden deze nociceptief-modulerende hersenkernen beïnvloed door andere hersengebieden zoals de prefrontale cortex en het limbische systeem. Op die manier zullen dus affectief-motivationele componenten (neiging te willen vermijden, terugtrekken, activiteit onderbreken, aanzetten tot acties om pijn te doen) afnemen en cognitieve componenten (betekenis die pijn krijgt, bedreigend karakter dat aan pijn toegedeeld wordt, mate van aandacht voor pijn) een belangrijke rol gaan spelen in de descenderende nociceptieve modulatie. Zo kan bijvoorbeeld angst voor beweging via de descenderende banen de nociceptieve prikkel versterken.

Naast affectief-motivationele en cognitieve invloeden, speelt ook fysieke activiteit een belangrijke rol in de activatie van de descenderende inhiberende banen. Zo zal bij mensen zonder chronische pijn de pijndrempel – vastgesteld door bijvoorbeeld drukalgometrie – stijgen tijdens een fysieke inspanning (Naugle et al. 2012). Dit wil zeggen dat we tijdens of net na een inspanning minder (snel) pijn zullen ervaren. Dit verklaart bijvoorbeeld waarom wielrenners zelfs met een gebroken sleutelbeen de wedstrijd nog kunnen uitrijden. Er zijn meerdere verklaringen voor dit fenomeen beschreven. Ten eerste, kan dit mechanisme verklaard worden door de afgifte van endogene opioïden en groeifactoren die lichamelijke inspanning met zich meebrengt (Nijs et al. 2012). Een tweede theorie richt zich eerder op het 'gate control'-mechanisme, waarbij de neuronen in de dorsale hoorn van het ruggenmerg de voorkeur zouden geven aan signalen afkomstig van snel geleidende dikke vezels die tactiele en proprioceptieve signalen vervoeren. Deze worden namelijk sterk geactiveerd tijdens lichamelijke beweging: onze gewrichten en spieren informeren ons brein namelijk continu over hun (veranderende) positie. Volgens deze theorie krijgen deze signalen tijdens beweging voorrang op de nociceptieve informatie die door de kleinere, niet-gemyeliniseerde zenuwvezels wordt verstuurd (Melzack en Wall 1965). Als derde en laatste kan ook aandacht een belangrijke (secundaire) rol spelen in de invloed van fysieke activiteit op pijn: tijdens fysiek activiteit is er minder aandacht voor pijn. De specifieke rol van aandacht binnen pijn wordt verder uitgediept in ▶H. 2.

1.2.3 Perifere sensitisatie

Wanneer we ergens in het lichaam schade oplopen, zal het omliggende weefsel gevoeliger worden voor allerlei prikkels. Dit fenomeen noemt men 'perifere sensitisatie', wat inhoudt dat de zenuwuiteinden een versterkte responsiviteit (i.e. gevoeligheid) kunnen vertonen na contact met vrijgestelde neurotransmitters (zoals serotonine, bradykinine, prostaglandine, histamine et cetera). Dit fenomeen treedt op bij elke weefselbeschadiging en kunnen we dan ook zien als een normaal fysiologisch proces. Wanneer perifere sensitisatie optreedt, zal ook pijn sterker gevoeld worden in het getroffen gebied. Dit mechanisme wordt 'primaire hyperalgesie' genoemd en ontstaat als een beschermingsmechanisme om verdere schade te voorkomen. Wanneer we meer pijn voelen, gaan we het aangedane lichaamsdeel automatisch meer ontlasten, waardoor verdere beschadiging kan voorkomen worden en het natuurlijke herstelproces ondersteund wordt. Normaal gesproken zal dit mechanisme ook weer verdwijnen wanneer de bron van primaire schade is verdwenen. Iets verder in dit hoofdstuk (▶par. 1.3.1) kunt u lezen dat dit één van de factoren is die ontregeld raken bij chronische pijn.

1.3 Pijnneurofysiologie en psychologie van chronische pijn: centrale sensitisatie

Terwijl perifere sensitisatie kenmerkend is voor acute pijn, zien we bij chronische pijn vaak een ander fenomeen optreden, namelijk 'centrale sensitisatie'. Centrale sensitisatie wordt omschreven als 'een toegenomen gevoeligheid van de neuronen die nociceptieve informatie vervoeren en verwerken in het centrale zenuwstelsel' (Woolf 2011). Binnen het centrale zenuwstelsel kunnen allerlei neuroplastische aanpassingen plaatsvinden die de pijnbeleving in stand houden. Zo zien we dat er een verbeterde functionaliteit van neuronen en nociceptieve banen optreedt ten gevolge van een verminderde nociceptieve inhibitie en een toename in de prikkelbaarheid van membranen en synaptische effectiviteit in het ruggenmerg en het brein (Latremoliere en Woolf 2009). Zo kan er bijvoorbeeld spontane zenuwactiviteit of hersenactiviteit optreden en zien we activatie van gliacellen in hersengebieden die onder andere zorg dragen voor de emotionele en cognitieve verwerking van nociceptieve prikkels. Deze veranderingen in het centrale zenuwstelsel leiden ertoe dat de aanwezigheid, intensiteit en duur van pijnbeleving gedeeltelijk of zelfs volledig losgekoppeld wordt van de aanwezigheid, intensiteit, of duur van schadelijke perifere stimuli (Latremoliere en Woolf 2009).

De structurele en functionele veranderingen in het centrale zenuwstelsel zijn belangrijk in het onderscheid tussen perifere en centrale sensitisatie. Klinisch zal centrale sensitisatie zich bijvoorbeeld uiten in een gegeneraliseerde hyperalgesie of allodynie, terwijl bij perifere sensitisatie hyperalgesie of allodynie alleen optreedt in de buurt van de bron van primaire nociceptie. Een aantal belangrijke onderliggende mechanismen bij centrale sensitisatie worden verderop in dit hoofdstuk besproken zoals *windup* van de neuronen in de dorsale hoorn van het ruggenmerg, veranderde functionaliteit van *top-down* nociceptieve inhibitie en facilitatie, veranderde connectiviteit in de hersenen en activatie van gliacellen.

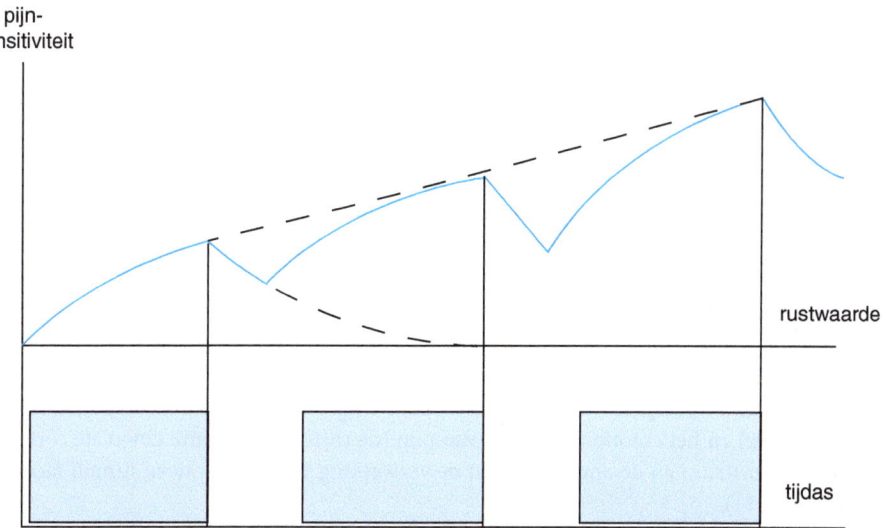

Figuur 1.2 Het 'windup'-fenomeen, waarbij een tweede nociceptieve prikkel pijnlijker aanvoelt wanneer deze na een initiële, identieke nociceptieve stimulus wordt gegeven. Dit fenomeen treedt sterker op bij mensen met chronische pijn. (Copyright op deze figuur: afkomstig uit 'Pijneducatie, een praktische handleiding voor (para)medici. Paul Van Wilgen & Jo Nijs, Uitgeverij: Bohn Stafleu van Loghum)

1.3.1 Het 'windup'-principe

Binnen de dorsale hoorn van het ruggenmerg bevinden zich 'wide dynamic range'-neuronen. Typisch aan deze neuronen is dat ze uitgesproken neuroplastische kenmerken bevatten en dus kunnen veranderen van structuur, fenotype, functie en biochemie. Naast een toename in spontane activiteit in de neuronen, worden er in het ruggenmerg ook plotseling meer actiepotentialen gegenereerd in respons op input van C-vezels (Zhang et al. 2005). Daarnaast wordt ook een gefaciliteerde 'windup'-respons gerapporteerd (Zhang et al. 2005). Het 'windup'-principe (zie fig. 1.2) houdt in dat na een initiële nociceptieve stimulus de daaropvolgende identieke stimulus als nog pijnlijker ervaren wordt. Bij personen met centrale sensitisatie zullen we vaak zien dat dit mechanisme gefaciliteerd is, wat inhoudt dat zij de tweede stimulus nog veel pijnlijker zullen ervaren dan bij mensen zonder chronische pijn. Het onderliggende mechanisme van gefaciliteerde windup zou een abnormale werking van de N-methyl-D-aspartaat (NMDA) receptor zijn (Zhou et al. 2011). Deze receptor is aanwezig in het celmembraan van de postsynaptische neuronen in de dorsale hoorn van het ruggenmerg. In eerste instantie zijn de NMDA-receptoren inactief door de aanwezigheid van een magnesiumblokkade, waardoor ze niet reageren op de initiële stimulatie. Bij het repetitief toedienen van een nociceptieve stimulus zal deze magnesiumblokkade op de NMDA-receptor echter verdwijnen, waarna via de ionkanalen in de postsynaptische neuronen een influx van extracellulair natrium, calcium en kalium plaatsvindt (Cull-Candy et al. 2001; Paoletti en Neyton 2007). Het is juist deze calciuminflux die kritisch blijkt te zijn in synaptische plasticiteit. Verder wordt door dit proces ook stikstofoxide vrijgemaakt, wat op zijn beurt zorgt voor het vrijkomen van sensitiserende aminozuren en substantie P, en daardoor mede de hypergevoeligheid van de dorsale hoorn neuronen gaat veroorzaken (Cull-Candy et al. 2001; Liu en Zhang 2000; Paoletti en Neyton 2007).

Recenter onderzoek heeft ook een invloed van verwachtingen en emoties gevonden op het principe van windup. Zo zal bijvoorbeeld het placebo-effect (geïnduceerd door het creëren van positieve verwachtingen) via top-down (afdalende) inhibitie een positieve invloed hebben op het 'windup'-mechanisme (Petersen et al. 2014). Daarnaast zal de aanwezigheid van pijncatastroferen een uitgesproken negatieve invloed hebben (Vase et al. 2011). Het catastroferen, ofwel doemdenken over pijn, houdt in dat de patiënt overmatig gaat piekeren over zijn pijnprobleem (rumineren), zich extreem hulpeloos voelt ten gevolge van de pijn (hulpeloosheid) en/of zijn pijnprobleem gaat uitvergroten (magnificeren). Met andere woorden: negatieve verwachtingen en betekenissen toegekend aan pijn hebben een heel andere invloed dan positieve verwachtingen. De invloed van pijncatastroferen op het 'windup'-mechanisme zou terug te vinden zijn in de relatie tussen pijncatastroferen en een toegenomen activiteit in hersengebieden die verantwoordelijk zijn voor de anticipatie op pijn (de mediale frontale cortex), aandacht voor pijn (de dorsale anterieure cingulate cortex en de dorsolaterale prefrontale cortex) en het emotionele aspect van pijn (de rostrale anterieure cingulate cortex, de insula, het claustrum en de amygdala), dat de verwerking van nociceptieve stimuli faciliteert (Vase et al. 2011).

1.3.2 Veranderingen in top-down nociceptieve modulatie

Pijncatastroferen heeft – via zijn invloed op onder andere de posterieur cingulate en de pariëtale cortex – ook een negatieve invloed op de top-down modulatie van nociceptieve prikkels (Vase et al. 2011). Binnen de top-down modulatie van nociceptieve prikkels worden twee specifieke banen onderscheiden: top-down faciliterende (versterkende) en top-down inhiberende (dempende) banen (Ossipov et al. 2014). Deze top-down modulatie is van belang voor het maken van een onderscheid tussen wat biologisch relevante signalen zijn en wat ruis is (Woolf en Salter 2000). Zo zal bijvoorbeeld een sluimerende hoofdpijn op de achtergrond verdwijnen wanneer je je in de vinger snijdt. Wanneer de activiteit van de faciliterende banen toeneemt, of de activiteit van de inhiberende banen afneemt, en er dus een disbalans ontstaat in de top-down nociceptieve modulatie, zal ook de pijngewaarwording toenemen (Ossipov et al. 2014). Daardoor zal zelfs bij irrelevante inkomende signalen de neuronale activiteit toenemen, wat op zijn beurt kan resulteren in een toename van pijn en uiteindelijk zelfs in wijdverspreide pijn. Experimenteel bewijs voor de invloed van deze mechanismen in centrale sensitisatie is terug te vinden in dierenonderzoek, waar het uitschakelen van de top-down inhibitie leidde tot de uiting van symptomen van centrale sensitisatie (Ren en Dubner 1996).

Ook bij mensen met chronische pijn kan ondertussen vastgesteld worden of de top-down modulatie al dan niet normaal functioneert. Zo werden reeds bij mensen met onder andere fibromyalgie (Julien et al. 2005), chronische vermoeidheidssyndroom (Meeus et al. 2008), knie-artrose (Tarrago et al. 2016), chronische whiplash (Daenen et al. 2013) en chronische lage rugpijn (Yu et al. 2014) disfuncties in dit mechanisme gevonden. Ook werd vastgesteld dat het falen van top-down nociceptieve modulatie gekoppeld is aan een aantal psychologische factoren. Veelvoorkomende negatieve psychologische factoren zijn bijvoorbeeld catastroferen, kinesiofobie, passieve coping, hypervigilantie, angst en depressie. Deze factoren kunnen onder andere ontstaan door een gebrek aan of foute informatie, verkeerde interpretaties door patiënten, of het krijgen van een beangstigende diagnose (bijvoorbeeld verdwenen tussenwervelschijven bij beeldvormend onderzoek), persoonlijkheid (bijvoorbeeld rigiditeit), factoren in de persoonlijke levensgeschiedenis (bijvoorbeeld mishandeling), sociale factoren (bijvoorbeeld reacties vanuit de omgeving) en de omstandigheden tijdens het ontstaan van de pijn (bijvoorbeeld trauma, boosheid en levensbedreiging). De invloed van cognitieve en emotionele processen op de pijnverwerking, wordt ook cognitief-emotionele sensitisatie genoemd. Bij chronische pijn kan dit de pijnervaring wijzigen en zelfs versterken. Meer details hierover zijn terug te vinden in ▶H. 2.

Binnen de evidentie dat cognities en emoties een rol spelen in de pijnverwerking, is een belangrijke rol voor het brein weggelegd. Zo zien we dat stimulatie van de nucleus caudatus leidt tot een vermindering van het pijngedrag (Chudler et al. 1993), en dat een pijngeïnduceerde activatie van de anterieure cingulate cortex dan weer geassocieerd is met het gebruik van maladaptieve copingstrategieën (Jones en Derbyshire 1997). Daarnaast zien we ook een associatie van andere psychologische factoren zoals pijncatastroferen, angst en depressieve symptomen met activiteit in allerlei hersengebieden zoals de posterieure en anterieure cingulate cortex, de prefrontale cortex, de precuneus, de insula et cetera (Malfliet et al. 2017). Vele van deze cognitief-affectieve hersengebieden staan met elkaar in contact, alsook met hersenkernen van waaruit de faciliterende en inhiberende banen vertrekken (zoals de rostroventrale medulla en het periaquaductale grijs) (Zusman 2002). Daardoor zullen emoties, gedachten, aandacht, stress, depressieve gedachten, catastroferen, en copingstrategieën de activiteit binnen de top-down nociceptieve modulatie kunnen beïnvloeden en zo bijdragen aan de cognitief-emotionele sensitisatie (Zusman 2002).

1.3.3 Veranderde connectiviteit in de hersenen

Naast de invloed van verscheidene hersengebieden op het 'windup'-mechanisme en de top-down modulatie van pijn, zien we dat bij patiënten met chronische pijn ook structurele aanpassingen plaatsvinden in het brein en dat de connectiviteit tussen de hersengebieden veranderd is (Kregel et al. 2017). Zo is er bij mensen met chronische pijn bijvoorbeeld evidentie voor een toename van de connectiviteit tussen de cortex en het limbisch systeem, dat betrekking heeft op emotionele en motivationele aspecten (Mansour et al. 2014). Bij de verwerking van nociceptieve prikkels wordt steeds een groot aantal corticale en subcorticale netwerken geactiveerd. Deze netwerken omvatten sensorische, limbische en associatieve netwerken (Bushnell et al. 2013). In de literatuur zijn de meest beschreven regio's die actief worden bij de verwerking van nociceptieve input de primaire en secundaire somatosensorische cortex, de anterieure cingulate cortex, de insula, de prefrontale cortex, de amygdala, de thalamus, het cerebellum en de nucleus accumbens (Bushnell et al. 2013). Deze en andere hersengebieden coderen en interpreteren de binnenkomende signalen en beslissen uiteindelijk of er al dan niet een pijnervaring plaatsvindt. Of men pijn ervaart, zal onder andere afhangen van hoe belangrijk de hersenen het signaal op dat moment vinden. Zo zal een verzwikking van de enkel minder of niet-pijnlijk zijn wanneer je op de vlucht bent voor een wild dier: prioriteiten zijn nu eenmaal belangrijk.

Bij chronische pijn zien we een toegenomen activatie in de eerder genoemde hersengebieden, alsook in de connectie tussen de betrokken hersenregio's (Bushnell et al. 2013). Ook zullen bij chronische pijn 'extra' hersengebieden geactiveerd worden, waardoor er voor de verwerking van inkomende prikkels een shift is in de activatie van de meer sensorische hersengebieden naar limbische en emotionele regio's (Bushnell et al. 2013). Daarnaast zien we ook structureel-anatomische aanpassingen in het brein van mensen met chronische pijn. Zo zullen mensen met chronische lage rugpijn, fibromyalgie, hoofdpijn, complex regionaal pijnsyndroom (CRPS) en knie-artrose (al dan niet in de aanwezigheid van centrale sensitisatie) minder grijze massa hebben in deze hersenregio's, en dan vooral in de dorsolaterale prefrontale cortex, de insula en de anterieure cingulate cortex (Bushnell et al. 2013; Davis en Moayedi 2013). De veranderingen in deze gebieden onderstrepen de invloed van emoties, cognities, aandacht en andere psychosociale factoren in de transitie naar en het in stand houden van chronische pijn. Voor meer informatie over de psychologische en sociale factoren bij chronische pijn wordt verwezen naar ►H. 2.

Positief is dat therapie die gericht inspeelt op deze psychosociale factoren beperkingen door chronische pijn positief zou kunnen beïnvloeden. Voorbeelden van deze therapieën zijn onder andere pijneducatie, *acceptance and commitment therapy* (ACT), *graded activity* en exposure in vivo. Deze behandelmethoden komen in deel 5 van dit boek uitgebreid aan bod.

1.3.4 De rol van gliacellen

Hoewel men bij chronische pijn vaak vooral aan veranderingen in neuronen denkt, vestigt recent onderzoek onze aandacht ook op de mogelijke rol van gliacellen in het centrale zenuwstelsel als onderliggend mechanisme. Gliacellen zijn in eerste instantie bekend voor hun ondersteunende rol binnen het zenuwweefsel: ze zorgen onder andere voor stevigheid, structuur en voeding van de neuronen, maar zouden eveneens een belangrijke rol spelen in het produceren en in stand houden van de verhoogde prikkelbaarheid van het zenuwstelsel (Loggia et al. 2015). Normaal gezien wordt een activatie van gliacellen gezien als een adaptief defensiemechanisme tijdens acute stress, weefselschade en het herstellen van de homeostase (Loggia et al. 2015). Bij chronische pijn zien we echter dat de activiteit in de gliacellen zich niet herstelt na een periode van stress of weefselschade, wat heel wat negatieve gevolgen met zich meebrengt en zo de chronische pijn in stand houdt (Loggia et al. 2015). Deze toegenomen of aanhoudende activiteit kan namelijk leiden tot de productie van pro-inflammatoire cytokines (ontstekingsfactoren in het centrale zenuwstelsel), waardoor de prikkelbaarheid van de naburige neuronen verhoogd wordt en er op de lange termijn potentiatie in synapsen tussen neuronen ontstaat (een langdurige verhoging van de doeltreffendheid van synapsen, hetgeen de hiervoor vermelde hersenconnectiviteitsveranderingen kan verklaren) (Loggia et al. 2015).

De gliacellen spelen daarnaast ook een rol in de vicieuze cirkel van chronische stress, slaapdeprivatie en chronische pijn. Stress (of trauma) blijkt bij chronische pijn een belangrijke rol te spelen in het al dan niet optreden van algemene hyperalgesie (Oosterwijck et al. 2013; Malfliet et al. 2015; Tesarz et al. 2015). Naast het mechanisme waarbij stress via een stijging in glutamaat en een daling in serotonine en gamma-aminoboterzuur zorgt voor een daling in dalende nociceptieve inhibitie en een stijging in de prikkelbaarheid van het centrale zenuwstelsel, zorgt chronische stress via de vrijstelling van adrenaline ook voor een activatie van de gliacellen (Bartolomucci et al. 2003; McCray en Agarwal 2011; Walker et al. 2013). Zo zorgt stress, via het vrijkomen van inflammatoire cytokines, als het ware voor een neuroinflammatie in het brein, wat op zijn beurt leidt tot een verhoogde prikkelbaarheid van de neuronen in onder andere in de prefrontale cortex, de amygdala en de hippocampus, alsook tot structureel-anatomische veranderingen in deze hersengebieden. Ook slaapdeprivatie zorgt via activatie van de gliacellen voor neuroinflammatie van het centrale zenuwstelsel en kan zo bijdragen tot centrale sensitisatie (Haack et al. 2007; Kalinchuk et al. 2010; Wisor et al. 2011). Dit maakt dat, naast cognities, emoties en andere psychosociale factoren, ook slaap en stress belangrijke factoren zijn voor de behandeling van chronische pijn.

Literatuur

Bartolomucci, A., Palanza, P., Parmigiani, S., Pederzani, T., Merlot, E., Neveu, P. J., et al. (2003). Chronic psychosocial stress down-regulates central cytokines mRNA. *Brain Research Bulletin, 62*(3), 173–178.

Bushnell, M. C., Čeko, M., & Low, L. A. (2013). Cognitive and emotional control of pain and its disruption in chronic pain. *Nature Reviews Neuroscience, 14*(7), 502–511.

Chudler, E. H., Sugiyama, K., & Dong, W. K. (1993). Nociceptive responses in the neostriatum and globus pallidus of the anesthetized rat. *Journal of Neurophysiology, 69*(6), 1890–1903.

Cull-Candy, S., Brickley, S., & Farrant, M. (2001). NMDA receptor subunits: Diversity, development and disease. *Current Opinion in Neurobiology, 11*(3), 327–335.

Daenen, L., Nijs, J., Roussel, N., Wouters, K., Loo, M. van, & Cras, P. (2013). Dysfunctional pain inhibition in patients with chronic whiplash-associated disorders: An experimental study. *Clinical Rheumatology, 32*(1), 23–31.

Davis, K. D., & Moayedi, M. (2013). Central mechanisms of pain revealed through functional and structural MRI. *Journal of Neuroimmune Pharmacology, 8*(3), 518–534.

Felice, M. de, & Ossipov, M. H. (2016). Cortical and subcortical modulation of pain. *Pain Management, 6*(2), 111–120.

Haack, M., Sanchez, E., & Mullington, J. M. (2007). Elevated inflammatory markers in response to prolonged sleep restriction are associated with increased pain experience in healthy volunteers. *Sleep, 30*(9), 1145–1152.

Jahn, A., Nee, D. E., Alexander, W. H., & Brown, J. W. (2016). Distinct regions within medial prefrontal cortex process pain and cognition. *The Journal of Neuroscience: The Official Journal of the Society for Neuroscience, 36*(49), 12385–12392.

Jones, A. K., & Derbyshire, S. W. (1997). Reduced cortical responses to noxious heat in patients with rheumatoid arthritis. *Annals of the Rheumatic Diseases, 56*(10), 601–607.

Julien, N., Goffaux, P., Arsenault, P., & Marchand, S. (2005). Widespread pain in fibromyalgia is related to a deficit of endogenous pain inhibition. *Pain, 114*(1–2), 295–302.

Kalinchuk, A. V., McCarley, R. W., Porkka-Heiskanen, T., & Basheer, R. (2010). Sleep deprivation triggers inducible nitric oxide-dependent nitric oxide production in wake–Active basal forebrain neurons. *The Journal of Neuroscience: The Official Journal of the Society for Neuroscience, 30*(40), 13254–13264.

Kregel, J., Coppieters, I., DePauw, R., Malfliet, A., Danneels, L., Nijs, J., et al. (2017). Does conservative treatment change the brain in patients with chronic musculoskeletal pain? A systematic review. *Pain Physician, 20*(3), 139–154.

Latremoliere, A., & Woolf, C. J. (2009). Central sensitization: A generator of pain hypersensitivity by central neural plasticity. *The Journal of Pain: Official Journal of the American Pain Society, 10*(9), 895–926.

Liu, Y., & Zhang, J. (2000). Recent development in NMDA receptors. *Chinese Medical Journal, 113*(10), 948–956.

Loggia, M. L., Chonde, D. B., Akeju, O., Arabasz, G., Catana, C., Edwards, R., et al. (2015). Evidence for brain glial activation in chronic pain patients. *Brain, 138*(3), 604–615.

Malfliet, A., Coppieters, I., Wilgen, P. van, Kregel, J., Pauw, R. de, Dolphens M., et al. (2017). Brain changes associated with cognitive and emotional factors in chronic pain: A systematic review. *European Journal of Pain, 21*(5), 769–786.

Malfliet, A., Kregel, J., Cagnie, B., Kuipers, M., Dolphens, M., Roussel, N., et al. (2015). Lack of evidence for central sensitization in idiopathic, non-traumatic neck pain: A systematic review. *Pain Physician, 18*(3), 223–236.

Mansour, A. R., Farmer, M. A., Baliki, M. N., & Apkarian, A. V. (2014). Chronic pain: The role of learning and brain plasticity. *Restorative Neurology and Neuroscience, 32*(1), 129–139.

McCray, C. J., & Agarwal, S. K. (2011). Stress and autoimmunity. *Immunology and Allergy Clinics of North America, 31*(1), 1–18.

McCulloch, J., & Transfeldt, E. (1997). Pain. In *Macnab's backache* (pp. 358–373). Baltimore: Williams & Wilkins.

Meeus, M., Nijs, J., Wauwer, N. van de, Toeback, L., & Truijen, S. (2008). Diffuse noxious inhibitory control is delayed in chronic fatigue syndrome: An experimental study. *Pain, 139*(2), 439–448.

Melzack, R., & Wall, P. D. (1965). Pain mechanisms: A new theory. *Science, 150*(3699), 971–979.

Naugle, K. M., Fillingim, R. B., & Riley, J. L. (2012). A meta-analytic review of the hypoalgesic effects of exercise. *The Journal of Pain: Official Journal of the American Pain Society, 13*(12), 1139–1150.

Nijs, J., Kosek, E., Oosterwijck, J. van, & Meeus, M. (2012). Dysfunctional endogenous analgesia during exercise in patients with chronic pain: To exercise or not to exercise? *Pain Physician, 15*(3 Suppl), ES205–ES213.

Oosterwijck, J. van, Nijs, J., Meeus, M., & Paul, L. (2013). Evidence for central sensitization in chronic whiplash: A systematic literature review. *European Journal of Pain (London, England), 17*(3), 299–312.

Ossipov, M. H., Morimura, K., & Porreca, F. (2014). Descending pain modulation and chronification of pain. *Current Opinion in Supportive and Palliative Care, 8*(2), 143–151.

Paoletti, P., & Neyton, J. (2007). NMDA receptor subunits: Function and pharmacology. *Current Opinion in Pharmacology, 7*(1), 39–47.

Petersen, G. L., Finnerup, N. B., Grosen, K., Pilegaard, H. K., Tracey, I., Benedetti, F., et al. (2014). Expectations and positive emotional feelings accompany reductions in ongoing and evoked neuropathic pain following placebo interventions. *Pain, 155*(12), 2687–2698.

Ren, K., & Dubner, R. (1996). Enhanced descending modulation of nociception in rats with persistent hindpaw inflammation. *Journal of Neurophysiology, 76*, 3025–3037.

Simons, L. E., Elman, I., & Borsook, D. (2014). Psychological processing in chronic pain: A neural systems approach. *Neuroscience and Biobehavioral Reviews, 39*, 61–78.

Tarrago, M. da G. L., Deitos, A., Brietzke, A. P., Vercelino, R., Torres, I. L. S., Fregni, F., et al. (2016). Descending control of nociceptive processing in knee osteoarthritis is associated with intracortical disinhibition: An exploratory study. *Medicine, 95*(17), e3353.

Tesarz, J., Gerhardt, A., Leisner, S., Janke, S., Treede, R. D., & Eich, W. (2015). Distinct quantitative sensory testing profiles in nonspecific chronic back pain subjects with and without psychological trauma. *Pain, 156*(4), 577–586.

Vase, L., Nikolajsen, L., Christensen, B., Egsgaard, L. L., Arendt-Nielsen, L., Svensson, P., et al. (2011). Cognitive-emotional sensitization contributes to wind-up-like pain in phantom limb pain patients. *Pain, 152*(1), 157–162.

Vierck, C. J., Whitsel, B. L., Favorov, O. V., Brown, A. W., & Tommerdahl, M. (2013). Role of primary somatosensory cortex in the coding of pain. *Pain, 154*(3), 334–344.

Walker, F. R., Nilsson, M., & Jones, K. (2013). Acute and chronic stress-induced disturbances of microglial plasticity, phenotype and function. *Current Drug Targets, 14*(11), 1262–1276.

Wilcox, C. E., Mayer, A. R., Teshiba, T. M., Ling, J., Smith, B. W., Wilcox, G. L., et al. (2015). The subjective experience of pain: An FMRI study of percept-related models and functional connectivity. *Pain Medicine (Malden, Mass.), 16*(11), 2121–2133. ▶ https://doi.org/10.1111/pme.12785.

Williams, A. C. de C., & Craig, K. D. (2016). Updating the definition of pain. *Pain, 157*(11), 2420–2423.

Wisor, J. P., Schmidt, M. A., & Clegern, W. C. (2011). Evidence for neuroinflammatory and microglial changes in the cerebral response to sleep loss. *Sleep, 34*(3), 261–272.

Woolf, C. J. (2011). Central sensitization: Implications for the diagnosis and treatment of pain. *Pain, 152*(3 Suppl), S2–S15.

Woolf, C. J., & Salter, M. W. (2000). Neuronal plasticity: Increasing the gain in pain. *Science (New York, N.Y.), 288*(5472), 1765–1769.

Yu, R., Gollub, R. L., Spaeth, R., Napadow, V., Wasan, A., & Kong, J. (2014). Disrupted functional connectivity of the periaqueductal gray in chronic low back pain. *NeuroImage Clinical, 6*, 100–108.

Zhang, H., Xie, W., & Xie, Y. (2005). Spinal cord injury triggers sensitization of wide dynamic range dorsal horn neurons in segments rostral to the injury. *Brain Research, 1055*(1), 103–110.

Zhou, Q., Price, D. D., Callam, C. S., Woodruff, M. A., & Verne, G. N. (2011). Effects of the N-methyl-D-aspartate receptor on temporal summation of second pain (wind-up) in irritable bowel syndrome. *The Journal of Pain: Official Journal of the American Pain Society, 12*(2), 297–303.

Zusman, M. (2002). Forebrain-mediated sensitization of central pain pathways: "Non-specific" pain and a new image for MT. *Manual Therapy, 7*(2), 80–88.

Psychologie bij pijn

K.M.G. Schreurs, I. Timmers en J. de Jong

Samenvatting

Psychologische factoren spelen een grote rol bij de kwetsbaarheid voor en het blijven bestaan van chronische pijnklachten en beïnvloeden pijnbeleving en het functioneren van patiënten met chronische pijn. In dit hoofdstuk wordt uitgelegd hoe onveilige hechting kan leiden tot disfunctionele coping met pijn en tot gebrekkig mentaliseren, wat pijnrevalidatie kan belemmeren. Depressie, angst, woede en boosheid en een gebrek aan positieve emoties kunnen voorafgaan aan pijnklachten, maar kunnen ook de pijn en het functioneren negatief beïnvloeden. Daarnaast zijn cognities als de taxatie van pijn, zelf-effectiviteit en ziekteperceptie van belang. Een groot deel van het hoofdstuk is gewijd aan leertheoretische inzichten die verklaringen bieden en waarop cognitief gedragsmatige behandelingen zijn gebaseerd. Achtereenvolgens komen aan bod: operante conditionering, die de theoretische basis vormt voor *graded activity*; klassieke conditionering, die de theoretische onderlegger is voor *exposure in vivo* en *relational frame theory* waarop *acceptance and commitment theory* is gebaseerd.

2.1 Hechting en mentaliseren – 17

2.2 Emoties en pijn – 18
2.2.1 Depressie – 18
2.2.2 Angst – 19
2.2.3 Boosheid en woede – 19

2.3 Coping, zelf-effectiviteit en ziekteperceptie – 20

2.4 Operante conditionering, operant leren – 21

2.5 Klassieke conditionering, respondent leren – 23

© Bohn Stafleu van Loghum is een imprint van Springer Media B.V., onderdeel van Springer Nature 2019
J. A. Verbunt, J. L. Swaan, H. R. Schiphorst Preuper en K. M. G. Schreurs (Red.), *Handboek pijnrevalidatie*,
https://doi.org/10.1007/978-90-368-2230-5_2

2.6 Relational frame theory, het leren van relaties – 24

2.7 Veerkracht en andere beschermende factoren – 25

Literatuur – 26

Chronische pijn gaat niet alleen over het lichaam. Klachten kunnen niet los worden gezien van de hele persoon die functioneert in een sociale omgeving. In dit hoofdstuk leggen we de nadruk op psychologische mechanismen en factoren. Inzicht in deze factoren kan helpen om het chronische pijnprobleem van de betreffende patiënt te begrijpen en het kan richting geven aan de behandeling (Edwards et al. 2016). Psychologische factoren dragen eerder bij aan het chronische pijnprobleem dan dat het om oorzakelijke factoren gaat. In de literatuur worden predisponerende, uitlokkende en onderhoudende factoren onderscheiden. *Predisponerende* factoren zijn factoren die iemand kwetsbaar maken om een aandoening te ontwikkelen. Zo kunnen vroege levenservaringen iemand kwetsbaar maken voor het ontwikkelen van chronische aandoeningen. *Uitlokkende* of luxerende factoren (ook wel precipiterende factoren genoemd) gaan direct vooraf aan het begin van klachten en worden daardoor dikwijls als de directe oorzaak beschouwd, hoewel er doorgaans meer factoren een rol spelen. Een ongeluk bijvoorbeeld kan letsel met zich meebrengen, maar ook heftige gevoelens van angst of boosheid die een rol kunnen spelen bij centrale sensitisatie en daarmee het chronisch worden van pijnklachten. Met *onderhoudende* factoren worden factoren bedoeld die chronische pijnklachten in stand houden (ook wel perpetuerende factoren genoemd). Dan gaat het om aandacht, emoties, cognities en gedrag. In ▶ H. 6 wordt nader ingegaan op predisponerende, uitlokkende en onderhoudende factoren van chronische pijn. Hier beschrijven we psychologische mechanismes en leertheoretische inzichten die kunnen helpen om te begrijpen waarom psychologische factoren iemand kwetsbaar maken voor het ontwikkelen van chronische klachten en hoe het kan dat psychologische factoren chronische pijn in stand kunnen houden.

2.1 Hechting en mentaliseren

Ervaringen in onze eerst levensjaren kunnen geassocieerd zijn met chronische pijn, omdat vroege ervaringen invloed hebben op de manier waarop we ons verhouden tot ons lichaam en onze gevoelens, tot andere mensen en tot de wereld om ons heen. In tijden van stress, zoals het langdurig aanwezig zijn van pijn, worden onze reacties beïnvloed door deze vroege ervaringen. De *Attachment Theory* biedt een basis om dit te begrijpen. Met *attachment* of hechting wordt bedoeld: de aangeboren neiging van mens, en vele dieren, om nabijheid van soortgenoten op te zoeken (Bowlby 1973). Wanneer ouders of verzorgers in de vroege levensjaren aandacht hebben voor behoeften van het kind en niet uitsluitend voedsel en lichamelijke verzorging bieden, maar ook veiligheid en troost bij ongemak, ervaart het kind dat het gezien wordt en als waardevol wordt beschouwd. Deze veilige hechting maakt dat het kind zijn gevoelens en behoeften beleeft als dat ze ertoe doen, dat het andere mensen hoofdzakelijk als helpend beschouwt en de wereld als veilig. Het kind heeft ervaren dat zijn hechtingsgedrag wordt beloond. Later in het leven zal het in tijden van stress nabijheid en steun van anderen zoeken. In een onveilige hechtingssituatie groeien kinderen op met ouders of verzorgers die geen aandacht hebben voor hun behoeften of daarin onvoorspelbaar zijn, worden ze emotioneel verwaarloosd, fysiek mishandeld of seksueel misbruikt. Kinderen in een onveilige hechtingssituatie ontwikkelen secundaire hechtingsstrategieën, die in stressvolle periodes sterker naar voren komen. Bij ambivalent-angstige gehechtheid doet de persoon hardnekkige pogingen om steun en verlichting te vinden, vaak door eisend of claimend gedrag. Bij vermijdende gehechtheid gaat het juist om het zich afwenden van anderen, ontkennen of vermijden van eigen behoeften en het sterk benadrukken van de eigen autonomie. Onveilige gehechtheid komt meer voor bij chronische pijn (Davies et al. 2009) en gaat samen met ongunstige uitkomsten (Meredith et al. 2008). Ook kan extreem gebruik van secundaire hechtingstrategieën negatieve effecten hebben op het mentaliserend vermogen van patiënten. Dit is de capaciteit om de eigen binnenwereld – emoties, sensaties, stemmingen – en die van anderen te begrijpen. In de context van chronische pijn is vooral het zogenaamde *embodied* mentaliseren van belang: het vermogen lichaamservaringen en -sensaties op te merken, erop te kunnen reflecteren en verbanden te kunnen zien met eigen binnenwereld en die van anderen (Luyten en Houdenhove 2013). Niet of moeizaam kunnen mentaliseren bemoeilijkt de behandeling van chronische pijn. Het kan nodig zijn om eerst deze vaardigheid aan te leren of te verbeteren voordat pijnrevalidatie mogelijk is (Luyten en Houdenhove 2013).

Voor diagnostiek en behandeling bij chronische pijn is het van belang om te realiseren dat de wijze waarop iemand met zijn lichaam en emoties omgaat, samenhangt met zijn hechtingsgeschiedenis. In de diagnostiek kan het helpen daar iets van af te weten om de patiënt beter te begrijpen. De patiënt kan inzien dat de wijze waarop hij met zijn lichaam, gevoelens en relaties omgaat niet absoluut en onveranderlijk is, maar gerelateerd is aan zijn geschiedenis en dat hij daarin verandering kan brengen. Verwijzing naar revalidatie in een psychiatrische setting is nodig wanneer het gedrag van een patiënt grotendeels wordt gestuurd door ambivalent-angstige of vermijdende gehechtheid en bij ernstige tekorten in het mentaliserend vermogen (▶H. 8).

2.2 Emoties en pijn

In ▶H. 1 wordt gewezen op de sensorisch-discriminatieve, de affectief-motivationele en de cognitieve dimensies van pijn. Mensen merken sensaties op, evalueren deze negatief, noemen dit 'pijn' en hebben er gedachtes en cognities over. Verderop in dit hoofdstuk leggen we uit hoe leren en conditionering werken bij deze fenomenen. Eerst geven we een overzicht van de associaties van emoties met chronische pijn, de affectief-motivationele component. Het meeste onderzoek is gedaan naar de relatie tussen chronische pijn enerzijds en depressiviteit en/of angst anderzijds. De laatste jaren is er ook aandacht voor de relatie tussen chronische pijn en boosheid en woede. Emoties kunnen kwetsbaar maken voor het chronisch worden van pijn, ze kunnen voorafgaan aan het ontwikkelen van symptomen, ze kunnen het lijden door pijn vergroten en ze kunnen worden opgeroepen door chronische pijn (Gatchel et al. 2007; Lumley et al. 2011). Hierna gaan we apart in op depressie, angst, boosheid. Echter, het is goed om te beseffen dat er in het dagelijks leven allerlei interacties tussen emoties zijn, die elkaar kunnen versterken. Bovendien zijn emoties onlosmakelijk verbonden met cognities, waarop we daarna ingaan.

2.2.1 Depressie

Depressie en depressieve stoornissen komen veelvuldig voor bij patiënten met chronische pijn (Burke et al. 2015; Demyttenaere et al. 2007; Miller en Cano 2009; Salazar et al. 2013; Stubbs et al. 2016). Patiënten met chronische pijn ervaren in vergelijking met gezonde controlegroepen meer angst, depressie, boosheid en algemeen emotioneel disfunctioneren (Burke et al. 2015). Zowel depressie als angst zijn risicofactoren van het chronisch worden van acute pijn (Hruschak en Cochran 2018). Depressie blijkt bij lage rugpijn zowel een risicofactor voor een nieuwe episode van rugklachten (Pinheiro et al. 2015) als een prognostische factor die het beloop van chronische rugklachten beïnvloedt (Pinheiro et al. 2016). Bij met whiplash geassocieerde aandoeningen (Whiplash Associated Disorder, WAD) daarentegen, bleken depressie en angst niet geassocieerd met het voortduren van chronische whiplashklachten (Campbell et al. 2018). Maar in een prospectieve studie werd wel gevonden dat een depressieve stemming de kans verhoogt op het ontwikkelen van WAD na nekletsel (Shahidi et al. 2015). Omgekeerd worden bij depressieve patiënten veelvuldig pijnklachten gevonden (e.g. Aguera-Ortiz et al. 2011). Kortom, depressieve gevoelens lijken zowel een risicofactor te zijn voor het chronisch worden van acute pijn als voor het voortduren van chronische pijn, en bij diagnostiek en indicatiestelling dient er aandacht voor te zijn. Andersom is het goed te begrijpen dat de frustratie, machteloosheid en beperkingen die veel patiënten met chronische pijn ervaren, invloed hebben op de stemming van mensen en tot depressie kunnen leiden (▶H. 4).

2.2.2 Angst

Ook angst kan zowel een gevolg zijn van als een bijdragende factor zijn aan chronische pijn (Burke et al. 2015; Hruschak en Cochran 2018; Ortego et al. 2016). Dat biomedische behandelingen de pijn niet of niet afdoende kunnen verhelpen, kan angstig maken voor het toekomstige verloop van de klachten. Mensen vrezen bijvoorbeeld steeds minder te kunnen, in een rolstoel terecht te komen, hun werk, sociale contacten en financiële basis kwijt te raken. Angst voor afwijzing en onbegrip, en de vrees dat anderen hun lijden niet serieus nemen, speelt bij veel patiënten met chronische pijn. Op het gebied van angst en chronische pijn is het meest bekend over de rol van angst voor pijn en voor letsel (ook wel pijngerelateerde angst of aan pijn gerelateerde angst genoemd). Het vreesvermijdingsmodel (*fear-avoidance model*) is breed onderzocht en beschrijft hoe catastroferende cognities, angst voor pijn en letsel, en vermijdingsgedrag bijdragen aan het chronisch worden en voortduren van pijnklachten (Vlaeyen et al. 2016; Vlaeyen en Linton 2000). Er is zelfs aangetoond dat aan pijngerelateerde angst sterker samenhangt met het ervaren van beperkingen door pijn dan de pijn zelf (Crombez et al. 1999; Zale et al. 2013). In ▶ par. 2.4 en 2.5 gaan we hier nader op in.

2.2.3 Boosheid en woede

Boosheid en woede, ten slotte, komen veelvuldig voor en hebben negatieve effecten op pijn en het functioneren van patiënten met chronische pijn (Trost et al. 2012). Frustratie ontstaat als doelen niet bereikt kunnen worden. Pijn en beperkingen staan het bereiken van waardevolle doelen in de weg en maken het moeilijk om belangrijke sociale rollen vol te houden, waardoor men niet de persoon kan zijn die men idealiter zou willen zijn (Morley et al. 2005). Bovendien leidt het blijven streven naar pijnvermindering, wanneer biomedische mogelijkheden beperkt of uitgeput zijn, tot hoop die telkens weer ijdel blijkt. Ook het toeschrijven van negatieve gebeurtenissen aan externe oorzaken leidt tot boosheid. Wanneer de pijnklachten zijn begonnen met een ongeluk, zijn er dikwijls grote verwijten naar de veroorzaker daarvan. Men ervaart de verliezen als onrechtvaardig en vindt dat er onrecht is aangedaan (ook wel *perceived injustice* genoemd) (Scott et al. 2013; Trost et al. 2012). Er zijn bovendien interacties tussen perceived injustice en boosheid, alsook met pijncatastroferen en het accepteren van pijn (zie ook ▶ par. 2.7) (Carriere et al. 2018; Sturgeon et al. 2017), waar rekening mee gehouden dient te worden. Andere attributies kunnen boosheid eveneens vergroten, zoals beperkingen van het eigen lichaam, wat men als het ware niet als van zichzelf ervaart, onbegrip van de omgeving, zorgverleners en uitkeringsinstanties (Okifuji et al. 1999). Veel patiënten proberen het uiten van hun boosheid en frustratie te voorkomen (Bruehl et al. 2012), wat echter gepaard kan gaan met meer spanning en pijntoename (Burns et al. 2008). Aan de andere kant heeft het uiten van deze gevoelens negatieve effecten op de relatie en reacties van partners (Burns et al. 2016). Gevoelens van boosheid, frustratie en woede zijn een complicerende factor in de behandeling van chronische pijn, omdat het de motivatie doorkruist om zelf aan de slag te gaan. De aandacht is extern gericht op het bestrijden van de bron van woede en boosheid, wat kan leiden tot nog meer frustratie. Het erkennen van deze gevoelens en de worsteling ermee is vaak een eerste stap, waarna er ruimte komt voor de keuze zich meer te richten op het eigen functioneren (▶H. 18).

2.3 Coping, zelf-effectiviteit en ziekteperceptíes

Pijn kan worden beschouwd als een steeds terugkomende stressor bij patiënten met chronische pijn. De samenhang, en misschien zelfs de overlap, tussen stress en pijn is welbekend, hoewel de interacties zeer complex zijn en niet altijd even duidelijk (zie bijvoorbeeld Timmers et al. 2018; Vachon-Presseau 2017; Woda et al. 2016). In het welbekende transactionele model van stress en coping onderscheiden Lazarus en Folkman (1984) primaire en secundaire taxatie van de stressor en het daadwerkelijk omgaan met een stressor, *coping* genoemd. Bij primaire taxatie beoordeelt het individu de mate waarin een stressor bedreigend is, om vervolgens in te schatten hoe goed hij in staat is ermee om te gaan en welke hulpbronnen hij daarbij heeft. Deze processen grijpen op elkaar in: hoe meer iemand inschat dat hij met stress kan omgaan, hoe minder dreiging. Hoe bedreigender en overweldigender de pijn wordt ervaren, hoe lastiger het aanboren van hulpbronnen kan zijn. Extreme dreiging in de vorm van catastroferende cognities belemmeren het aanboren van hulpbronnen en leiden tot vermijdende coping. Onder coping worden strategieën verstaan die de patiënt toepast om minder pijn of last te ervaren. Het vermijden van activiteiten hangt over het algemeen samen met verminderd functioneren, maar hetzelfde is gevonden voor overactief zijn (Andrews et al. 2012; Hasenbring en Verbunt 2010).

Zelf-effectiviteit (*self-efficacy*) is de overtuiging dat men een taak succesvol kan afronden of een gewenste uitkomst kan realiseren (Bandura 1977). Patiënten met chronische pijn rapporteren lagere zelf-effectiviteit dan algemene populaties en schatten hun zelf-effectiviteit in het omgaan met hun pijnklachten lager in dan hun zelf-effectiviteit in het omgaan met de taken van het leven in het algemeen (Burke et al. 2015). Er is ruime empirische steun voor de rol van zelf-effectiviteit in chronische pijnpopulaties. Meer zelf-effectiviteit gaat samen met beter fysiek en mentaal functioneren, met lagere pijnintensiteit en met minder beperkingen (Jackson et al. 2014; Martinez-Calderon et al. 2018); meer zelf-effectiviteit bij het begin van een behandeling voorspelt bovendien een gunstigere behandeluitkomst (Miles et al. 2011).

Illness beliefs of ziekteperceptíes, de opvattingen die iemand heeft over zijn aandoening, bepalen in sterke mate hoe hij ermee omgaat. In het *common sense model of self regulation* worden onderscheiden:
- Identiteit: cognities over de symptomen en diagnose van de aandoening.
- Opvattingen over de oorzaak.
- Tijdpad: opvattingen over het beloop, duur en chroniciteit van de ziekte.
- Opvattingen over controle, behandeling en genezing.
- Cognities over de gevolgen van de ziekte. (Leventhal et al. 2003).

Percepties en attributies van patiënten met chronische pijn over hun aandoening wijken af van de opvattingen die mensen zonder chronische pijn over pijn hebben (Wilgen et al. 2013). Ziekteprecepties hebben effect op mentaal en fysiek functioneren en beperkingen (Järemo et al. 2017; Leysen et al. 2018; Lunteren et al. 2018) en voorspellen het succes van revalidatie (Glattacker et al. 2013). Een interventie gericht op het beïnvloeden van inadequate ziekteprecepties in de revalidatiebehandeling leidde bij patiënten met lage rugpijn tot klinisch relevante toename van activiteiten (Siemonsma et al. 2013).

Het navragen van de opvattingen die patiënten hebben over hun klachten is dus van belang, zeker in de eerstelijn, omdat het snel bijstellen van disfunctionele opvattingen erger kan voorkomen (▶ H. 5).

2.4 Operante conditionering, operant leren

Naast emoties en opvattingen is ook gedrag zeer belangrijk bij het chronisch worden van acute pijn en het voortduren van chronische pijnklachten. De leertheoretische benadering biedt de meeste aanknopingspunten om het ontstaan en het in stand houden van gedragingen en bijbehorende cognities te begrijpen. In de komende paragrafen gaan we in op de ontwikkelingen binnen de leertheorie en laten we zien hoe dit helpt bij het begrijpen van chronische pijnklachten.

De gedragsmatige benadering van chronische pijn is begonnen met het werk van Fordyce (1976). Fordyce benadrukt het uitwendige, zichtbare gedrag. Hij stelt dat er zonder pijn*gedrag* geen sprake is van een pijnprobleem. Met pijngedrag worden waarneembare gedragingen bedoeld, zoals kreunen, steunen, gezicht vertrekken, wrijven, houding aanpassen, voorzichtig bewegen et cetera. Fordyce ontkent niet dat er inwendige gebeurtenissen plaatsvinden, zoals nociceptie en pijnbeleving. Hij stelt echter dat er pas sprake is van een pijn*probleem* als er pijngedrag is. Bij een sporter die geblesseerd raakt maar doorgaat met sporten, is er wel nociceptie. Na de wedstrijd is er waarschijnlijk ook pijnbeleving en enig pijngedrag. Doorgaans verdwijnt dit pijngedrag als het letsel is verzorgd en ontstaat er geen pijnprobleem. Het pijn*probleem* ontstaat pas wanneer dit pijngedrag geconditioneerd raakt en langdurig aanhoudt.

Normaal gesproken wanneer iemand een plotselinge of extreme episode van pijn ervaart, worden defensieve reacties geïnitieerd om te anticiperen op potentiële bedreigingen. Deze omvatten meestal vermijdings-, ontsnappings-, of veiligheidsgedragingen. Voorbeelden van dergelijke gedragingen zijn het gebruik van medicatie, steun zoeken bij bukken, het gebruik van hulpmiddelen (bijvoorbeeld een wandelstok), of een mobiele telefoon beschikbaar hebben. Het leerprincipe dat dit gedrag beïnvloedt, wordt operante conditionering genoemd, en betreft het leren van associaties tussen bepaald gedrag en de gevolgen van dat gedrag. Wanneer het gevolg positief is, neemt het gedrag waarschijnlijk toe. Een verandering van de omgeving die de kans vergroot dat het gedrag zich zal herhalen, is een bekrachtiging. Bekrachtigers kunnen zo wel positief (iets krijgen dat gewenst is) als negatief zijn (iets dat ongewenst is niet krijgen). Positieve bekrachtigers zijn beloningen (bijvoorbeeld aandacht bij pijn en rust na inspanning). Negatieve bekrachtigers hebben een belonend effect door het wegnemen van een negatieve (veelal aversieve of onaangename) consequentie, zoals pijn. De opluchting als we iets wat we vrezen (zoals pijn) kunnen vermijden, laten stoppen of uitstellen, werkt ook als een beloning (Navratilova en Porreca 2014). Tegenover beloning staat straf. Bij straf heeft het gedrag negatieve consequenties. Hierbij wordt een onderscheid gemaakt tussen positieve en negatieve straf. Een positieve straf is een aversieve consequentie van gedrag (zoals een pijnscheut), terwijl een negatieve straf het wegnemen van positieve gevolgen is. Straf doet het gedrag afnemen of uitdoven (voor een overzicht toegespitst op pijn, zie Gatzounis et al. 2012).

Vermijdingsgedrag in relatie tot pijnklachten kan bekrachtigd worden door het vermijden van onplezierige situaties of gebeurtenissen, zoals niet naar het werk hoeven vanwege rugpijn of het vermijden van sociale situaties vanwege hoofdpijn. Meestal zijn deze situaties nog complexer doordat bepaald pijngedrag meerdere positieve bekrachtigers kan hebben en vaak ook een of meerdere negatieve bekrachtigers. Het hebben van rugpijn kan bijvoorbeeld samengaan met het vermijden van werk (waar een oncollegiale sfeer heerst, gepest wordt en/of de persoon faalervaringen heeft), maar ook met de (positieve) aandacht die door de partner wordt gegeven. Daarnaast zijn bij operante conditionering de principes van generalisatie en discriminatie belangrijk. Generalisatie betekent dat bepaald pijngedrag ook plaatsvindt in situaties die een gelijkenis hebben met de oorspronkelijke situatie waarin het pijngedrag werd aangeleerd (in de verwachting dat het geleerde vermijdingsgedrag ook dan leidt tot minder pijn). Discriminatie, daarentegen, treedt op wanneer de situatie sterk lijkt op de oorspronkelijke situatie, maar toch op bepaalde punten zodanig afwijkt dat wanneer er wel bijvoorbeeld vermijdingsgedrag plaatsvindt, dit niet wordt beloond. Discriminatie zegt dus iets over het vermogen om het geleerde niet te pas en te onpas te vertonen, maar alleen wanneer dat zin heeft (bekrachtigd wordt).

Voor de behandeling betekent een operante benadering ten eerste dat het voorschrijven van pijnmedicatie tijdcontingent en niet pijncontingent moet gebeuren. Het gebeurt nog steeds dat patiënten met chronische pijn het advies krijgen pijnmedicatie te gebruiken naar behoefte. Dit betekent dat patiënt bij heftige pijn medicatie dient te gebruiken, waarna de pijn kan afzakken. Het gebruiken van medicatie wordt dus positief bekrachtigd, waardoor deze respons toeneemt. Bovendien vraagt het advies om medicatie te gebruiken als de pijn erger of te erg wordt een voortdurende evaluatie van de ernst van de pijn, waardoor de aandacht meer dan nodig is gericht is op pijnsensaties, ook wel hypervigilantie genoemd. Het is daarom aan te raden om pijnmedicatie op van tevoren bepaalde tijdstippen te nemen; tijdcontingent. Daarnaast is het principe van *graded activity* op operante conditionering gebaseerd zoals in ▶H. 16 wordt uitgewerkt. Ten slotte wijst een operante benadering op het grote belang van de omgeving bij het in stand houden van pijngedrag. Positieve en negatieve consequenties van pijngedrag komen immers grotendeels van de omgeving. Catastroferen, beschermende of bezorgde reacties van partners en ouders dragen bij aan meer beperkingen bij volwassen patiënten en bij kinderen (Flor et al. 1995; Leonard et al. 2006; Logan et al. 2012). Het negatieve effect van bezorgde responsen is inmiddels in veel studies teruggevonden, de effecten van negatieve of straffende reacties van partners zijn minder eenduidig (voor een overzicht, zie Prenevost en Reme 2017). Belangrijk is om te beseffen dat negatieve reacties van partners op pijngedrag niet op zichzelf staan. Wanneer dit het geval is, ervaart de patiënt ook meestal minder sociale steun, wat negatieve effecten heeft op pijn en welbevinden. Sociale steun werkt namelijk als een buffer tegen de stress van chronische pijn (Che et al. 2018). Omdat operante conditionering niet alleen plaatsvindt door het zelf ervaren van consequenties, maar ook door het observeren van consequenties bij anderen, kunnen chronische pijnproblemen tussen generaties worden overgedragen (Goubert et al. 2011; Stone en Wilson 2016). Bij operante conditionering is er dus sprake van externe invloeden op pijngerelateerde variabelen. Het individu wordt beschouwd in relatie tot zijn omgeving. Het is daarom nodig om anderen te betrekken bij de behandeling van patiënten met chronische pijn. In het geval van ouders zijn de resultaten veelbelovend: Kanstrup et al. 2016; Wiertz et al. 2017.

2.5 Klassieke conditionering, respondent leren

Klassieke of pavloviaanse angstconditionering treedt op wanneer een voorheen neutrale stimulus wordt geassocieerd met een aversieve ervaring, waardoor het de mogelijkheid krijgt om zelf een angstige reactie op te roepen (Lissek et al. 2005). De aversieve ervaring wordt gezien als een ongeconditioneerde stimulus (US) en de aanvankelijk neutrale stimulus, die geassocieerd wordt met de aversieve ervaring, de geconditioneerde stimulus (CS). De daaropvolgende angst die hiermee wordt opgeroepen, is de geconditioneerde respons (CR). Gewoonlijk wordt angstconditionering gezien als een adaptieve vorm van leren. Echter, onderzoek heeft laten zien dat een dergelijke conditionering pathologisch kan worden wanneer de CS-US-relatie niet ontkracht wordt en daardoor de angst voor een CS aanhoudt (Lissek et al. 2005). De aan pijn gerelateerde angst die wordt aangeleerd en het vermijdingsgedrag dat deze angst veroorzaakt, is de kern van het vreesvermijdingsmodel, dat in ▶ H. 17 nog verder besproken zal worden (Vlaeyen et al. 2016; Vlaeyen en Linton 2000).

Met betrekking tot pijn wordt vanaf de jonge levensjaren al geleerd of ervaren dat lichamelijke schade meestal pijn veroorzaakt. Op basis van deze al vroeg geleerde associatie met schade en/of letsel, kan pijn (of in ieder geval de catastroferende representatie van pijn) worden beschouwd als een US (zie ook Hollander et al. 2010). Aangezien pijn wordt ervaren in een context met interoceptieve (signalen uit ons lichaam, zoals buikpijn of het koud hebben), proprioceptieve (signalen omtrent de positie van ons lichaam, zoals voelen dat je arm is opgetild, zelfs als je je arm niet kunt zien) en exteroceptieve (signalen van buitenaf, zoals een pijnlijke aanraking) stimuli, kunnen deze stimuli op zichzelf voorspellers worden van pijn. Vooral proprioceptieve (bijvoorbeeld een bewegingsgevoel) en interoceptieve (bijvoorbeeld spierspanning) stimuli hebben de neiging om als CS te dienen. Meulders en collega's (2011) hebben in een klassiek conditioneringsparadigma met pijnvrije deelnemers aangetoond dat bepaalde bewegingen (dus proprioceptieve stimuli) angst en defensieve reacties kunnen oproepen nadat ze zijn gekoppeld aan pijnlijke elektrische stimuli. Ook hebben ze laten zien hoe deze bewegingen kunnen worden gegeneraliseerd naar soortgelijke, maar andere, bewegingen (Meulders en Vlaeyen 2013). Er zijn aanwijzingen dat het aanleren van zulke associaties, alsook het generaliseren anders verloopt in patiënten met chronische pijn in vergelijking met pijnvrije deelnemers (Harvie et al. 2017). Het is belangrijk om te vermelden dat een CS-US-relatie niet alleen tot stand komt door directe ervaring, maar ook indirect door bijvoorbeeld verbale informatie (zoals informatie gevonden op internet, tv) of observatie (Helsen et al. 2011; Olsson en Phelps 2004). Experimenteel onderzoek heeft bijvoorbeeld laten zien dat het observeren van gezichtsuitdrukkingen van anderen terwijl zij pijn ervaren, een invloed heeft op hoe deze pijn zelf wordt ervaren (Helsen et al. 2011). Mensen met catastroferende gedachten over pijn, waarbij pijn wordt geïnterpreteerd als extreem negatief en bedreigend, zullen bovendien gemakkelijker zulke associaties maken en daarmee aan pijn gerelateerde angst ontwikkelen voor bewegingen of situaties die ze met pijn associëren (zoals ook wordt beschreven in het vreesvermijdingsmodel, dat in ▶ H. 17 nog verder wordt toegelicht). Pijncatastroferen verklaart daarmee ook een deel van de individuele verschillen tussen mensen (Leeuw et al. 2007; Severeijns et al. 2001).

Dus, door klassieke conditionering kan een voorheen neutrale stimulus (bijvoorbeeld tillen) een bedreigende betekenis verwerven, doordat het samen voorkomt met een aversieve gebeurtenis. Na één of meerdere paarsgewijze aanbiedingen (tillen gepaard met rugpijn) zal de CS (tillen) dus aan beweging en/of pijngerelateerde angst uitlokken, zelfs wanneer de aversieve gebeurtenis niet langer aanwezig is. Over het algemeen wordt aangenomen dat tijdens conditionering een associatie wordt gevormd tussen de herinneringen aan de CS en de US.

De aangeleerde CS-US-associatie kan worden uitgedoofd via extinctie, de herhaalde aanbieding van de CS zonder de US. *Exposure in vivo*, een op extinctie gebaseerde behandeling, is dan ook de uitgelezen therapie voor patiënten die een verhoogde mate van aan beweging en/of pijn gerelateerde angst rapporteren (zie ▶H. 17).

2.6 Relational frame theory, het leren van relaties

Relational frame theory (RFT) is ontwikkeld om het verbale gedrag van mensen te begrijpen en kan worden beschouwd als een uitbreiding van klassieke en operante conditionering. Met het principe van klassieke conditionering is te begrijpen hoe betekenissen van stimuli worden geleerd en gekoppeld raken aan emoties. Zoals hiervoor is uitgelegd, wordt tillen en het vermijden van tillen weer positief bekrachtigd doordat pijn uitblijft (operante conditionering). Relational frame theory laat zien hoe niet alleen daadwerkelijk tillen, maar ook denken aan tillen, zien van dingen die opgetild moeten worden, horen van het woord 'tillen' et cetera, angst en vermijdingsgedrag kunnen oproepen.

De centrale stelling van RFT is dat mensen door hun aangeboren verbale vermogens spontaan verbanden leggen tussen stimuli en woorden of symbolen die naar deze stimuli verwijzen, wat als het ware een netwerk creëert. Dit wordt *relational framing* genoemd. Op deze netwerken reageren ze dan alsof het de daadwerkelijke stimuli zijn (Törneke 2010). In vele experimenten is aangetoond dat relationele *frames* berusten op drie pijlers: wederkerige relaties, gecombineerde relaties en transformatie van stimulusfuncties. *Wederkerige relaties* leggen betekent dat als iemand leert dat A hetzelfde is als B, hij afleidt dat B ook hetzelfde is als A, zonder dat hij dat hoeft te leren. Als hij vervolgens leert dat A het tegenovergestelde is van C, leidt hij spontaan af dat C ook het tegenovergestelde is van B en omgekeerd; zo worden er *gecombineerde relaties* gelegd. Zo ontstaan *relational frames* die voortdurend uitbreiden. Wanneer relaties zijn afgeleid, reageren we op onderdelen van het netwerk in overeenstemming met hun onderlinge relaties. Dit wordt *transformatie van stimulusfuncties* genoemd. Doordat de relatie tussen A en B in het voorbeeld 'hetzelfde' is, reageren we op B hetzelfde als op A. Omdat C het tegenovergestelde is van A en B zullen we op C precies omgekeerd reageren dan op A en B. Voor A, B, C kunnen daadwerkelijke stimuli staan, symbolen die naar die stimuli verwijzen of gevoelens en gedachten die door stimuli worden opgeroepen. Daarnaast zijn relaties veelvormig, zoals vergelijkende relaties als hetzelfde-het tegenovergestelde; ruimtelijke relaties als groter-kleiner, voor-achter; evaluatieve relaties als erger-minder erg; deiktische relaties als van mij-van jou enzovoort. Dit koppelen gebeurt voortdurend en razendsnel en we reageren op elementen in een relationeel frame volgens hun relaties met andere onderdelen van het frame. Daardoor verkeren mensen als het ware in een verbaal bad, waarbij ze veel minder dan dieren op daadwerkelijk aanwezige stimuli reageren, maar vooral op alle koppelingen die ons brein ons voorschotelt (Hayes et al. 2001, 2012).

In ◘fig. 2.1 geven we een voorbeeld bij pijn. De doorgetrokken pijlen zijn relaties die we leren via klassieke conditionering. De onderbroken pijlen zijn de relaties die we afleiden zonder dat we ze hoeven te leren. Met het plaatje in de figuur (A) wordt eigenlijk al een relationeel netwerk geactiveerd: het plaatje staat voor de daadwerkelijke ervaring van pijnsensaties en alle betekenissen en gevoelens die daarbij komen. Wanneer een kind zich in de vinger snijdt, pijn heeft, bang wordt en moet huilen (A) en ouders vragen: 'Heb je auw?' (B), dan zal dit kind spontaan afleiden dat 'Auw' hetzelfde is als dit netwerk van de stimulus en alle klassiek geconditioneerde betekenissen en emoties (A). Er hoeft nu maar gewaarschuwd te worden, bijvoorbeeld, dat het aanraken van een brandende barbecue 'Auw' is en het kind

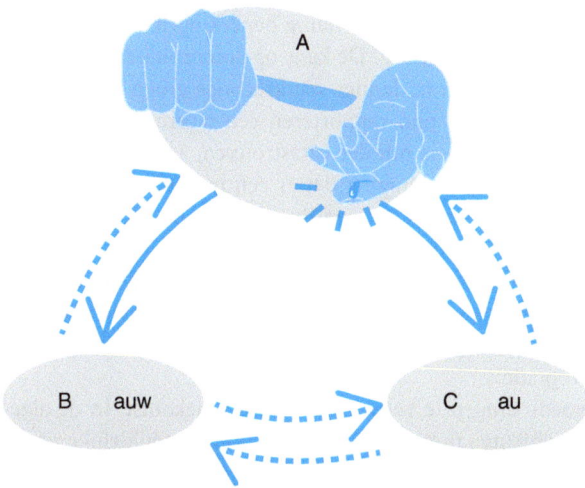

Figuur 2.1 Voorbeeld van een *relational frame*, toegepast op pijn. Doorgetrokken pijlen: geleerd door klassieke conditionering; onderbroken pijlen: afgeleide relaties

trekt zijn handje terug. Het heeft de regel afgeleid dat je alle 'Auw' maar beter kunt vermijden. Wanneer het bij het leren lezen en schrijven, hoort dat de klank 'auw' geschreven wordt met de lettercombinatie a-u (C), wordt deze lettercombinatie niet alleen gekoppeld aan de klank (B) maar ook aan dit hele pijnnetwerk (A).

Dit principe van voortdurende relational framing heeft vergaande implicaties voor patiënten met chronische pijn. Ten eerste zijn pijnsensaties bij patiënten met chronische pijn onderdeel van uitgebreide relational frames, die gemakkelijk geactiveerd worden. Zelfs als iemand op dit moment geen pijn heeft en dit opmerkt, worden relational frames van pijn geactiveerd, omdat 'niet-pijn' automatisch de omgekeerde relatie 'pijn' oproept. Ten tweede ervaren patiënten met chronische pijn daarmee veel momenten van dreiging, omdat al die associaties met pijnsensaties ook gekoppeld zijn aan dreiging. Ten derde wordt de gedragstendens van vermijden van pijnsensaties regelmatig geactiveerd omdat stimuli, gedachten en gevoelens die geassocieerd zijn met pijnsensaties ook deze neiging tot vermijding oproepen. Kortom, bij patiënten met chronische pijn is pijn nagenoeg niet te vermijden. Er zijn veelvuldige ervaringen van dreiging, en hardnekkige pogingen tot de vermijding van pijn werken averechts uit, omdat daarmee de frames geassocieerd met pijnsensaties geactiveerd blijven. In *acceptance and commitment therapy* wordt daarom gestreefd naar het accepteren van onvermijdelijke pijnsensaties, waardoor frames gerelateerd aan pijn minder geactiveerd worden en frames gekoppeld aan waardevolle activiteiten centraler komen te staan (▶ H. 18).

2.7 Veerkracht en andere beschermende factoren

Acceptatie van onvermijdelijke, negatieve ervaringen draagt bij aan de veerkracht van mensen. Het bevorderen van veerkracht is belangrijk voor iedereen, maar is dat zeker in het geval van chronische pijn. Veerkracht (ook wel *resilience* genoemd) is het vermogen om in stressvolle omstandigheden terug te veren en zo om te gaan met tegenslagen, moeilijkheden en uitdagingen, dat men weer een evenwicht bereikt en duurzaam een bevredigend leven kan leiden (Sturgeon en Zautra 2010). In een cohortstudie werd gevonden dat 36,5 % van de ondervraagden hoge pijnintensiteit rapporteerden, maar weinig beperkingen ervoeren door pijn. Deze groep werd gecategoriseerd als veerkrachtig. De kans op comorbiditeit en overlijden tien jaar later was in deze groep kleiner dan in de niet-veerkrachtige groep (Elliott et al. 2014). Veerkrachtige patiënten met chronische pijn rapporteren een lagere mate van risicofactoren dan niet-veerkrachtige patiënten, zoals minder catastroferen, angst voor pijn en minder ongunstige ziektepercepties (zoals de overtuiging dat er een medische behandeling voor hun pijn moet zijn) en minder beperkingen (Karoly en Ruehlman 2006). Bij veerkracht gaat het echter niet alleen om het minder aanwezig zijn van kwetsbaarheids- of risicofactoren. Het is belangrijk te zien dat herstel van stress op korte termijn niet voldoende is. Het gaat om duurzaam herstel, dat wil zeggen dat iemand in staat is om ook op de lange duur positieve uitkomsten te realiseren, ook al is er tegenslag. Daarvoor zijn positieve factoren nodig, zoals optimisme, positieve emoties en acceptatie.

Optimisme is de neiging om goede dingen te verwachten van de toekomst. In de algemene bevolking, alsook specifiek bij patiënten met chronische pijn, is er een duidelijke relatie van optimisme met gezondheid (Rasmussen et al. 2009) en met het bereiken van persoonlijke doelen (Affleck et al. 2001). Experimentele studies laten zien dat optimisme pijn kan dempen (Hanssen et al. 2013). In tijden van stress kunnen positieve emoties het negatieve effect van negatieve emoties afzwakken. Het belang van positieve emoties is echter vooral dat ze op zichzelf tot gunstige uitkomsten leiden (Finan en Garland 2015). In de *Broaden-and-Build theory of positive emotions* wordt gesteld dat positieve emoties op korte termijn creativiteit en het probleemoplossend vermogen verhogen en dit vormt weer de basis om op lange termijn gunstige hulpbronnen te ontwikkelen, zoals sociale steun (Fredrickson 2001). Optimisme en positieve emoties kunnen worden bevorderd met oefeningen uit de positieve psychologie, zoals de 'drie goede dingen oefening' (Peters et al. 2017).

Het gunstige effect van acceptatie bij chronische pijn is al langer bekend (e.g. McCracken en Eccleston 2005; Viane et al. 2003). Acceptatie van pijn biedt ruimte om waardevolle doelen na te streven en kan daarmee helpen bij een bevredigend leven, ook met pijn (McCracken en Morley 2014). Deze processen staan centraal in ACT (zie ▸H. 18).

Pijnrevalidatie is tot nu toe vooral gericht op herstel van fysiek en mentaal functioneren bij chronische pijn. Er is nog weinig aandacht voor factoren en interventies die bijdragen aan duurzaam optimaal functioneren gericht op een bevredigend en waardevol leven (Goubert en Trompetter 2017). Een eerste studie onder patiënten met chronische pijn toont gunstige effecten van een e-health *positieve psychologische interventie* (Boselie et al. 2018). Het is te verwachten dat positief psychologische interventies de komende jaren een grotere rol zullen innemen in de revalidatie bij patiënten met chronische pijn en zullen worden gebruikt in aanvulling op de bestaande cognitief-gedragsmatige interventies.

Literatuur

Affleck, G., Tennen, H., Zautra, A., Urrows, S., Abeles, M., & Karoly, P. (2001). Women's pursuit of personal goals in daily life with fibromyalgia: A value-expectancy analysis. *Journal of Consulting and Clinical Psychology, 69*(4), 587–596.

Aguera-Ortiz, L., Failde, I., Mico, J. A., Cervilla, J., & Lopez-Ibor, J. J. (2011). Pain as a symptom of depression: prevalence and clinical correlates in patients attending psychiatric clinics. *Journal of Affective Disorders, 130*(1–2), 106–112.

Andrews, N. E., Strong, J., & Meredith, P. J. (2012). Activity pacing, avoidance, endurance, and associations with patient functioning in chronic pain: A systematic review and meta-analysis. *Archives of Physical Medicine and Rehabilitation, 93*(11), 2109–2121, e2107.

Literatuur

Bandura, A. (1977). Self-efficacy: Toward a unifying theory of behavioral change. *Psychological Review, 84*(2), 191–215.

Boselie, J. J. L. M., Vancleef, L. M. G., & Peters, M. L. (2018). Filling the glass: Effects of a positive psychology intervention on executive task performance in chronic pain patients. *European Journal of Pain, 22*(7), 1268–1280.

Bowlby, J. (1973). *Attachment and loss, vol. II: Separation* (Vol. 2). New York: Basic Books.

Bruehl, S., Liu, X., Burns, J. W., Chont, M., & Jamison, R. N. (2012). Associations between daily chronic pain intensity, daily anger expression, and trait anger expressiveness: An ecological momentary assessment study. *Pain, 153*(12), 2352–2358.

Burke, A. L., Mathias, J. L., & Denson, L. A. (2015). Psychological functioning of people living with chronic pain: A meta-analytic review. *British Journal of Clinical Psychology, 54*(3), 345–360.

Burns, J. W., Gerhart, J. I., Bruehl, S., Post, K. M., Smith, D. A., Porter, L. S., et al. (2016). Anger arousal and behavioral anger regulation in everyday life among people with chronic low back pain: Relationships with spouse responses and negative affect. *Health Psychology, 35*(1), 29–40.

Burns, J. W., Quartana, P. J., & Bruehl, S. (2008). Anger inhibition and pain: Conceptualizations, evidence and new directions. *Journal of Behavioral Medicine, 31*(3), 259–279.

Campbell, L., Smith, A., McGregor, L., & Sterling, M. (2018). Psychological factors and the development of chronic whiplash-associated disorder(s): A systematic review. *Clinical Journal of Pain, 34*(8), 755–768.

Carriere, J. S., Sturgeon, J. A., Yakobov, E., Kao, M. C., Mackey, S. C., & Darnall, B. D. (2018). The impact of perceived injustice on pain-related outcomes: A combined model examining the mediating roles of pain acceptance and anger in a chronic pain sample. *Clinical Journal of Pain, 34*(8), 739–747.

Che, X., Cash, R., Ng, S. K., Fitzgerald, P., & Fitzgibbon, B. M. (2018). A systematic review of the processes underlying the main and the buffering effect of social support on the experience of pain. *Clinical Journal of Pain, 34*(11), 1061–1076.

Crombez, G., Vlaeyen, J. W. S., Heuts, P. H., & Lysens, R. (1999). Pain-related fear is more disabling than pain itself: Evidence on the role of pain-related fear in chronic back pain disability. *Pain, 80*(1), 329–339.

Davies, K. A., Macfarlane, G. J., McBeth, J., Morriss, R., & Dickens, C. (2009). Insecure attachment style is associated with chronic widespread pain. *Pain, 143*(3), 200–205.

Demyttenaere, K., Bruffaerts, R., Lee, S., Posada-Villa, J., Kovess, V., Angermeyer, M. C., et al. (2007). Mental disorders among persons with chronic back or neck pain: Results from the world mental health surveys. *Pain, 129*(3), 332–342.

Edwards, R. R., Dworkin, R. H., Sullivan, M. D., Turk, D. C., & Wasan, A. D. (2016). The role of psychosocial processes in the development and maintenance of chronic pain. *Journal of Pain, 17*(9 Suppl), T70–T92.

Elliott, A. M., Burton, C. D., & Hannaford, P. C. (2014). Resilience does matter: Evidence from a 10-year cohort record linkage study. *BMJ Open, 4*, e003917.

Finan, P. H., & Garland, E. L. (2015). The role of positive affect in pain and its treatment. *Clinical Journal of Pain, 31*(2), 177–187.

Flor, H., Breitenstein, C., Birbaumer, N., & Furst, M. (1995). A psychophysiological analysis of spouse solicitousness towards pain behaviors, spouse interaction, and pain perception. *Behavior Therapy, 26*(2), 255–272.

Fordyce, W. E. (1976). *Behavioral methods for chronic pain and illness*. Saint Louis: CV Mosby.

Fredrickson, B. L. (2001). The role of positive emotions in positive psychology. The broaden-and-build theory of positive emotions. *American Psychologist, 56*(3), 218–226.

Gatchel, R. J., Peng, Y. B., Peters, M. L., Fuchs, P. N., & Turk, D. C. (2007). The biopsychosocial approach to chronic pain: Scientific advances and future directions. *Psychological Bulletin, 133*(4), 581–624.

Gatzounis, R., Schrooten, M. G., Crombez, G., & Vlaeyen, J. W. (2012). Operant learning theory in pain and chronic pain rehabilitation. *Current Pain and Headache Reports, 16*(2), 117–126.

Glattacker, M., Heyduck, K., & Meffert, C. (2013). Illness beliefs and treatment beliefs as predictors of short-term and medium-term outcome in chronic back pain. *Journal of Rehabilitation Medicine, 45*(3), 268–276.

Goubert, L., & Trompetter, H. (2017). Towards a science and practice of resilience in the face of pain. *European Journal of Pain, 21*(8), 1301–1315.

Goubert, L., Vlaeyen, J. W., Crombez, G., & Craig, K. D. (2011). Learning about pain from others: An observational learning account. *Journal of Pain, 12*(2), 167–174.

Hanssen, M. M., Peters, M. L., Vlaeyen, J. W., Meevissen, Y. M., & Vancleef, L. M. (2013). Optimism lowers pain: Evidence of the causal status and underlying mechanisms. *Pain, 154*(1), 53–58.

Harvie, D. S., Moseley, G. L., Hillier, S. L., & Meulders, A. (2017). Classical conditioning differences associated with chronic pain: A systematic review. *The Journal of Pain, 18*(8), 889–898.

Hasenbring, M. I., & Verbunt, J. A. (2010). Fear-avoidance and endurance-related responses to pain: New models of behavior and their consequences for clinical practice. *Clinical Journal of Pain, 26*(9), 747–753.

Hayes, S. C., Barnes-Holmes, D., & Roche, B. (2001). *Relational frame theory: A post-Skinnerian account of human language and cognition.* New York: Kluwer Academic/Plenum.

Hayes, S. C., Strosahl, K. D., & Wilson, K. G. (2012). *Acceptance and commitment therapy: The process and practice of mindful change.* New York: The Guilford Press.

Helsen, K., Goubert, L., Peters, M. L., & Vlaeyen, J. W. (2011). Observational learning and pain-related fear: An experimental study with colored cold pressor tasks. *Journal of Pain, 12*(12), 1230–1239.

Hollander, M. den, Jong, J. R. de, Volders, S., Goossens, M. E. J. B., Smeets, R. J. E. M., & Vlaeyen, J. W. S. (2010). Fear reduction in patients with chronic pain: A learning theory perspective. *Expert Review of Neurotherapeutics, 10,* 1733–1745.

Hruschak, V., & Cochran, G. (2018). Psychosocial predictors in the transition from acute to chronic pain: A systematic review. *Psychology, Health and Medicine, 23*(10), 1151–1167.

Jackson, T., Wang, Y., Wang, Y., & Fan, H. (2014). Self-efficacy and chronic pain outcomes: A meta-analytic review. *Journal of Pain, 15*(8), 800–814.

Järemo, P., Arman, M., Gerdle, B., Larsson, B., & Gottberg, K. (2017). Illness beliefs among patients with chronic widespread pain – Associations with self-reported health status, anxiety and depressive symptoms and impact of pain. *BMC Psychology, 5*(1), 24.

Kanstrup, M., Wicksell, R. K., Kemani, M., Wiwe Lipsker, C., Lekander, M., & Holmstrom, L. (2016). A clinical pilot study of individual and group treatment for adolescents with chronic pain and their parents: Effects of acceptance and commitment therapy on functioning. *Children (Basel), 3*(4). ▶ https://doi.org/10.3390/children3040030.

Karoly, P., & Ruehlman, L. S. (2006). Psychological "resilience" and its correlates in chronic pain: Findings from a national community sample. *Pain, 123*(1–2), 90–97.

Lazarus, R. S., & Folkman, S. (1984). *Stress, appraisal, and coping.* New York: Springer Pub. Co.

Leeuw, M., Goossens, M. E., Linton, S. J., Crombez, G., Boersma, K., & Vlaeyen, J. W. (2007). The fear-avoidance model of musculoskeletal pain: Current state of scientific evidence. *Journal of Behavioral Medicine, 30*(1), 77–94.

Leonard, M. T., Cano, A., & Johansen, A. B. (2006). Chronic pain in a couples context: A review and integration of theoretical models and empirical evidence. *Journal of Pain, 7*(6), 377–390.

Leventhal, H., Brissette, I., & Leventhal, E. A. (2003). The common-sense model of self-regulation of health and illness. In L. D. Cameron & H. Leventhal (Eds.), *The self-regulation of health and illness behaviour.* New York: Routledge.

Leysen, M., Nijs, J., Wilgen, C. P. van, Struyf, F., Meeus, M., Fransen, E., et al. (2018). Illness perceptions explain the variance in functional disability, but not habitual physical activity, in patients with chronic low back pain: A cross-sectional study. *Pain Practice, 18*(4), 523–531.

Lissek, S., Powers, A. S., McClure, E. B., Phelps, E. A., Woldehawariat, G., Grillon, C., et al. (2005). Classical fear conditioning in the anxiety disorders: A meta-analysis. *Behaviour Research and Therapy, 43*(11), 1391–1424.

Logan, D. E., Simons, L. E., & Carpino, E. A. (2012). Too sick for school? Parent influences on school functioning among children with chronic pain. *Pain, 153*(2), 437–443.

Lumley, M. A., Cohen, J. L., Borszcz, G. S., Cano, A., Radcliffe, A. M., Porter, L. S., et al. (2011). Pain and emotion: A biopsychosocial review of recent research. *Journal of Clinical Psychology, 67*(9), 942–968.

Lunteren, M. van, Scharloo, M., Ez-Zaitouni, Z., Koning, A. de, Landewe, R., Fongen, C., et al. (2018). The impact of illness perceptions and coping on the association between back pain and health outcomes in patients suspected of axial spondyloarthritis: Data from the SPACE cohort. *Arthritis Care & Research (Hoboken).* ▶ https://doi.org/10.1002/acr.23566. [Epub ahead of print].

Luyten, P., & Houdenhove, B. van (2013). Vulnerability for functional somatic disorders: A contemporary psychodynamic. *Journal of Psychotherapy Integration, 23*(3), 250–262.

Martinez-Calderon, J., Zamora-Campos, C., Navarro-Ledesma, S., & Luque-Suarez, A. (2018). The role of self-efficacy on the prognosis of chronic musculoskeletal pain: A systematic review. *Journal of Pain, 19*(1), 10–34.

McCracken, L. M., & Eccleston, C. (2005). A prospective study of acceptance of pain and patient functioning with chronic pain. *Pain, 118*(1–2), 164–169.

McCracken, L. M., & Morley, S. (2014). The psychological flexibility model: A basis for integration and progress in psychological approaches to chronic pain management. *Journal of Pain, 15*(3), 221–234.

Meredith, P., Ownsworth, T., & Strong, J. (2008). A review of the evidence linking adult attachment theory and chronic pain: Presenting a conceptual model. *Clinical Psychology Review, 28*(3), 407–429.

Literatuur

Meulders, A., Vansteenwegen, D., & Vlaeyen, J. W. (2011). The acquisition of fear of movement-related pain and associative learning: A novel pain-relevant human fear conditioning paradigm. *Pain, 152*(11), 2460–2469.

Meulders, A., & Vlaeyen, J. W. (2013). The acquisition and generalization of cued and contextual pain-related fear: An experimental study using a voluntary movement paradigm. *Pain, 154*(2), 272–282.

Miles, C. L., Pincus, T., Carnes, D., Homer, K. E., Taylor, S. J., Bremner, S. A., et al. (2011). Can we identify how programmes aimed at promoting self-management in musculoskeletal pain work and who benefits? A systematic review of sub-group analysis within RCTs. *European Journal of Pain, 15*(8), 775 e771–711.

Miller, L. R., & Cano, A. (2009). Comorbid chronic pain and depression: Who is at risk? *Journal of Pain, 10*(6), 619–627.

Morley, S., Davies, C., & Barton, S. (2005). Possible selves in chronic pain: Self-pain enmeshment, adjustment and acceptance. *Pain, 115*(1–2), 84–94.

Navratilova, E., & Porreca, F. (2014). Reward and motivation in pain and pain relief. *Nature Neuroscience, 17*(10), 1304–1312.

Okifuji, A., Turk, D. C., & Curran, S. L. (1999). Anger in chronic pain: Investigations of anger targets and intensity. *Journal of Psychosomatic Research, 47*(1), 1–12.

Olsson, A., & Phelps, E. A. (2004). Learned fear of "unseen" faces after Pavlovian, observational, and instructed fear. *Psychological Science, 15*(12), 822–828.

Ortego, G., Villafane, J. H., Domenech-Garcia, V., Berjano, P., Bertozzi, L., & Herrero, P. (2016). Is there a relationship between psychological stress or anxiety and chronic nonspecific neck-arm pain in adults? A systematic review and meta-analysis. *Journal of Psychosomatic Research, 90*, 70–81.

Peters, M. L., Smeets, E., Feijge, M., Breukelen, G. van, Andersson, G., Buhrman, M., et al. (2017). Happy despite pain: A randomized controlled trial of an 8-week internet-delivered positive psychology intervention for enhancing well-being in patients with chronic pain. *Clinical Journal of Pain, 33*(11), 962–975.

Pinheiro, M. B., Ferreira, M. L., Refshauge, K., Maher, C. G., Ordonana, J. R., Andrade, T. B., et al. (2016). Symptoms of depression as a prognostic factor for low back pain: A systematic review. *Spine Journal, 16*(1), 105–116.
▶ https://doi.org/10.1016/j.spinee.2015.10.037.

Pinheiro, M. B., Ferreira, M. L., Refshauge, K., Ordonana, J. R., Machado, G. C., Prado, L. R., et al. (2015). Symptoms of depression and risk of new episodes of low back pain: A systematic review and meta-analysis. *Arthritis Care & Research (Hoboken), 67*(11), 1591–1603.

Prenevost, M. H., & Reme, S. E. (2017). Couples coping with chronic pain: How do intercouple interactions relate to pain coping? *Scand Journal of Pain, 16*, 150–157.

Rasmussen, H. N., Scheier, M. F., & Greenhouse, J. B. (2009). Optimism and physical health: A meta-analytic review. *Annals of Behavioral Medicine, 37*(3), 239–256.

Salazar, A., Duenas, M., Mico, J. A., Ojeda, B., Aguera-Ortiz, L., Cervilla, J. A., et al. (2013). Undiagnosed mood disorders and sleep disturbances in primary care patients with chronic musculoskeletal pain. *Pain Medicine, 14*(9), 1416–1425.

Scott, W., Trost, Z., Bernier, E., & Sullivan, M. J. (2013). Anger differentially mediates the relationship between perceived injustice and chronic pain outcomes. *Pain, 154*(9), 1691–1698.

Severeijns, R., Vlaeyen, J. W., Hout, M. A. van den, & Weber, W. E. (2001). Pain catastrophizing predicts pain intensity, disability, and psychological distress independent of the level of physical impairment. *Clinical Journal of Pain, 17*(2), 165–172.

Shahidi, B., Curran-Everett, D., & Maluf, K. S. (2015). Psychosocial, physical, and neurophysiological risk factors for chronic neck pain: A prospective inception cohort study. *Journal of Pain, 16*(12), 1288–1299.

Siemonsma, P. C., Stuive, I., Roorda, L. D., Vollebregt, J. A., Walker, M. F., Lankhorst, G. J., et al. (2013). Cognitive treatment of illness perceptions in patients with chronic low back pain: A randomized controlled trial. *Physical Therapy, 93*(4), 435–448.

Stone, A. L., & Wilson, A. C. (2016). Transmission of risk from parents with chronic pain to offspring: An integrative conceptual model. *Pain, 157*(12), 2628–2639.

Stubbs, B., Koyanagi, A., Thompson, T., Veronese, N., Carvalho, A., Solomi, M., et al. (2016). The epidemiology of back pain and its relationship with depression, psychosis, anxiety, sleep disturbances, and stress sensitivity: Data from 43 low- and middle-income countries. *General Hospital Psychiatry, 43*, 63–70.

Sturgeon, J. A., & Zautra, A. J. (2010). Resilience: A new paradigm for adaptation to chronic pain. *Current Pain and Headache Reports, 14*(2), 105–112.

Sturgeon, J. A., Ziadni, M. S., Trost, Z., Darnall, B. D., & Mackey, S. C. (2017). Pain catastrophizing, perceived injustice, and pain intensity impair life satisfaction through differential patterns of physical and psychological disruption. *Scandinavian Journal of Pain, 17*, 390–396.

Timmers, I., Kaas, A. L., Quaedflieg, C. W. E. M., Biggs, E. E., Smeets, T., & Jong, J. R. de (2018). Fear of pain and cortisol reactivity predict the strength of stress-induced hypoalgesia. *European Journal of Pain, 22*(7), 1291–1303.

Törneke, N. (2010). *Learning RFT: An introduction to relational frame theory and its clinical application*. Oakland, CA: New Harbinger Publications.

Trost, Z., Vangronsveld, K., Linton, S. J., Quartana, P. J., & Sullivan, M. J. (2012). Cognitive dimensions of anger in chronic pain. *Pain, 153*(3), 515–517.

Vachon-Presseau, E. (2017). Effects of stress on the corticolimbic system: Implications for chronic pain. *Progress in Neuro-Psychopharmacology and Biological Psychiatry,* epub ahead of print.

Viane, I., Crombez, G., Eccleston, C., Poppe, C., Devulder, J., Houdenhove, B. van, et al. (2003). Acceptance of pain is an independent predictor of mental well-being in patients with chronic pain: Empirical evidence and reappraisal. *Pain, 106*(1–2), 65–72.

Vlaeyen, J. W., Crombez, G., & Linton, S. J. (2016). The fear-avoidance model of pain. *Pain, 157*(8), 1588–1589.

Vlaeyen, J. W., & Linton, S. J. (2000). Fear-avoidance and its consequences in chronic musculoskeletal pain: A state of the art. *Pain, 85*(3), 317–332.

Wiertz, C., Goossens, M., Spek, E. M., & Verbunt, J. A. (2017). A cognitive-behavioral program for parents of children with chronic musculoskeletal pain: A feasibility study. *European Journal of Pain, 21*(9), 1571–1581.

Wilgen, C. P. van, Ittersum, M. W. van, & Kaptein, A. A. (2013). Do illness perceptions of people with chronic low back pain differ from people without chronic low back pain? *Physiotherapy, 99*(1), 27–32.

Woda, A., Picard, P., & Dutheil, F. (2016). Dysfunctional stress responses in chronic pain. *Psychoneuroendocrinology, 71,* 127–135. ▶ https://doi.org/10.1016/j.psyneuen.2016.05.017.

Zale, E. L., Lange, K. L., Fields, S. A., & Ditre, J. W. (2013). The relation between pain-related fear and disability: A meta-analysis. *Journal of Pain, 14,* 1019–1030.

Epidemiologie van pijn

H.S.J. Picavet en T. Westendorp

Samenvatting

Epidemiologisch onderzoek naar chronische pijn laat zien dat pijnklachten zeer veel voorkomen, op alle leeftijden en in alle lagen van de bevolking. Vrouwen hebben vaker klachten dan mannen. De lange duur en het wisselende beloop van sommige pijnklachten maken het meten van pijn lastig. Binnen onderzoek wordt eveneens nog weinig gebruikgemaakt van hoe pijn over de levensloop gekarakteriseerd kan worden. Chronische pijn is multifactorieel: zeer veel factoren kunnen bijdragen aan de pijn, zoals leefgewoonten (bijvoorbeeld roken), werk (zoals veelvuldig tillen) en psychosociale factoren zoals stress en copingstrategieën. De grote gevolgen voor het individu (zoals een grote diversiteit aan beperkingen in dagelijkse activiteiten en participatie) en voor de maatschappij (zoals verzuim en beroep op zorgvoorzieningen) maken chronische pijn een groot volksgezondheidsprobleem, maar dit is weinig 'zichtbaar'. De enorme 'ziekte-last' van chronische pijn benadrukt de roep om innovatie op het terrein van preventie, behandeling en onderzoek.

3.1 Pijn in epidemiologische studies – 33

3.2 De omvang van pijn in de bevolking – 34

3.3 Epidemiologische aandachtspunten voor chronische pijn – 35
3.3.1 Eerdere episode van pijn – 35
3.3.2 Chronische pijntrajecten – 36
3.3.3 Adolescentie/puberteit – 36
3.3.4 Pijn en levensloop – 36
3.3.5 Ouderen/veroudering – 37
3.3.6 Clustering – 37

© Bohn Stafleu van Loghum is een imprint van Springer Media B.V., onderdeel van Springer Nature 2019
J. A. Verbunt, J. L. Swaan, H. R. Schiphorst Preuper en K. M. G. Schreurs (Red.), *Handboek pijnrevalidatie*,
https://doi.org/10.1007/978-90-368-2230-5_3

3.4	Pijn versus gevolgen van pijn – 38
3.4.1	Gevolgen voor het individu – 38
3.4.2	Gevolgen voor maatschappij – 39

3.5	Risicofactoren voor chronische pijn – 39
3.5.1	Leeftijd en geslacht – 40
3.5.2	Groepsfactoren: sociaal-economische status – 40
3.5.3	Leefgewoonten: roken, overgewicht, beweging, slaap – 40
3.5.4	Psychosociale aspecten – 41

Literatuur – 41

Dit hoofdstuk gaat over de epidemiologie van chronische pijn met het accent op chronische pijn van het houdings- en bewegingsapparaat, die vaak functionele beperkingen met zich meebrengt. Hieronder vallen rugpijn, nekpijn, en andere locatiespecifieke pijn en gegeneraliseerde pijnsyndromen zoals fibromyalgie. In de epidemiologie gaat het om inzicht te verkrijgen in de omstandigheden waaronder ziekten in een populatie ontstaan, blijven bestaan, verergeren of tot sterfte leiden.

In epidemiologisch onderzoek wordt met 'chronisch' verwezen naar de (lange) duur van de klachten: klachten langer dan 12 weken (of 3 maanden) worden doorgaans als chronisch betiteld. Bij pijn duidt de term 'chronisch' er ook op dat de klacht en beperkingen niet alleen te verklaren zijn door een aandoening en/of weefselschade. Uitgangspunt is dat de normale hersteltijd van weefsels niet langer is dan 3 maanden. Pijn die langer dan 6 weken aanhoudt, kan al verwijzen naar een minder gunstige prognose, bijvoorbeeld ten aanzien van terugkeer naar werk (Lillefjell et al. 2007).

3.1 Pijn in epidemiologische studies

Het epidemiologisch onderzoek naar pijn bestaat uit onderzoek bij een steekproef uit de algemene bevolking (bijvoorbeeld alle Nederlanders of alle personen ingeschreven bij een huisartsenpraktijk) of bij een klinische populatie (bijvoorbeeld alle mensen met een bepaalde diagnose of klacht in een bepaalde periode; zoals in deze situatie dus patiënten met chronische pijn). Dergelijke studies kunnen bestaan uit een eenmalig meting (cross-sectioneel) of herhaalde metingen (longitudinaal). Daarnaast zijn er studies die gebruikmaken van (zorg)registraties, waarbij min of meer standaard geregistreerde gegevens kunnen worden geanalyseerd. Studies op basis van uitsluitend registraties zijn beperkt beschikbaar voor chronische pijn. Registraties zijn vaak gebaseerd op het weergeven van diagnosen. Daar chronische pijn in het algemeen als een symptoom en niet als een ziekte werd beschouwd, werd het vaak niet op deze wijze geregistreerd. Onderzoek op basis van de algemene bevolking kan inzicht verschaffen in de omvang, de gevolgen en risicofactoren van chronische pijn en binnen klinische populaties gaat het vooral om prognose/beloop en de rol van prognostische factoren.

Het meten van chronische pijn kent vele varianten en ondanks de consensus over de definitie van chronische pijn is de variatie in feitelijke metingen binnen verschillende epidemiologische studies zeer groot (Steingrimsdottir et al. 2017). De verscheidenheid in het meten van chronische pijn beperkt de vergelijking tussen studies.

Standaard wordt pijn mondeling of door middel van een vragenlijst geïnventariseerd, waarbij de volgende kenmerken kunnen worden uitgevraagd:
- pijn of pijnklachten;
- één specifieke locatie (bijvoorbeeld in rug, nek, schouder et cetera) of meerdere locaties;
- aanduiding van de pijnlocatie met figuur/poppetje;
- links/rechts voor zover van toepassing;
- tijdsperiode: 'nu' of een huidige 'episode', afgelopen maand, 3 maanden, 12 maanden/1 jaar;
- duur van de pijn;
- ernst: in termen van de ernst van de pijn op een (VAS-)schaal van 1 tot 10, een dergelijke schaal wordt doorgaans gebruikt in algemeen pijnonderzoek;
- soort pijn, zoals stekend, prikkend, dof;

- beloop: uit eerder onderzoek is gebleken dat het bijzonder lastig is te achterhalen hoe het beloop van de klacht is. Gaat het om een eenmalige klacht, komt hij regelmatig terug of is de klacht vrijwel altijd aanwezig? En gaat het dan om ondraaglijke pijn of is het een lichte (maar vaak ongemakkelijke) pijn? Soms worden verschillende omschrijvingen gebruikt om het beloop te karakteriseren, waarbij het gaat om verschillende combinaties van frequentie, ernst en duur;
- de oorza(a)k(en) van de pijn, voor zover bekend;
- specifieke aanvullende klachten, zoals uitstralende pijn (bij schouders/nek en bij lage rugpijn), stijfheid van gewrichten (bij heup/knie);
- consequenties voor zorggebruik, ziekteverzuim, arbeidsongeschiktheid, klachtspecifieke beperkingen.

3.2 De omvang van pijn in de bevolking

Pijn vertegenwoordigt wereldwijd een groot gezondheidsprobleem vanwege de hoge prevalentie op alle leeftijden. Mede door de grote verschillen in meten van chronisch pijn is de variatie in prevalentie groot: een review uit 2017 maakt melding van een *range* van 8,7 % tot 64,4 % op basis van 86 studies met een gepoold gemiddelde van 31 %. (Steingrimsdottir et al. 2017). Bijna zonder uitzondering rapporteren vrouwen vaker chronische pijn dan mannen en de prevalenties zijn zonder uitzondering in alle regio's van de wereld hoog (Noord-Amerika, Zuid-Amerika, West-Europa, Oost-Europa, Afrika, Azië, Australië en Nieuw-Zeeland).

Om een beeld te krijgen van de omvang van de problematiek van klachten en aandoeningen van het bewegingsapparaat in Nederland is in 1998 een landelijk onderzoek uitgevoerd, de KAB-studie, waarbij KAB staat voor Klachten en Aandoeningen van het Bewegingsapparaat. Bij 3.664 Nederlanders van 25 jaar en ouder (netto respons 46,9 % van een aselecte steekproef (n = 8.000) op basis van de Gemeentelijke Basis Administratie) werd met een vragenlijst uitgebreide informatie verzameld over pijnklachten, diverse locatie specifieke kenmerken en gevolgen van de klacht, ziekten van het bewegingsapparaat en mogelijke risicofactoren. Na een half jaar werden dezelfde mensen nog een keer bevraagd.

In de vragenlijst werden tien anatomische locaties voor klachten onderscheiden in vijf groepen: (1) nek, schouders of hoog in de rug, (2) elleboog of pols/hand, (3) lage rug, (4) heup of knie, (5) enkel of voet. Bijna driekwart van de Nederlanders van 25 jaar en ouder maakte melding van een dergelijke pijnklacht. In 5 tot 14 % van de gevallen (afhankelijk van de anatomische locatie van de klacht) was dat een eenmalige klacht. In alle andere gevallen werd het beloop van de klacht aangeduid als terugkerende of voortdurend aanwezige pijn.

De lage rug werd het vaakst gemeld met een prevalentie van 21 % als chronische klacht, gevolgd door klachten van de schouders en de nek (zie ◘tab. 3.1).

Het merendeel van het wereldwijde epidemiologische onderzoek naar (chronische) pijn gaat over volwassenen. In Nederland zijn er verschillende studies die gegevens verschaffen over kinderen en jongeren. Hieruit is bekend dat tot 25 % van de schoolgaande jeugd chronische pijn rapporteert (Perquin et al. 2000; Dommisse et al. 2012; Picavet et al. 2016). Dit komt overeen met de internationale prevalentierange van chronische pijn bij kinderen en jongeren tussen de 4–40 % (King et al. 2011; Haraldstad et al. 2011). Bij het epidemiologisch onderzoek naar kinderen en jongeren worden de pijnklachten van het houdings- en bewegingsapparaat, buikpijn en hoofdpijn vaak samen genomen. Dit diffuse spectrum aan klachten heeft te maken met de vragen die in dit soort onderzoek zeer algemeen worden gesteld, gelijk aan de volwassenen. Internationaal zijn er een aantal grote kinderpijnklinieken waar

◻ **Tabel 3.1** De prevalentie van chronische klachten van het bewegingsapparaat, naar anatomische locatie, leeftijdsklasse en geslacht, KAB-studie (Picavet et al. 2000)

chronische pijn van	24–44	45–64	65+	totaal
lage rug	18,9	24,7	20,5	21,2
schouders	11,8	20,4	13,6	15,1
nek	10,6	19,0	15,1	14,3
knie	8,1	13,4	18,0	11,7
pols/hand	6,6	11,0	13,0	9,3
heup	3,5	9,5	13,4	7,4
hoge rug	5,6	7,6	5,3	6,2
ellebogen	3,3	8,1	5,1	5,3
voet	3,0	6,2	8,1	5,0
enkels	2,4	4,1	5,4	3,5
geen klachten	61,0	49,0	53,9	55,6
1 Klacht	21,5	22,8	19,5	21,6
2/3 Klachten	14,0	17,3	16,6	15,6
4 Klachten of meer	3,5	10,9	10,0	7,2

alle pijnklachten in hetzelfde centrum worden behandeld. Metingen die in deze klinieken worden uitgevoerd, geven dan ook een beeld van groepen patiënten met chronische pijn op verschillende plaatsen in het lichaam (zoals hoofdpijn, klachten aan het bewegingsapparaat, buikpijn et cetera). Binnen de kinderrevalidatie in Nederland richten we ons echter alleen op pijnklachten aan het houdings- en bewegingsapparaat, waardoor gegevens vanuit Nederland vaak apart voor pijnklachten aan het bewegingsapparaat worden gepresenteerd. Ook bij jongeren kunnen pijnklachten zeer lang aanhouden. Er zijn gegevens bekend waarbij de klachten in 30 % van de gevallen persisteren na 2 jaar (Perquin et al. 2003) en na 3 jaar nog bij 24 % (Picavet et al. 2016). Een Scandinavische studie liet zien dat 64 % van de adolescenten zelfs na 4 jaar aangaf nog klachten te hebben (El-Metwally et al. 2004). Ook is aangetoond binnen een aantal cohortonderzoeken in adolescenten met pijn dat de klachten richting volwassenheid lijken te persisteren, na 10 jaar bij een populatie die klinische revalidatiebehandeling volgde (Westendorp et al. 2017) en na 13 jaar vanuit populatieonderzoek (Bell et al. 2001; Brattberg 2004).

3.3 Epidemiologische aandachtspunten voor chronische pijn

3.3.1 Eerdere episode van pijn

Chronische pijnklachten van het bewegingsapparaat komen vaak voor, maar er is weinig bekend over wanneer we kunnen spreken van het begin of het ontstaan van de klachten. De allereerste episode kan zich vroeg in de kindertijd hebben voorgedaan. Bekend is dat de belangrijkste risico-indicator voor pijn op elke leeftijd een eerdere episode van pijn is, soms

15-25 jaar eerder (Croft et al. 2003). Dit maakt het identificeren van echt 'incident' (of eerste ooit) episode van pijn van het houdings- en bewegingsapparaat vrijwel onmogelijk. Een complicerende factor is dat de klachten vaak een fluctuerend beloop laten zien en het is niet duidelijk op welk moment van 'het beloop' de meting plaatsvindt.

3.3.2 Chronische pijntrajecten

Om rekening te houden met het fluctuerende karakter van pijn is een nieuwe ontwikkeling om pijn veel meer in termen van het langetermijnbeloop of 'trajecten' te beschrijven (Kongsted et al. 2016). Onderzoek naar rugklachten, waarbij over een periode van 3 tot 12 maanden zeer geregelde pijnmetingen plaatsvonden (tot maximaal 52 keer), laat zien dat er doorgaans 4 tot 5 patronen van trajecten zijn te onderscheiden: persisterende ernstige klachten, persistente milde klachten, klachten met een sterk fluctuerende pijn en herstel van pijn. Bij de laatste wordt soms een onderscheid gemaakt in de snelheid van het herstelproces: 'normaal' of heel langzaam. Hoewel een dergelijke indeling herkenbaar lijkt te zijn voor patiënten, wordt bij een specifieke episode van pijn in onderzoek en behandeling nog weinig rekening gehouden met 'het traject' uit het verleden en de verwachting van de toekomst. Nader onderzoek moet uitwijzen welke betekenis deze benadering kan hebben voor preventie, behandeling en revalidatie.

3.3.3 Adolescentie/puberteit

De adolescentie en de puberteit vertegenwoordigen een periode van veel groei en ontwikkeling op diverse terreinen. Naast fysieke groei, wat letterlijk en figuurlijk met groeipijnen gepaard kan gaan, is er ook sprake van een enorme sociaal-emotionele ontwikkeling. Deze ontwikkelingen lopen vaak niet synchroon, waardoor dit voor de adolescent en de omgeving als verwarrend en ingewikkeld wordt ervaren. Epidemiologische studies laten op deze leeftijd al verschillen tussen jongens en meisjes zien in het voorkomen van chronische pijnklachten (Picavet et al. 2016).

3.3.4 Pijn en levensloop

De belangrijkste determinant van chronische pijn op enig moment in het leven is, zoals gezegd, het eerder hebben doorgemaakt van (chronische) pijn. Hiermee kan bijvoorbeeld rekening gehouden worden door te spreken van pijntrajecten. In het meeste onderzoek is het 'tijdsperspectief' de korte termijn, van 3 maanden tot 1 jaar (zie trajecten). Maar het is ook mogelijk dat de ervaring van pijn over de hele levensloop, de pijn op gevorderde leeftijd kan beïnvloeden. Er is echter niet veel bekend over hoe pijn zich ontwikkelt van adolescentie naar volwassenheid en tijdens veroudering. Het tijdsperspectief is dan vele jaren of decennia. Het meeste onderzoek heeft een zeer beperkte follow-up tijd en/of een beperkt aantal metingen (MacFarlane et al. 1996; Kamaleri et al. 2009; Mundal et al. 2014). Met grote longitudinale onderzoeken is het mogelijk deze veranderingen in de tijd te beoordelen (Gagliese 2009) en ons begrip van pijn tijdens het ouder worden te vergroten.

Tabel 3.2 Lange termijn patronen van chronische pijn op basis van vier metingen over een periode van 15 jaar

pijnpatronen	totaal n = 3.412	mannen n = 1.598	vrouwen n = 1.814
1 vrijwel altijd pijn	20 %	15 %	23 %
2 ontwikkeling van pijn	19 %	19 %	19 %
3 herstel van pijn	11 %	11 %	12 %
4 wisselend beloop van pijn	18 %	16 %	19 %
5 vrij van pijn	32 %	39 %	27 %

Eén voorbeeld van een groot longitudinaal onderzoek is de Doetinchem-cohortstudie (Picavet et al. 2018). Hierin werd tussen 1995–2015 op vier momenten met elk 5 jaar ertussen pijn gemeten (3.485 volwassenen van 25 tot 71 jaar op baseline) en zijn vijf (individuele) pijnpatronen onderscheiden (zie ◘tab. 3.2). Bijna een derde van de populatie (32,2 %) rapporteerde nooit pijn en 19,5 % vrijwel altijd pijn. De andere patronen waren: ontwikkeling van pijn (19,2 %), herstel van pijn (11,1 %) en fluctuerende pijn (17,6 %). De trajecten met voortdurende en/of recente pijn worden vaker gevonden onder vrouwen, rokers en volwassenen met een korte slaapduur. Tevens was er een sterke associatie van pijn met obesitas, chronische ziekte en een minder goede mentale gezondheid.

3.3.5 Ouderen/veroudering

Chronische pijn is niet een typisch ouderdomsprobleem, maar de prevalentie is hoger bij gevorderde leeftijd (Steingrimsdottir et al. 2017). Chronische pijn is een belangrijk onderdeel van chronische gezondheidsproblemen bij ouderen, dat de kwaliteit van leven en zorgbehoeften beïnvloedt (Park en Hughes 2012; Reid et al. 2011; Karttunen et al. 2015). Tevens zijn er aanwijzingen dat ouderen minder kans hebben op herstel van (chronische) pijn (Elliott et al. 2002). Het hebben van 'chronische pijnklachten' heeft gemiddeld genomen bij ouderen een andere betekenis dan bij jongeren, aangezien bij ouderen specifieke gezondheidsproblemen die met (chronische) pijn te maken hebben, zoals artrose, reumatoïde artritis en fracturen, steeds vaker voorkomen.

3.3.6 Clustering

Zowel voor diagnostiek, onderzoek en behandeling wordt doorgaans de chronische pijnklacht ingedeeld naar een specifieke locatie van de pijn of als specifieke aandoening, zoals artrose. De realiteit is echter dat chronische pijn veelal op meerdere locaties van het lichaam voorkomt (zie ook ◘tab. 3.1), ofwel clustering. Dit betreft ruim de helft van de patiënten en sommige onderzoekers geven aan dat het zelfs gaat om meer dan driekwart van alle mensen met klachten (Croft et al. 2003). De indeling naar specifieke locaties kan dus een schijndetaillering weergeven. Bij de interpretatie van gegevens en klachten moet hiermee rekening gehouden worden.

3.4 Pijn versus gevolgen van pijn

De gevolgen van chronische pijn – de ziektelast – is onbetwistbaar groot (Henschke et al. 2015), maar de zichtbaarheid van die gevolgen is vaak minder groot. De ziektelast van chronische pijn kan vanuit verschillende perspectieven beschreven worden: het individu, de werkgever, de (gezondheids)zorg en de samenleving.

3.4.1 Gevolgen voor het individu

Voor het individu gaat het om beperkingen die de persoon ondervindt in het dagelijks leven, zoals op het werk of op school. In veel klinisch onderzoek is de focus vaak geweest op 'pijn met beperkingen in fysiek functioneren', waarbij het hebben van beperkingen als maat voor ernst wordt gezien. Wellicht zijn beperkingen ook wat makkelijker in maat en getal uit te drukken dan pijn op zich. Er zijn diverse meetinstrumenten voor het inventariseren van beperkingen in het fysiek functioneren, voor beperkingen in het algemeen en voor locatiespecifieke beperkingen. ▶ Box 3.1 geeft een illustratie hoe deze eruit kunnen zien. Op de klinimetrie wordt verder ingegaan in de ▶ H. 13 (volwassenen) en 14 (kinderen en adolescenten).

Box 3.1 Beperkingen in dagelijkse activiteiten als gevolg van pijn

De vorm van de vraag naar beperkingen is vaak als volgt:
'Kunt aangeven of u moeite heeft met de volgende activiteit?' Met als antwoordcategorieën: 'Ik kan deze activiteit uitvoeren zonder moeite', 'met enige moeite', 'met redelijk veel moeite', 'met (zeer) veel moeite' of: 'ik ben niet in staat deze activiteit uit te voeren'. Voorbeelden van dagelijkse activiteiten die onderdeel kunnen zijn van instrumenten om fysieke beperkingen te meten, naar locatie van de klacht:

nek, schouders, hoog in de rug	tillen, lezen, slapen, schrijven/typen, kleding aantrekken
elleboog of pols/hand	vegen of harken, openen van een pot, hoorn van de telefoon vasthouden, knoopjes dichtdoen
lage rug	opstaan uit bed, autorijden, traplopen, een bal werpen, iets uit de koelkast pakken, tas dragen
heup/enkel	naar toilet gaan, in en uit auto stappen, sokken of panty's aan/uittrekken
voet/knie	op de tenen staan, een stoeprand op of afstappen, snel lopen

---

Naar chronische pijn zonder beperkingen is relatief weinig aandacht gegaan in onderzoek, mede omdat 'beperkingen vanwege pijn' beter zijn te kwantificeren dan chronische 'pijn' op zichzelf. De vraag waarom de één met pijn wel beperkingen ervaart en de ander met min of meer dezelfde pijn niet, is nog onderwerp van onderzoek.

Een ernstig gevolg van pijn is het verhoogde risico op sterfte: chronische pijn is onafhankelijk van vele andere factoren geassocieerd met een verhoogde kans op sterfte (MacFarlane et al. 2017). Anders uitgedrukt: de levensverwachting van mensen met chronische pijn is iets lager dan de levensverwachting van mensen zonder chronische pijn. (Smith et al. 2014).

3.4.2 Gevolgen voor maatschappij

Voor *werkgevers* zijn werknemers met chronische pijnklachten van het houdings- en bewegingsapparaat een belangrijke oorzaak van tijdelijke, langdurige of definitieve uitval van werk. De betekenis van chronische pijn voor verzuim, arbeidsongeschiktheid en bijbehorende kosten, heeft dan ook vanuit de bedrijfsgeneeskundige benadering veel aandacht gekregen. Zowel de werknemers zelf als de werkgevers hebben baat bij fitte (dus productievere) werknemers. Ook *scholen* hebben te maken met adolescenten met chronische pijn, waarbij sprake is van hoog schoolverzuim, onderpresteren en een lager toekomstperspectief vergeleken met leeftijdsgenoten.

Ook voor de *gezondheidszorg* vertegenwoordigt chronische pijn een belangwekkend gezondheidsprobleem. In 2015 had ruim 23 % van de hele bevolking ten minste één keer contact met de fysio- of oefentherapeut. Dit zijn bijna 4 miljoen mensen. Ongeveer 40 % van de mensen komt vanwege nek- of rugklachten bij de fysio- of oefentherapeut (ervan uitgaande dat het percentage uit 2011 redelijk constant is gebleven) (LiPZ 2011). Dit betekent dat in totaal ongeveer 1,6 miljoen mensen met nek- of rugklachten de fysio- of oefentherapeut bezocht hebben, zowel op eigen initiatief of na doorverwijzing door de huisarts. Het betreft hier de jaarprevalentie, dat wil zeggen dat iedereen die gedurende 2015 ten minste eenmaal bij de fysiotherapeut of oefentherapeut was vanwege nek- of rugklachten wordt meegeteld. Het blijkt dat jongvolwassenen die tijdens hun adolescentie een klinische revalidatiebehandeling hebben gehad voor chronische pijn meer gebruikmaken van de gezondheidszorg dan algemene bevolking (Westendorp et al. 2016).

Het perspectief van de *samenleving* verwijst naar het perspectief van de volksgezondheid. Vanuit de volksgezondheid kan eveneens naar prevalentie, het effect op beperkingen, werkuitval en gezondheidszorg bekeken worden. Ook kan dit alles worden uitgedrukt in kosten (de 'economische betekenis', waarbij er tevens verschillende perspectieven zijn: die van de zorgkosten (kosten van ziekte) en de maatschappelijke kosten. In een wereldwijd project van de Wereldgezondheidsorganisatie (WHO) om de ziektelast van verschillende aandoeningen zichtbaar te maken, de 'Burden of Disease'-studie, blijkt dat aandoeningen die gekarakteriseerd of gedefinieerd worden door chronische pijn, de helft van de top 10 van aandoeningen met de meeste ziektelast uitmaken: lage rugpijn, nekpijn, andere musculoskeletale aandoeningen, migraine en vallen (GBD 2017). Ook voor gezinnen van adolescenten met chronische pijn zijn de financiële gevolgen merkbaar (Missen et al. 2012) en eveneens de grote economische gevolgen voor de samenleving (Groenewald et al. 2014; Sleed et al. 2005).

3.5 Risicofactoren voor chronische pijn

Om verder inzicht te krijgen in de omstandigheden waaronder pijn ontstaat en voortduurt, levert de epidemiologie kennis over de risicofactoren: sociaal-demografische factoren, leefgewoonten, en psychosociale factoren die samenhangen met een verhoogde kans (risico) op chronische pijn. Daarbij is het ook relevant om te weten welke factoren *niet* met chronische pijn samenhangen, soms ook om mythes te ontkrachten.

Overigens is het onderzoek naar risicofactoren voor chronische pijn niet alleen gericht op risicofactoren voor het ontstaan van de klacht, maar ook naar risicofactoren voor het chronisch worden van klachten en/of van het ontwikkelen van beperkingen (Lee et al. 2015). Het onderscheid naar predisponerende, uitlokkende en onderhoudende factoren wordt in de epidemiologie niet gemaakt. Voor vele potentiële risicofactoren voor chronische pijn geldt dat het bewijs deels tegenstrijdig is, en als er al enige consensus is, is de sterkte van de gevonden verbanden zijn doorgaans klein (odds ratio (OR) < 2), matig (OR tussen 2 en 5), en slechts zelden substantieel (OR van meer dan 5) (Oliver en Silman 2009).

3.5.1 Leeftijd en geslacht

Vrouwen rapporteren vaker pijn dan mannen, zo laten de meeste studies zien (Steingrimsdottir et al. 2017). Het lijkt er zelfs op dat dit verschil al begint in de puberteit, waardoor seksespecifieke culturele of hormonale factoren mogelijk een rol spelen bij dit verschil. Vrouwen kunnen bijvoorbeeld een grotere geneigdheid hebben om pijn te rapporteren, passend bij de rol van vrouw. Dit in tegenstelling tot de rol van de man, die meer gesocialiseerd kunnen zijn rondom het idee 'big boys don't cry'. Sekseverschillen kunnen ook te maken hebben met de gemiddelde verschillen in lichaamsbouw en verschillen in de blootstelling aan risicofactoren.

Met het ouder worden neemt de prevalentie van chronische pijn toe, zoals eerder vermeld. Voor sommige locatiespecifieke klachten wordt een piek in het voorkomen gevonden op middelbare leeftijd, dat geldt bijvoorbeeld voor schouderklachten en soms ook voor lage rugklachten (Picavet en Hazes 2003).

3.5.2 Groepsfactoren: sociaal-economische status

Voor veel gezondheidsproblemen geldt dat er vrij hardnekkige sociaal-economische verschillen zijn. In Nederland wordt dat vaak aangeduid met gezondheidsverschillen naar het niveau van opleiding, maar inkomen en werkstatus zijn eveneens van belang. Ook voor chronische pijn worden dergelijke verschillen gevonden en zelfs al op jonge leeftijd (Huguet et al. 2016). Voor (chronische) pijn in Nederland zijn de sociaal-economische verschillen overigens betrekkelijk gering: chronische pijnklachten komen in alle lagen van de bevolking veel voor. Specifieke beroepen, vaak met een link naar de lagere sociale klassen, kunnen wel specifiek belastingen met zich meebrengen die samenhangen met hogere prevalenties van pijnklachten, zoals beroepen met fysiek zwaar werk, veel tillen, bukken en werken in een ongemakkelijke houding (Picavet en Schouten 2000; Lakke et al. 2009).

3.5.3 Leefgewoonten: roken, overgewicht, beweging, slaap

Ten aanzien van leefgewoonten wordt *roken* vaak als risicofactor gevonden, maar het verband met chronische pijn is niet sterk. Overigens wordt bij adolescenten roken al als risicofactor aangemerkt (Huguet et al. 2016). Met betrekking tot *overgewicht/obesitas* wordt eenzelfde relatie gevonden, wel aanwezig, maar niet sterk. Ten aanzien van het ontstaan van pijnklachten aan het houdings- en bewegingsapparaat bij jongeren is er een matige kwaliteit van bewijs dat een hoge *body mass index* (BMI) geen risicofactor is (Huguet et al. 2016).

Aan het aspect *bewegen* zitten veel componenten. Het lichaam is gemaakt om te bewegen en gebruik te maken van de grote spiergroepen, volgens het adagium 'use it or lose it'. De huidige westerse leefstijl gaat gepaard met veel zitten en te weinig bewegen wordt gezien als een belangrijke oorzaak van welvaartsziekten. Ook chronische rugpijn wordt vaak in verband gebracht met te weinig bewegen. Ook hiervan is de wetenschappelijke bewijslast niet sterk (Heneweer et al. 2009). Overigens hangt dit ook samen met het feit dat het meeste onderzoek tot op heden gebruik heeft kunnen maken van slechts suboptimale methoden voor het meten van bewegen. De toekomst, met het intensiever gebruik van objectieve maten voor bewegen, zoals accelerometers (een meter die versnellingen van het lichaam meet en zo bewegen kan vastleggen), zal meer inzicht in de rol van bewegen gaan geven. Met dergelijke beweegmeters kan inzicht worden verkregen in de gezondheidsrisico's naar de omvang van bewegen en sedentair gedrag, de patronen daarvan over de dag en de week, en bij sommige meters zelfs ook het verschil tussen zitten en staan.

Naast het risico van te weinig bewegen bestaat er ook het risico van te veel bewegen, bijvoorbeeld door veel te veel of onvoldoende uitgebalanceerd te sporten. We kunnen dan spreken van een U-vorm van de relatie tussen bewegen en pijn: beide uitersten van het continuüm hebben een verhoogd risico. Langdurige uitoefening van bepaalde sporten kunnen mogelijk bepaalde chronische pijnklachten met zich meebrengen, zoals rugklachten bij volleybal en knieklachten bij voetbal (Heneweer et al. 2009).

Een relatief nieuw onderwerp in het algemene gezondheidsonderzoek naar de leefgewoonten is slaap. Het idee is dat we in de moderne samenleving met internet, mobiele telefoons en een 24/7-economie de slaap aangetast wordt. Er zijn aanwijzingen dat zowel de slaapduur als de slaapkwaliteit met chronische pijn samenhangen; dat kan als oorzaak zijn, maar tevens als gevolg van de pijnklachten (Picavet et al. 2016, 2018).

3.5.4 Psychosociale aspecten

In veel epidemiologisch onderzoek waarmee de rol van een serie risicofactoren in relatie tot chronische pijn is onderzocht, komt keer op keer naar voren dat factoren vanuit het psychosociale domein belangrijker zijn dan andere factoren. Dit gaat bij volwassenen om sociale steun, werkstress, werkplezier, angst, depressieve klachten (Lakke et al. 2009). Ook bij kinderen en jongeren hangen negatieve emotionele symptomen al systematisch samen met (chronische) pijn (Picavet et al. 2016). De ontwikkeling van andere dan puur fysieke benadering van pijn is door deze bevindingen gestimuleerd. Onder de meer psychische factoren kunnen we ook de 'copingfactoren' scharen. Hoe mensen tegen pijn aankijken en met pijn omgaan, draagt bij aan het voortduren van pijn. Het catastroferen en het hebben van *fear avoidance beliefs* zijn aspecten die in het epidemiologisch onderzoek een duidelijke relatie met chronische pijn laten zien (Picavet et al. 2002).

Literatuur

Bell, D. S., Jordan, K., & Robinson, M. (2001). Thirteen-year follow-up of children and adolescents with chronic fatigue syndrome. *Pediatrics, 107,* 994–998.
Brattberg, G. (2004). Do pain problems in young school children persist into early adulthood? A 13-year follow-up. *European Journal of Pain, 8,* 187–199.
Croft, P., Lewis, M., & Hannaford, P. (2003). Is all chronic pain the same? A 25-year follow-up study. *Pain, 105,* 309–317.
Dommisse-van Berkel, A. A. M., Looij-Jansen, P. M. van de, Waart, F. G. de, Voerman, J. S., Elderen, L. J. van, Passchier, J., et al. (2012). Signalering en doorverwijzing van adolescenten met chronische pijn door de jeugdgezondheidszorg: Een pilot studie. *Tijdschrift voor Jeugdgezondheidszorg, 44,* 4.
Elliott, A. M., Smith, B. H., Hannaford, P. C., Smith, W. C., & Chambers, W. A. (2002). The course of chronic pain in the community: Results of a 4-year follow-up study. *Pain, 99*(1–2), 299–307.

El-Metwally, A., Salminen, J. J., Auvinen, A., Kautiainen, H., & Mikkelsson, M. (2004). Prognosis of non-specific musculoskeletal pain in preadolescents: A prospective 4-year follow-up study till adolescence. *Pain, 110,* 550–559.

Gagliese, L. (2009). Pain and aging: The emergence of a new subfield of pain research. *Journal of Pain, 10*(4), 343–353.

GBD 2016 Disease and Injury Incidence and Prevalence Collaborators (2017). Global, regional, and national incidence, prevalence, and years lived with disability for 328 diseases and injuries for 195 countries, 1990–2016: A systematic analysis for the global burden of disease study 2016. *Lancet, 390,* 1211–1259.

Groenewald, C. B., Essner, B. S., Wright, D., Fesinmeyer, M. D., & Palermo, T. M. (2014). The economic costs of chronic pain among a cohort of treatment-seeking adolescents in the United States. *Journal of Pain, 15,* 925–933.

Haraldstad, K., Sorum, R., Eide, H., Natvig, G. K., & Helseth, S. (2011). Pain in children and adolescents: Prevalence, impact on daily life, and parents' perception, a school survey. *Scandinavian Journal of Caring Science, 25,* 27–36.

Heneweer, H., Hees, L. van, & Picavet, H. S. J. (2009). Physical activity and low back pain: A U shape relationship? *Pain, 143,* 21–25.

Henschke, N., Kamper, S. J., & Maher, C. G. (2015). The epidemiology and economic consequences of pain. *Mayo Clinic Proceedings, 90*(1), 139–147.

Huguet, A., Tougas, M. E., Hayden, J., McGrath, P. J., Stinson, J. N., & Chambers, C. T. (2016). Systematic review with meta-analysis of childhood and adolescent risk and prognostic factors for musculoskeletal pain. *Pain, 157*(12), 2640–2656.

Kamaleri, Y., Natvig, B., Ihlebaek, C. M., Benth, J. S., & Bruusgaard, D. (2009). Change in the number of musculoskeletal pain sites: A 14-year prospective study. *Pain, 141*(1–2), 25–30.

Karttunen, N. M., Turunen, J. H., Ahonen, R. S., & Hartikainen, S. A. (2015). Persistence of noncancer-related musculoskeletal chronic pain among community-dwelling older people: A population-based longitudinal study in Finland. *Clinical Journal of Pain, 31*(1), 79–85.

King, S., Chambers, C. T., Huguet, A., MacNevin, R. C., McGrath, P. J., Parker, L., et al. (2011). The epidemiology of chronic pain in children and adolescents revisited: A systematic review. *Pain, 152,* 2729–2738.

Kongsted, A., Kent, P., Axen, I., Downie, A. S., & Dunn, K. M. (2016). What we learned from ten years of trajectory research in low back pain. *BMC Musculoskeletal Disorders, 17,* 220.

Lakke, S. E., Soer, R., Takken, T., & Reneman, M. (2009). Risk and prognostic factors for non-specific musculoskeletal pain: A synthesis of evidence from systematic reviews classified into ICF dimensions. *Pain, 147,* 153–164.

Lee, H., Hübscher, M., Moseley, G. L., Kamper, S. J., Traeger, A. C., Mansell, G., et al. (2015). How does pain lead to disability? A systematic review and meta-analysis of mediation studies in people with back and neck pain. *Pain, 156,* 988–997.

Lillefjell, M., Krokstad, S., & Espnes, G. (2007). Prediction of function in daily life following multidisciplinary rehabilitation for individuals with chronic musculoskeletal pain: A prospective study. *BMC Musculoskeletal Disorders, 8,* 65.

Macfarlane, G. J., Barnish, M. S., & Jones, G. T. (2017). Persons with chronic widespread pain experience excess mortality: Longitudinal results from UK Biobank and meta-Analysis. *Annals of the Rheumatic Diseases, 76*(11), 1815–1822.

MacFarlane, G. J., Thomas, E., Papageorgiou, A. C., Schollum, J., Croft, P. R., & Silman, A. J. (1996). The natural history of chronic pain in the community: A better prognosis than in the clinic? *Journal of Rheumatology, 23*(9), 1617–1620.

Missen, A., Hollingworth, W., Eaton, N., & Crawley, E. (2012). The financial and psychological impacts on mothers of children with chronic fatigue syndrome (CFS/ME). *Child Care Health Development, 38,* 505–512.

Mundal, I., Grawe, R. W., Bjorngaard, J. H., Linaker, O. M., & Fors, E. A. (2014). Prevalence and long-term predictors of persistent chronic widespread pain in the general population in an 11-year prospective study: The HUNT study. *BMC Musculoskeletal Disorders, 15,* 213.

Oliver, J. E., & Silman, A. J. (2009). What epidemiology has told us about risk factors and aetiopathogenesis in rheumatic diseases. *Arthritis Research and Therapy, 11*(3), art. no. 223.

Park, J., & Hughes, A. K. (2012). Nonpharmacological approaches to the management of chronic pain in community-dwelling older adults: A review of empirical evidence. *Journal American Geriatric Society, 60*(3), 555–568.

Perquin, C. W., Hazebroek-Kampschreur, A. A., Hunfeld, J. A., Bohnen, A. M., Suijlekom-Smit, L. W. van, Passchier, J., et al. (2000). Pain in children and adolescents: A common experience. *Pain, 87,* 51–58.

Literatuur

Perquin, C. W., Hunfeld, J. A., Hazebroek-Kampschreur, A. A., Suijlekom-Smit. L. W. van, Passchier, J., Koes, B. W., et al. (2003). The natural course of chronic benign pain in childhood and adolescence: A two-year population-based follow-up study. *European Journal of Pain, 7*(6), 551–559.

Picavet, H. S. J., Berentzen, N., Scheuer, N., Ostelo, R. W., Brunekreef, B., Smit, H. A., et al. (2016). Musculoskeletal complaints while growing up from age 11 to age 14: the PIAMA birth cohort study. *Pain, 157,* 2826–2833.

Picavet, H. S. J., Gils, H. W. V. van, & Schouten, J. S. A. G. (2000). *Klachten van het bewegingsapparaat in de Nederlandse bevolking, prevalenties, consequenties en risicogroepen*. Bilthoven: CBS/RIVM (RIVM rapportnummer 266807002).

Picavet, H. S. J., & Hazes, J. M. W. (2003). The prevalence of self-reported musculoskeletal diseases is high. *Annals Rheumatic Disorders, 62,* 644–650.

Picavet, H. S. J., Verschuren, W. M. M., Schaap, L., Groot, L., & Oostrom, S. H. van. (2018). Pain over the adult life course 15 year-trajectories – The Doetinchem Cohort Study (submitted).

Picavet, H. S. J., & Schouten, J. S. A. G. (2000). Physical load in daily life and low back problems in the general population – The MORGEN-study. *Preventive Medicine, 31,* 506–512.

Picavet, H. S. J., Vlaeyen, J. W. S., & Schouten, J. S. A. G. (2002). Pain catastrophizing and kinesiophobia: Predictors of chronic back pain. *American Journal of Epidemiology, 156,* 1028–1034.

Reid, K. J., Harker, J., Bala, M. M., Truyers, C., Kellen, E., Bekkering, G. E., et al. (2011). Epidemiology of chronic non-cancer pain in Europe: Narrative review of prevalence, pain treatments and pain impact. *Current Medical Research and Opinion, 27*(2), 449–462.

Sleed, M., Eccleston, C., Beecham, J., Knapp, M., & Jordan, A. (2005). The economic impact of chronic pain in adolescence: Methodological considerations and a preliminary costs-of-illness study. *Pain, 119,* 183–190.

Smith, D., Wilkie, R., Uthman, O., Jordan, J. L., & McBeth, J. (2014). Chronic pain and mortality: A systematic review. *PLoS ONE, 9,* e99048.

Steingrímsdóttir, Ó. A., Landmark, T., Macfarlane, G. J., & Nielsen, C. S. (2017). Defining chronic pain in epidemiological studies: A systematic review and meta-analysis. *Pain, 158,* 2092–2107.

Westendorp, T., Verbunt, J. A., Groot, I. J. de, Remerie, S. C., Steeg, A. ter, & Smeets, R. J. (2017). Multidisciplinary treatment for adolescents with chronic pain and/or fatigue: Who will benefit? *Pain Practice, 17*(5), 633–642.

Westendorp, T., Verbunt, J. A., Remerie, S. C., Blecourt, A. C. E. de, Baalen, B. van, & Smeets, R. J. (2016). Social functioning in adulthood: Understanding long-term outcomes of adolescents with chronic pain/fatigue treated at inpatient rehabilitation programs. *European Journal of Pain, 20*(7), 1121–1130.

De dagelijkse gevolgen van pijn

L.J. Slot en I.L. Thomassen-Hilgersom

Samenvatting

De gevolgen van chronische pijn voor het dagelijks leven betreffen zowel het dagelijks handelen, alsook de innerlijke beleving. De pijn en beperkingen kunnen leiden tot een gevoel van vervreemding van zichzelf, het lichaam en de wereld. De patiënt maakt dan een rouwproces door. Aanvankelijk wordt dit proces gekenmerkt door veel verzet tegen de pijn en beperkingen. In het gedrag wordt dit, naast het zoeken naar een medische oplossing, veelal zichtbaar door het negeren van de pijn en overschrijding van de grenzen van het lichaam, of juist door het vermijden van de pijn en inactiviteit uit angst voor mogelijke schade. Verlieservaringen en heftige externe en interne conflicten kunnen het dagelijks leven kenmerken. In een latere fase wordt geleidelijk steeds meer onderkend dat terugkeer naar het leven van vóór de pijn niet mogelijk is. In het dagelijks handelen wordt nu minder gezocht naar een medische oplossing en meer naar een andere maatschappelijke invulling van belangrijk geachte levenswaarden. Afhankelijk van de mate van acceptatie van de nieuwe realiteit kan men zo komen tot een nieuwe invulling van het dagelijks leven die niet meer als kunstmatig wordt ervaren, maar als een bevredigende nieuwe levensrichting.

4.1 Fase I: Ontstaan van de pijn – 47
4.1.1 Verhouding met zichzelf – 47
4.1.2 Verhouding met het lichaam – 48
4.1.3 Verhouding met anderen/buitenwereld – 48

4.2 Fase II: Verzet tegen de pijn – 48
4.2.1 Verhouding met zichzelf (A) – 49
4.2.2 Verhouding met het lichaam (A) – 49
4.2.3 Verhouding met anderen/buitenwereld (A) – 50

© Bohn Stafleu van Loghum is een imprint van Springer Media B.V., onderdeel van Springer Nature 2019
J. A. Verbunt, J. L. Swaan, H. R. Schiphorst Preuper en K. M. G. Schreurs (Red.), *Handboek pijnrevalidatie*,
https://doi.org/10.1007/978-90-368-2230-5_4

4.2.4	Verhouding met zichzelf (B)	– 50
4.2.5	Verhouding met het lichaam (B)	– 50
4.2.6	Verhouding met anderen/buitenwereld (B)	– 51

4.3   Fase III: Onderkenning van de realiteit en zoeken naar nieuwe wegen – 51

4.3.1	Verhouding met zichzelf	– 51
4.3.2	Verhouding met het lichaam	– 51
4.3.3	Verhouding met anderen/buitenwereld	– 52

4.4   Fase IV: Acceptatie – 52

4.4.1	Verhouding met zichzelf	– 52
4.4.2	Verhouding met het lichaam	– 52
4.4.3	Verhouding met anderen/buitenwereld	– 53

Geraadpleegde literatuur – 53

De impact van chronische pijn betreft niet alleen het normale dagelijkse functioneren, maar ook de innerlijke gemoedstoestand en de beleving van zichzelf en de wereld. Leven met chronische pijn vereist het creëren van een nieuw dynamisch evenwicht tussen de binnen- en buitenwereld, een zich constant moeten aanpassen, waar dit voorheen eigenlijk vaak ongemerkt en moeiteloos ging. Zonder dit nieuwe evenwicht wordt het leven in toenemende mate door de pijn ontwricht.

De impact van chronische pijn op het dagelijks leven wordt beïnvloed door vele factoren, die per persoon sterk kunnen verschillen en gedurende het leven kunnen veranderen, zoals: de soort en ernst van de pijn, het ontstaan en verloop ervan, of er een toereikende verklaring is, de levensomstandigheden, de leeftijd (bijvoorbeeld kind, volwassene of oudere volwassene), meegekregen opvoeding, levenservaring, hoe de omgeving reageert en hoe de persoon zelf tegen zijn situatie aankijkt.

Leren leven met chronische pijn vraagt om het loslaten van de oude manier van leven en is in die zin een rouwproces. Dit is een gefaseerd proces, met als uiteindelijk doel het vinden van een nieuwe manier om waardevol te leven.

Elke onderverdeling in fasen is arbitrair en doet de realiteit tekort. Onderstaande fasen zijn dan ook eerder bedoeld als hulpmiddel voor conceptualisatie dan als fasen die door iedere patiënt en in deze volgorde doorlopen worden.

Met voorgaande in het achterhoofd geven we onderstaand aan de hand van dit proces in algemene termen de gevolgen aan die in elke fase meestal op de voorgrond staan.

4.1 Fase I: Ontstaan van de pijn

Bij mensen met chronische pijn lijken twee copingstijlen veelvuldig voor te komen met elk een andere invloed op het dagelijks leven. Sommigen lijken vooral geneigd om zich tegen de pijn te verzetten door deze te negeren, te verbijten en/of te verdoven, terwijl anderen juist sterk gefocust lijken te raken op de pijn en uit angst voor meer pijn of schade bewegen steeds meer gaan vermijden. Wanneer pijn geleidelijk ontstaat, duurt het soms enige tijd voordat men zich realiseert dat er echt iets aan de hand is. Dit omdat ongemakken in het verleden vaak vanzelf of met hulp weer over gingen. De betekenis die aan het pijnsignaal moet worden toegekend is minder duidelijk en daarmee ook de actie die erop moet worden ondernomen. Vaak consulteert men wel een hulpverlener (zoals huisarts, fysiotherapeut en dergelijke) en probeert men in het dagelijks leven zo veel mogelijk op dezelfde manier door te gaan. Langzaam wordt de pijn zowel enigszins een onderdeel van de persoon als een ongenode gast die zich opdringt. Bij heftige pijn met een acute oorzaak is de beleving vaak anders. Men kan veronderstellen dat er iets beschadigd moet zijn in het lichaam, waarvan de oorzaak snel moet worden achterhaald en weggenomen. Het medische circuit wordt dan eerder en intensiever geconsulteerd dan bij geleidelijk ontstane pijn.

4.1.1 Verhouding met zichzelf

Pijn die geleidelijk ontstaat, kan men vaak aanvankelijk nog redelijk inpassen in het dagelijks functioneren, waardoor men op dit vlak nog geen grote verandering ervaart. Bij acuut ontstane en/of heftige pijn is dit anders, omdat men ineens ervaart hoezeer men afhankelijk is van het lichaam, waardoor het zelfbeeld verandert. Waar het lichaam voorheen min of meer onopvallend en dienstbaar aanwezig was, heeft het zichzelf nu sterk op de voorgrond geplaatst en dwingt het als het ware een bepaalde opstelling af. De 'baas-ondergeschikte' rollen lijken omgekeerd te worden. Waar men zich voorheen vaak zelfstandig, krachtig en vol in het leven voelde staan, en de baas was over het lichaam, ervaart men zichzelf nu ineens als afhankelijk en hulpbehoevend. Het controleverlies en de machteloosheid kunnen een niet eerder zo sterk ervaren gevoel van kwetsbaarheid geven en het zelfvertrouwen sterk verminderen.

4.1.2 Verhouding met het lichaam

Met name wanneer de pijn plotseling is ontstaan en heftig is, wordt plots een kloof ervaren tussen lichaam en geest. Het handelen zonder erbij na te hoeven denken is verdwenen en vervangen door het gevoel bij elke handeling stil te moeten staan om onvoorspelbaar optredende pijn te voorkomen. Het lichaam wordt nu gewantrouwd en daardoor wordt het bewegen minder plezierig, voorzichtiger en minder soepel. Bepaalde bewegingen worden nu vermeden. Men voelt zich door het lichaam in de steek gelaten en kan er boos op zijn.

Bij geleidelijk toenemende en minder intense pijn zijn deze gevolgen milder aanwezig. Met meer inzet kan men veel handelingen nog uitvoeren, waardoor het dagelijks functioneren nog redelijk kan verlopen. In deze fase wordt vaak nog de hoop gekoesterd dat het lichaam met hulp weer redelijk normaal zal kunnen gaan functioneren.

4.1.3 Verhouding met anderen/buitenwereld

Het lichaam eist de aandacht voor zichzelf op en dit gaat ten koste van de buitenwereld. Bij pijn die geleidelijk ontstaat, vinden aanpassingen aan de pijn vaak nog slechts in beperkte mate plaats en vooral in de privésfeer: men gaat wat vroeger naar bed, vrijblijvende activiteiten zoals hobby's, sportactiviteiten en dergelijke worden minder vaak en minder intensief beoefend, in het weekend worden er minder vaak of minder intensieve uitjes gepland et cetera. Men probeert zo weinig mogelijk te laten merken aan de grotere buitenwereld. Bijvoorbeeld door meer pijnstillers te gebruiken en de noodzakelijk geachte taken te blijven vervullen. Bij plotseling ontstane pijn kan men vaak niet om de pijn heen en vanwege de alarmerende functie ervan reageert de directe omgeving vaak bezorgd, betrokken en ondersteunend. In de thuissituatie, op het werk of bij de studie, worden er vaak tijdelijk praktische aanpassingen gedaan, zoals een herverdeling van taken of het aanpassen van een tentamenrooster. Sociale relaties blijven in deze fase vaak nog in stand, omdat men nog bereid is om waar mogelijk het contact tijdelijk anders in te vullen.

De normale situatie is verstoord, maar men hoopt dat dit tijdelijk is en dat men straks de taken weer zelf kan uitvoeren.

4.2 Fase II: Verzet tegen de pijn

In deze fase komt het bedreigende karakter van de aanhoudende pijn voor het dagelijks leven steeds meer op de voorgrond te staan en ook het verzet hiertegen. De twee hieronder weergegeven copingstijlen (zie ook ►H. 2) komen in de fase van verzet vaak voor met elk hun eigen consequenties voor het dagelijks leven.

4.2 · Fase II: Verzet tegen de pijn

- **A. Ontkenning en verzet door wisselend overbelasten en onderbelasten**

Doordat men zich niet wil laten bepalen door de pijn vindt er veel overbelasting plaats. Naarmate die fase van relatieve overbelasting langer duurt, wordt men steeds vaker door de pijn overmand en door de pijn en vermoeidheid gedwongen tot inactiviteit. Zodra men zich weer wat beter voelt, dwingt men zichzelf echter weer om in actie te komen. Men voelt zich door deze voortdurende strijd wisselend opstandig en machteloos, maar blijft hierin vaak nog lang volharden, ook al begint men in te zien dat het doel er niet mee wordt bereikt.

4.2.1 Verhouding met zichzelf (A)

Chronische pijn brengt strijd en verlies met zich mee: normale activiteiten kosten nu veel energie of moeten zelfs worden opgegeven. Dit verlies wordt vaak gevoeld als een ingrijpende verandering in het zelfbeeld: onzekerheid, verwarring, angst niet meer de oude te kunnen worden, geen basis meer te hebben en zichzelf te verliezen. Negatieve cognities met betrekking tot zichzelf maken het moeilijker om nog van zichzelf te houden. Gevoelens van boosheid, machteloosheid, verdriet, nutteloosheid en somberheid kunnen afwisselend de boventoon gaan voeren. Soms is het verlies subtieler en betreft het alleen bepaalde aspecten van het dagelijks leven. Een patiënt verwoordde de strijd met zichzelf in deze fase als volgt:

> **Box 4.1**
> 'Ik weet het niet meer. Ik was altijd heel actief op mijn werk en deed er vaak klussen bij. Het lukt me gewoon niet meer en dat maakt me soms echt wanhopig. Ik voel me nutteloos en afgedankt. Hoe moet het toch verder met me gaan? Wat kan ik nou nog wel? Moet ik alles afstoten? Maar dan word ik niet meer serieus genomen! Ik weet niet hoe ik er vorm aan moet geven om nog een beetje zinvol te zijn voor mijn gezin en mijn werk.'

4.2.2 Verhouding met het lichaam (A)

Mogelijk door toenemende centrale sensitisatie (zie ▶H. 1), extra pijn, het verlies van vertrouwde mogelijkheden, onvermogen tot ontspannen, verkramping, ontregeling van de ademhaling, conditieverlies et cetera, komt het lichaam bijna exclusief als storingsbron op de voorgrond te staan en kan men een vervreemding ervan ervaren.

Andere lichaamssignalen dan pijn verdwijnen dan meer en meer uit de belevingswereld. Men wil de grenzen van het lichaam niet voelen en respecteren, omdat dit in het dagelijks leven een dilemma oplevert: moeten kiezen tussen de belangen van het lichaam en de verantwoordelijkheden naar de buitenwereld. De benadering van het lichaam wordt steeds meer instrumenteel: 'Het moet gewoon doen wat ik wil en het mag me niet in de steek laten!' De extra pijn door overbelasting versterkt de afwijzende houding jegens het lichaam in deze fase eerder dan dat het tot zorgzaamheid leidt. Soms wil men het lichaam zelfs straffen, bijvoorbeeld door expres langer door te gaan met activiteiten of het te verdoven met medicatie. Binnen deze instrumentele benadering past ook dat men intensief naar allerlei manieren zoekt om het lichaam weer te laten 'repareren', opdat men weer op de oude manier verder kan.

4.2.3 Verhouding met anderen/buitenwereld (A)

Men tracht zo veel mogelijk aan de verantwoordelijkheden en verplichtingen te blijven voldoen en veelal wordt het de directe omgeving slechts in beperkte mate toegestaan om te helpen. In het contact met anderen voelt men zich door vragen naar de gezondheid en (ongevraagde) adviezen uit de omgeving makkelijk opgelaten, betutteld of bedreigd. Het praten over de klachten wordt aanvankelijk vaak vermeden en de omgeving ziet de strijd voor de onafhankelijkheid en de toenemende frustratie bij de patiënt noodgedwongen met lede ogen aan. Doordat er niet meer open wordt gecommuniceerd, kunnen er makkelijk spanningen en onbegrip ontstaan. Beide partijen kunnen zich meer terugtrekken uit het contact en men kan in een sociaal isolement komen. Later in deze fase treden vaak ingrijpende verlieservaringen op. Het werk of de studie kan bijvoorbeeld niet meer volgehouden worden en men dreigt zo een belangrijke levensinvulling en manier om zich te presenteren aan de buitenwereld te verliezen. Financiële consequenties kunnen ertoe leiden dat naasten zich minder kunnen veroorloven of misschien (meer) moeten gaan werken.

Relaties en vriendschappen worden soms verbroken of bloeden dood omdat men niet meer weet hoe met de situatie om te gaan of niet meer de energie heeft om ze te onderhouden.

- **B. Verzet gekenmerkt door angst en onderbelasten**

Hier wordt de opstelling gekenmerkt door de opvatting dat men moet rusten wanneer men pijn heeft en/of door de angst dat er iets erg mis is met het lichaam en dat het ondernemen van activiteiten de klachten kan verergeren. Het medische circuit wordt intensief geconsulteerd om een mogelijke oorzaak voor de pijn te achterhalen en zo de angst te reduceren, omdat men zich machteloos voelt om hier invloed op uit te oefenen. Uit angst voor meer pijn en/of schade wordt steeds voorzichtiger en minder bewogen en bepaalde bewegingen/activiteiten worden vermeden of anders uitgevoerd. Men gaat vaker rusten om kortdurend enige verlichting te ervaren en soms ook om zich af te zonderen en zich zo 'veilig' te voelen. Door inactiviteit kan er in toenemende mate fysieke deconditionering optreden en mogelijk ook in toenemende mate sensitisatie plaatsvinden. Het leven kan steeds meer als 'leeg' en minder waardevol worden ervaren.

4.2.4 Verhouding met zichzelf (B)

Hier staat op de voorgrond dat men, nu men nog maar zo weinig kan, de eigen identiteit niet meer kan koppelen aan de taken en verantwoordelijkheden die men in het dagelijks leven vervulde. Men ziet zichzelf steeds minder weerspiegeld in de buitenwereld. Dit kan tot gevolg hebben dat men het zicht op zichzelf steeds meer dreigt te verliezen en zich diep wanhopig, nutteloos en intens depressief kan gaan voelen. De pijn markeert zo de breuk tussen het oude, sterke 'ik' en het nieuwe, zwakke 'ik'.

4.2.5 Verhouding met het lichaam (B)

Het lichaam wordt ervaren als een blokkade op de levensweg, waar men niet omheen kan, een kwetsbare en onbetrouwbare partner die je in de steek heeft gelaten en dwingt tot marginaal functioneren. Dit kan leiden tot een passief-agressieve houding naar het lichaam: men is er bang voor én boos op én voelt zich erdoor lamgeslagen. Tegelijkertijd is er ook veel verdriet om het verlies van de voorheen altijd als vanzelfsprekend ervaren gezondheid.

4.2.6 Verhouding met anderen/buitenwereld (B)

Met name in de thuissituatie kan het moeilijk zijn om aan te zien hoe alles door anderen overgenomen wordt. In toenemende mate raakt men zijn plek kwijt. Het om hulp moeten vragen en accepteren kan maken dat men zich steeds overbodiger gaat voelen. Dit terwijl degenen die de taken overnemen zich overbelast kunnen gaan voelen. Een goede communicatie en afstemming zijn essentieel, maar kunnen door de gedwongen rolwisselingen, toegenomen irritaties, schuldgevoelens, schaamte en vermijdingsgedrag steeds meer worden belemmerd, met meer verwijdering tot gevolg. Het contact met de kinderen en de partner kan vaak niet meer op de oude manier worden ingevuld, terwijl men er in deze fase geen andere, bevredigende manier voor heeft gevonden, en dit wordt vaak sterk gemist. Door de angst voor bewegen en toenemende inactiviteit zijn er vaak nog maar weinig contacten met de buitenwereld overgebleven.

4.3 Fase III: Onderkenning van de realiteit en zoeken naar nieuwe wegen

In deze fase gaat men zich realiseren dat er een waardevolle manier van leven zal moeten worden gevonden mét de pijn in plaats van te blijven streven naar een leven zonder de pijn.

Sommige mensen zullen hulp van buitenaf nodig hebben om tot deze fase te komen bijvoorbeeld van de leden uit het sociale netwerk of in de zorgverlening. De huisarts is in de zorg het eerste aanspreekpunt. Bij complexe problematiek de revalidatiearts. Educatie (bijvoorbeeld door informatie die online staat en mensen zelf kunnen raadplegen, zoals bij een patiëntenvereniging) kan helpen om de stap naar hulp te zetten.

Er vindt een toenadering plaats tot het leven zoals het nu is in plaats van dit af te wijzen, en er ontstaat meer bereidheid om zichzelf en het leven te evalueren, te zoeken naar een nieuwe inhoud en te experimenteren met nieuw gedrag. Men durft zich nu bezig te gaan houden met vragen als: 'Wat maakt voor mij het leven waardevol?' en: 'Hoe kan ik mijn leven waardevol inrichten met mijn huidige mogelijkheden?'

4.3.1 Verhouding met zichzelf

Door reflectie op huidige mogelijkheden, hoe men wil leven en als mens wil zijn, gaat men andere kanten van zichzelf ontdekken en als het ware weer een innerlijk kompas ontwikkelen. Door succeservaringen met nieuw gedrag identificeert men zich geleidelijk minder met het oude gedragspatroon, en kan men milder naar zichzelf worden. Naast het verlies wordt nu ook de mogelijkheid tot persoonlijke groei ervaren en geleidelijk voelt men zich als persoon weer flexibeler, steviger en onafhankelijker van anderen worden.

4.3.2 Verhouding met het lichaam

Nu men de eigen rol in de pijngeschiedenis beter onderkent, kan de houding naar het lichaam minder destructief worden. De bereidheid om naar de signalen van het lichaam te luisteren, en hier rekening mee te houden, neemt toe en men vindt een betere balans tussen wat men wil en wat het lichaam aankan. Het lichaam wordt minder over- en onderbelast en men is er minder mee in conflict. In deze fase begint men de voordelen van de nieuwe houding naar, en omgang met, het lichaam (de nieuwe coping) te ervaren, maar voelt het gedrag vaak nog aan als een aanpassing aan de pijn en nog niet als natuurlijk.

4.3.3 Verhouding met anderen/buitenwereld

Met meer zicht op wat men echt belangrijk vindt, ontstaat er weer meer belangstelling voor de buitenwereld, waarin men zich anders begint op te stellen. Het gedrag wordt minder bepaald door regels en meer door de eigen wensen en behoeften. De communicatie wordt opener en men stelt zich assertiever op. Men geeft bijvoorbeeld meer aan wat er aan de hand is en durft anderen te vragen om bij activiteiten rekening te houden met de verminderde belastbaarheid. Activiteiten en sociale relaties worden meer in het licht van belangrijke waarden beoordeeld en soms losgelaten. Nieuwe relaties gaat men op een andere basis aan.

Ook op maatschappelijk belangrijke terreinen als werk en studie vindt een dergelijke evaluatie plaats. Soms kan men bijvoorbeeld besluiten om niet meer terug te keren in het oude werk of de studie en een andere richting te zoeken, met alle onzekerheid die dit met zich meebrengt.

4.4 Fase IV: Acceptatie

Wanneer men tot deze fase doorgroeit, ervaart men het nieuwe evenwicht niet alleen als praktisch mogelijk en goed hanteerbaar, maar ook gevoelsmatig als meer bij zichzelf passend. Ondanks de belemmeringen en de pijn heeft men nu het gevoel te kunnen leven naar belangrijke waarden. Het oude regelgeleide gedrag wordt nu vaak als knellend ervaren en men zou er niet meer naar terug willen.

4.4.1 Verhouding met zichzelf

Naast het verlies van waardevolle aspecten van zichzelf is er het besef dat er nieuwe aspecten van zichzelf ontdekt zijn en er ook groei is doorgemaakt. Men heeft een diepere gelaagdheid in zichzelf ontdekt, waardoor men anders in het leven staat. Men kan weer meer zichzelf zijn in plaats van een patiënt met chronische pijn die probeert er het beste van te maken.

4.4.2 Verhouding met het lichaam

Het lichaam kan nu ook worden gezien als een belangrijke en kwetsbare bondgenoot, die het meest gebaat is bij goede zorg en positieve aandacht, in plaats van alleen als de spelbreker.

Luisteren naar het lichaam en het gedrag op de mogelijkheden ervan afstemmen voelt nu natuurlijker en niet meer als toegeven aan het lichaam. De zorgzaamheid naar het lichaam neemt toe en men kan er soms zelfs van genieten.

De toename van pijn is echter niet altijd het gevolg van over- of onderbelasting en niet altijd te voorspellen. De pijn kan soms zonder aanwijsbare oorzaak opkomen en de ervaring tijdelijk volledig gaan beheersen. De relatie met het lichaam is daardoor blijvend veranderd.

4.4.3 Verhouding met anderen/buitenwereld

Met een steviger basis durft men nu in het contact met anderen meer zichzelf te zijn. Doordat men een reëler beeld van zichzelf presenteert, hebben relaties zich uitgekristalliseerd. Verwachtingen worden beter op elkaar afgestemd en teleurstellingen vaker voorkomen. In contacten kan men zich meer ontspannen en opener en eerlijker zijn, waardoor er weer verdieping in de relaties kan plaatsvinden. Natuurlijk wordt er nog steeds onbegrip ervaren, maar men raakt hierdoor niet meer zo van slag.

> **Box 4.2**
> Een patiënt verwoordde zijn proces als volgt:
> 'Ik heb gesprekken gevoerd op mijn werk en de werkzaamheden aan kunnen passen. Straks nog een omscholing en dan kan ik administratief werk gaan doen. Ik houd dus gewoon betaald werk. Ik doe nu regelmatig mindfulness en dat helpt me om te ontspannen en in het hier en nu bezig te zijn. Ik heb nog steeds wel pijn, maar ben veel minder aan het doemdenken over de toekomst. Wanneer ik even niet mee kan doen, dan kan ik dat nu aangeven zonder me schuldig te voelen of anderen dat gevoel te geven. Het is gewoon even pas op de plaats maken dan. We maken ook betere schema's als ik wat hulp kan gebruiken en vooral praten we meer. Zo sta ik op betere voet met mezelf en mijn omgeving. In elk geval kom ik er met mijn gevoel over mezelf beter uit en mijn vrouw en kinderen horen weer echt bij mijn leven en andersom. Met mijn vrienden heb ik afgesproken waar ik wel of niet aan mee kan doen, en ook dat loopt lekker. Ik denk wel dat het me gaat lukken om weer een prettig mens te zijn voor mezelf en anderen. Ik doe mee met wat ik kan en soms een beetje meer als het erg leuk is!'

In dit hoofdstuk zijn ervaringen van patiënten met chronische pijn leidend. Patiënten geven hulpverleners inzicht in hun perspectief over de confrontatie met chronische pijn. We hopen dat deze informatie u als hulpverlener een handvat geeft in het gesprek met mensen met chronische pijn die hulp bij u zoeken en die zich bevinden in een van de verschillende in dit hoofdstuk gepresenteerde fasen. Voor meer informatie kunt u mensen met chronische pijn ook verwijzen naar de website van het samenwerkingsverband *Pijnpatiënten naar één stem*:
▶ www.pijnpatientennaar1stem.nl.

Geraadpleegde literatuur

Afrell, M., Biguet, G., & Rudebeck, C. E. (2007). Living with a body in pain – Between acceptance and denial. *Scandinavian Journal of Caring Sciences, 21*, 291–296.

Breivik, H., Collett, B., Ventafridda, V., Cohen, R., & Gallacher, D. (2006). Survey of chronic pain in Europe: Prevalence, impact on daily life, and treatment. *European Journal of Pain, 10*, 287–333.

Lamé, J. E., Petrus, M. L., Vlaeyen, J. W., Kleef, M., & Patijn, J. (2005). Quality of life in chronic pain is more associated with beliefs about pain than with pain intensity. *European Journal of Pain, 9*, 15–24.

McCracken, L. M., & Eccleston, C. (2003). Coping or acceptance: What to do about chronic pain? *Pain, 104*, 197–204.

Råheim, M., & Håland, W. (2006). Lived experience of chronic pain and fibromyalgia: Women's stories from daily life. *Qualitative Health Research, 6*, 741–761.

Turner, J. A., Jensen, M. P., & Romano, J. M. (2000). Do beliefs, coping, and catastrophizing independently predict functioning in patients with chronic pain? *Pain, 85*, 115–125.

Viane, I., Crombez, G., Eccleston, C., Poppe, C., Devulder, J., Houdenhove, B. van, et al. (2003). Acceptance of pain is an independent predictor of mental well-being in patients with chronic pain: Empirical evidence and reappraisal. *Pain, 106,* 65–72.

Voogt, L. P. (2009). *De ervaringswereld van patiënten met chronische pijn. Een empirisch-fenomenologisch onderzoek.* Rotterdam: Kenniscentrum Zorginnovatie Hogeschool Rotterdam. Den Haag: Lemma place of publishing.

Deel II Diagnostiek

Hoofdstuk 5 Multifactoriële analyse in de eerstelijn – 57
D. Keizer, J. Reitsma- Lutjes en J.A. Verbunt

Hoofdstuk 6 Multifactoriële analyse in de medisch-specialistische revalidatie – 69
J.L. Swaan, H.R. Schiphorst Preuper en R.J.E.M. Smeets

Hoofdstuk 7 De complexiteit van het pijnprobleem – 87
A.J.A. Köke en A.M. Boonstra

Hoofdstuk 8 Revalidatie en psychiatrie bij patiënten met chronische pijn – 95
C.H. Lunter en A.M. Boonstra

Multifactoriële analyse in de eerstelijn

D. Keizer, J. Reitsma-Lutjes en J.A. Verbunt

Samenvatting

In de eerstelijnsgezondheidszorg is de huisarts het eerste aanspreekpunt voor de patiënt met chronische pijn. De huisarts stelt in zo'n situatie allereerst vast of er een somatische oorzaak is die de klachten kan verklaren. Indien er sprake is van chronische pijn, dan brengt de huisarts op basis van een multifactoriële analyse het pijnprobleem in kaart. Een biopsychosociaal perspectief is daarbij van belang. Vervolgens kiest de huisarts de meest passende behandelroute voor iedere individuele patiënt. Deze varieert in de eerstelijn van educatie door de huisarts alleen, ondersteuning door de praktijkondersteuner GGZ (POH-GGZ), tot eerstelijnsbehandeling bij een fysiotherapeut of oefentherapeut of een gezondheidszorgpsycholoog (GZ-psycholoog) in de generalistische basis-GGZ. Wanneer de huisarts op basis van zijn inventarisatie vermoedt dat het gaat om matig complexe problematiek, zou hij volgens de zorgstandaard idealiter moeten kunnen verwijzen naar een multidisciplinair team in de eerstelijn. De leden van het team delen dezelfde biopsychosociale visie en zijn allen deskundig op het gebied van chronische pijn. Het team verricht brede multidisciplinaire diagnostiek, geeft pijneducatie en behandelt bij voorkeur in de eerstelijn, in nauwe samenwerking met de tweedelijn. Bij hoog-complexe problematiek verwijst dit team gericht naar de tweede of derdelijn.

5.1   Pijn in de huisartsenpraktijk – 59
5.1.1   Werkwijze – 59
5.1.2   Exploratie van biopsychosociale factoren – 60
5.1.3   Inschatten van de ernst van het pijnprobleem – 62

5.2   Vorm en werkwijze multidisciplinair team in de eerstelijn – 63
5.2.1   Vorm multidisciplinair team eerstelijn – 63

© Bohn Stafleu van Loghum is een imprint van Springer Media B.V., onderdeel van Springer Nature 2019
J. A. Verbunt, J. L. Swaan, H. R. Schiphorst Preuper en K. M. G. Schreurs (Red.), *Handboek pijnrevalidatie*,
https://doi.org/10.1007/978-90-368-2230-5_5

5.2.2 Doelen biopsychosociale diagnostiek – 63
5.2.3 Werkwijze multidisciplinair team eerstelijn – 64
5.2.4 Behandelmethoden – 66

5.3 Tot slot – 67

Literatuur – 67

Dit hoofdstuk bestaat uit twee delen. In het eerste deel beschrijven we de diagnostiek en werkwijze binnen de huisartsenpraktijk wanneer een patiënt zich meldt met pijn. Het tweede deel beschrijft hoe een multidisciplinair team in de eerstelijn idealiter zou kunnen werken. Dit is stap drie in de 'stepped care'-benadering die de *Zorgstandaard Chronische Pijn* adviseert (DPS en SVP 2017; bijlage in dit boek).

5.1 Pijn in de huisartsenpraktijk

Per 1.000 ingeschreven patiënten bij de huisarts waren er in 2016 ongeveer 700 consulten voor klachten aan het bewegingsapparaat. Het aantal consulten ligt hoger bij vrouwen dan bij mannen en neemt sterk toe met de leeftijd. Zo komen vrouwen van 65 jaar en ouder gemiddeld 1,5 keer per jaar voor beweegklachten. Pijn aan het bewegingsapparaat is de meest voorkomende reden waarom mensen hun huisarts consulteren (Nivel 2018). Het is de taak van de huisarts om vast te stellen of er een verklaarbare somatische oorzaak voor de klachten is. Zoals bijvoorbeeld bij reumatoïde artritis, waarbij normaal herstel niet of onvoldoende plaatsvindt, doordat er sprake is van persisterende inflammatoire processen. Andere aandoeningen zoals migraine worden gekenmerkt door perioden van remissie en opvlammen van pijn.

5.1.1 Werkwijze

Gegeven de complexiteit van het pijnprobleem en de overgang naar chroniciteit is het van belang dat pijn wordt beschreven, gediagnosticeerd en behandeld op basis van het biopsychosociale model. Chronische pijn is een multifactorieel probleem en vraagt om een andere benadering dan een puur biomedische aanpak voor nociceptieve pijn. Echter ons huidige zorgstelsel, de geneeskunde en de maatschappij zijn nog steeds dualistisch georganiseerd. Hierdoor wordt chronische pijn nog te vaak benaderd als nociceptieve pijn en blijven patiënten vaak zoeken naar die ene lichamelijke aandoening als oorzakelijke verklaring voor de pijn. Dit leidt er vaak toe dat, in geval van chronische pijn, de vraag naar pijnvermindering voor een patiënt een frustrerende zoektocht kan worden door het medische systeem ('shoppen') (Hill et al. 2011; Joustra et al. 2015; Regieraad Kwaliteit van Zorg 2011; Visser et al. 2015). De zorg voor pijnpatiënten lijkt dus gefragmenteerd geregeld (Regieraad Kwaliteit van Zorg 2011).

Veel huisartsen hebben geen antwoord op het probleem van chronische pijn en geen oplossing voor de patiënten die er op het spreekuur over komen klagen. Vaak zijn diverse behandelingen geprobeerd, meestal zonder (blijvend) effect (Breivik et al. 2006). Er is onder huisartsen over het algemeen een gebrek aan kennis over chronische pijn. Veel huisartsen zullen de patiënt met langdurige lage rugpijn op zeker moment verwijzen naar een fysiotherapeut of een medisch specialist. Soms verwijst hij naar de POH-GGZ in de huisartsenpraktijk of de generalistische basisgeestelijke gezondheidszorg (GBGGZ) om te leren met de gevolgen van pijn om te gaan.

De *Zorgstandaard Chronische Pijn* (DPS en SWP 2017) adviseert om chronische pijn vanuit het biopsychosociale perspectief te benaderen. Het is van belang om in de huisartsenpraktijk in een zo vroeg mogelijk stadium een multifactoriële analyse op te stellen, waarin zowel biomedische, psychologische alsook sociale factoren worden meegenomen. Op basis

Tabel 5.1 'stepped care'-model (DPS en SWP 2017)

stap	inhoud
1	preventie en zelfzorg
2	monodisciplinaire diagnostiek, pijneducatie en behandeling in de eerstelijn
3	multidisciplinaire diagnostiek, pijneducatie en behandeling in de eerstelijn, in nauwe samenwerking met de tweedelijn
4	multidisciplinaire diagnostiek, pijneducatie en behandeling in de tweede of derdelijn

hiervan kan de huisarts de patiënt uitleggen wat er aan de hand is en hoe de pijn kan worden verklaard (▶H. 15). Vervolgens kan een gepersonaliseerd behandelplan worden opgesteld. Zo mogelijk kan de pijn monodisciplinair worden behandeld in het geval van lichte problematiek (stap 2 zorgstandaard; zie ◘tab. 5.1) door de huisarts, POH-GGZ of fysiotherapeut/oefentherapeut, of bij vermoeden van een DSM 5-stoornis (zoals een posttraumatische stressstoornis (PTSS) bijvoorbeeld ontwikkeld na een ongeluk) in de GBGGZ. In de ideale situatie werken zorgverleners in de eerstelijn samen in een multidisciplinair team (stap 3 zorgstandaard).

In dit hoofdstuk beschrijven we verder hoe chronische pijn in zowel stap 2 als stap 3 van de zorgstandaard in kaart kan worden gebracht. Met deze multifactoriële analyse wordt het pijnprobleem gepersonaliseerd en begrepen. Daarna wordt een behandelplan opgesteld, op basis waarvan de patiënt gericht kan worden behandeld dan wel verwezen.

5.1.2 Exploratie van biopsychosociale factoren

Om het complexe pijnprobleem te kunnen begrijpen, moeten zo veel mogelijk relevante factoren in kaart worden gebracht. Het is van groot belang om dit al in een zo vroeg mogelijk stadium in de huisartsenpraktijk te doen. Wanneer acute, nociceptieve pijn adequaat wordt behandeld, wordt daarmee de kans op 'chronificering' van de pijn verkleind (DPS en SWP 2017). De huisarts deelt de in kaart gebrachte factoren onder in predisponerende factoren of risicofactoren, uitlokkende en onderhoudende factoren (▶H. 2). Huisartsgeneeskunde staat volgens het Nederlands Huisartsen Genootschap (NHG) voor continue, persoonlijke en integrale zorg. De huisarts kent de patiënt en de patiënt kent zijn huisarts. Idealiter is de huisarts op de hoogte van de context waarin de patiënt leeft, waardoor de huisarts goed in staat is de problematiek in een breed kader te plaatsen. Naast anamnese en lichamelijk onderzoek levert dit belangrijke diagnostische informatie op wanneer een patiënt zich op het spreekuur meldt met een complex pijnprobleem. De huisarts handelt dus met enige voorkennis voor wat betreft de diagnostiek en behandeling van patiënten met chronische pijn. Aan de hand van persoonlijke factoren, zoals bijvoorbeeld persoonlijkheidskenmerken, de aanwezigheid van eerdere *life events* en inadequate gedragskenmerken (over- of juist inactiviteit) kan de huisarts een inschatting maken van ernst van het pijnprobleem. Deze inschatting kan voor de huisarts de basis vormen voor de afweging om de pijn zelf te behandelen of een verwijzing te doen naar een behandelteam voor een doelgroep met een specifieke zorgzwaarte. Binnen de huisartspraktijk wordt in het geval van pijnproblematiek vaak gebruikgemaakt van het acroniem SCEGS. Hiermee worden somatische, cognitieve, emotionele, gedragsmatige en sociale dimensies geëxploreerd (zie *NHG-Standaard Pijn*; *NHG-Standaard SOLK*; ▶H. 2). In de volgende paragraaf lichten we deze dimensies kort toe.

Somatische factoren

De huisarts onderzoekt de patiënt op de aanwezigheid van lichamelijke condities waarvan bekend is dat zij gepaard gaan met nociceptieve prikkeling, zoals ontstekingen, wonden, obstipatie, radiculaire prikkeling et cetera. In geval van (vermoeden van) neuropathische pijn gaat de huisarts de aanwezigheid van sensibiliteitsstoornissen na, zoals hyperalgesie of allodynie. Waar nodig verricht hij eenvoudig onderzoek, bijvoorbeeld het meten van de bloeddruk bij een patiënt met langdurige hoofdpijn. Andere somatische factoren die de huisarts in kaart kan brengen, zijn slaapproblemen, de lichamelijke conditie en een afwijkend voedingspatroon.

Cognitieve factoren

Cognitieve factoren kunnen de pijn in stand houden. Het is van belang om een indruk te krijgen van bijvoorbeeld somatische fixatie, welke ideeën de patiënt heeft over de oorzaak van de pijn, preoccupatie met klachten, gebrek aan acceptatie van de klachten, de ervaren (onvoldoende) grip op de pijn, bewegingsangst, piekeren en doemdenken. Catastroferende cognities worden hiermee onderkend en zo mogelijk gecorrigeerd. Het blijven denken en piekeren over de pijn en de – wellicht gevaarlijke – oorzaak ervan kan angst en machteloosheid oproepen en de pijn verergeren.

Emotionele factoren

Frustratie en moedeloosheid, schaamte en gevoel van falen ten aanzien van de pijn, moeite met ervaren en interpreteren van emoties en lichaamssignalen, maar ook angst interfereren met de pijnrespons. Depressieve klachten kunnen een gevolg zijn van de pijn, maar ook kan pijn een uiting zijn van een stemmingsstoornis.

Gedragsmatige factoren

Wanneer een bepaalde beweging pijn doet en de patiënt dit als bedreigend labelt, zal de patiënt deze beweging vermijden. Gedragsfactoren die herstel in de weg staan, zijn onder andere overmatige zorgconsumptie, vermijdingsgedrag, alles-of-niets-gedrag, te hoge eisen stellen aan zichzelf, onvoldoende hulp vragen. Deze gedragingen kunnen ertoe leiden dat de patiënt over de eigen grenzen gaat totdat hij door de toenemende pijn uiteindelijk tot rust gedwongen wordt. Hierdoor ontstaat een patroon van 'hollen of stilstaan'. Maar ook kan de patiënt door vermijdingsgedrag te weinig bewegen. Verklaringen van zorgverleners kunnen ook catastroferen in de hand werken. Zoals een specialist die uitlegt dat de pijn verklaard wordt door 'ernstige slijtage in de rug'. Dergelijk 'iatrogeen catastroferen' belemmert het herstel van de patiënt.

Tijdens de uitvoer van het lichamelijk onderzoek let de huisarts op uiterlijke gedragingen die te maken hebben met de pijn. Te denken valt aan grimassen, steunen, huilen, kwaliteit van bewegen (moeizaam lopen, stram bewegingspatroon), bewegingsangst et cetera.

Sociale factoren

Disfunctionele interacties met naasten kunnen een negatieve invloed hebben op herstel, evenals een verstoorde relatie met artsen en/of andere hulpverleners. Naasten kunnen de patiënt te veel ontlasten, zijn catastroferende ideeën over de pijn onderhouden of versterken. Daarom is het belangrijk om de omgeving te betrekken bij de behandeling. Ook juridische procedures kunnen het herstel in de weg staan.

Overige factoren

Uit de anamnese kan naar voren komen dat er sprake is van psychiatrische en somatische comorbiditeit, gehechtheidsproblematiek of trauma's in de voorgeschiedenis. Dit maakt het pijnprobleem complex (▶H. 7 en 8).

5.1.3 Inschatten van de ernst van het pijnprobleem

Het is voor het opstellen van het zorgplan en het bepalen van de volgende stap in de *stepped care* belangrijk om een oordeel te vormen over de ernst en complexiteit van de problematiek. In het algemeen is het zo dat hoe langer de pijn duurt, hoe meer levensgebieden zijn aangedaan. Daarnaast komt in de literatuur naar voren dat de aanwezigheid van vroege trauma's in de voorgeschiedenis gerelateerd is aan de ernst van het pijnprobleem (Davies et al. 2009; Meredith et al. 2008; Luyten en Houdenhove 2013).

Voor de inschatting van de ernst kan, in de huisartsenpraktijk, gebruikgemaakt worden van vragenlijsten ter ondersteuning van de oordeelsvorming: Voor het inschatten van de ernst van de pijn kunnen een Visual Analogue Scale (VAS) of Numeric Rating Scale (NRS) gebruikt worden. De VierDimensionale KlachtenLijst (*4DKL*) geeft een goede indruk over de aanwezigheid en ernst van somatische klachten, depressie, angst en distress en wordt vaak in de huisartsenpraktijk gebruikt. De Pijn Catastroferen Schaal (PCS) kan een indruk geven over de mate van het zogenaamde doemdenken. De SF12 geeft een indruk over de ervaren gezondheidstoestand. Ook kan de huisarts een pijndagboek bij laten houden om inzicht te krijgen in het beloop van de pijn over de tijd. Al met al kan de huisarts deze informatie gebruiken om een inschatting te maken van de gezondheidsvaardigheden van de patiënt.

Wanneer aanwezigheid van neuropathische kenmerken wordt vermoed, kan de DN4 worden afgenomen. De DN4 (Douleur Neuropatique 4) is een eenvoudig vragenlijstje van tien vragen, die binnen een paar minuten kan worden afgenomen (Bouhassira et al. 2005). Bij vermoeden van psychopathologie kan de huisarts een GZ-psycholoog in de GBGGZ inschakelen voor nadere diagnostiek.

Zie voor meer informatie over deze vragenlijsten en meetinstrumenten ▶H. 13.

De Start Back Screening Tool (SBT) kan helpen bij het inschatten van de prognose ten aanzien van chroniciteit (Hill et al. 2011). De lijst is specifiek voor gebruik in de eerstelijn ontwikkeld bij patiënten met rugklachten. De SBT bestaat uit negen korte vragen over fysieke en psychologische factoren. Op basis van de antwoorden wordt de patiënt ingedeeld op laag, medium en hoog risico op chroniciteit. Chroniciteit wil hier zeggen blijvende pijn en/of beperkingen in functioneren. De SBT bestaat uit alleen modificeerbare factoren, waaraan een gestratificeerd behandeladvies gekoppeld is. Gerandomiseerd onderzoek laat zien dat zorg ingedeeld op basis van deze stratificatie via de screeningstool (kosten)effectief is (Lamb et al. 2012). De SBT is recent aangepast naar een screeningstool die kan worden gebruikt bij diverse musculoskeletale pijnklachten (bijvoorbeeld pijn aan rug, nek, schouders en knie, en multifocale pijn). Uit onderzoek bleek dat zowel de locatie van de pijn als duur van klachten geen invloed hadden op de uiteindelijke score, waardoor de MSK-tool geschikt lijkt voor bredere doelgroep (Campbell et al. 2016).

5.2 Vorm en werkwijze multidisciplinair team in de eerstelijn

Wanneer de huisarts op basis van zijn inventarisatie vermoedt dat het gaat om matig tot ernstige problematiek, zou hij idealiter moeten kunnen verwijzen naar een multidisciplinair team in de eerstelijn (stap 3 zorgstandaard). Op diverse plekken in het land worden zorginitiatieven ontplooid op dit vlak. Helaas worden de goede bedoelingen van de zorgprofessionals in dergelijke teams vaak belemmerd door de beperkingen binnen de financieringsstructuur. Dit belemmert ook de structurele inbedding in het huidige zorglandschap. Thans worden voorzichtige stappen ondernomen voor de ontplooiing van zogenaamde anderhalvelijnteams (▶H. 21). In deze paragraaf beschrijven we de vorm, de diagnostische doelen en werkwijze van een multidisciplinair team in de eerstelijn. We sluiten af met een kort overzicht van behandelingsmethoden waarvan een multidisciplinair team gebruik kan maken.

5.2.1 Vorm multidisciplinair team eerstelijn

Een multidisciplinair team in de eerstelijn bestaat uit een huisarts, een GZ-psycholoog (GBGGZ) en een psychosomatisch fysiotherapeut of een oefentherapeut. Zij zijn allen deskundig op gebied van chronische pijn, ze hebben dezelfde biopsychosociale visie op pijn en in de behandeling sluiten de doelen op elkaar aan. Elke zorgverlener heeft zijn eigen diagnostische expertise. Bovendien zijn de zorgverleners in staat om over de grenzen van hun eigen vakgebied te kijken en bereid samen te werken met andere zorgverleners. De bevindingen van elke zorgverlener worden gedeeld en besproken in het teamoverleg, waar ook de voortgang van gezamenlijke patiënten wordt besproken. De uiteindelijke conclusies overstijgen de bevindingen op ieders vakgebied. Het team heeft met enige regelmaat patiëntenoverleg met specialisten, zoals een anesthesist of revalidatiearts. De basishouding van het team zorgt ervoor dat er een open interactie is tussen de patiënt (en diens naasten) en de zorgprofessional, dat de patiënt zich serieus genomen voelt en betrokkenheid van de professional ervaart.

5.2.2 Doelen biopsychosociale diagnostiek

Het biopsychosociale onderzoek door het multidisciplinaire team heeft verschillende doelen:
1. Het dominerende pijnmechanisme vaststellen bijvoorbeeld is het nociceptieve of neuropathische pijn? Of is er sprake van een gemengd beeld? Is er sprake van centrale sensitisatie?
2. Personaliseren van het pijnprobleem. Wat is er aan de hand met deze patiënt op dit moment? Wat zijn de onderhoudende biopsychosociale factoren?
3. De ernst van de problematiek vaststellen (de duur van de klachten en de ernst van de functiebelemmering zowel op somatisch als op psychisch gebied), zodat een inschatting kan worden gemaakt van de juiste verwijzing in de *stepped care* passend bij de zorgzwaarte.
4. Het in kaart brengen van aangrijpingspunten voor multidisciplinaire behandeling.
5. De patiënt vertrouwd maken met biopsychosociale visie door het geven van pijneducatie (▶H. 15).
6. Het in kaart brengen van de bereidheid en mogelijkheden tot veranderen en zelfmanagement.
7. Opstellen van een individueel zorgplan en aansluitende behandelmethode of verwijzing naar de tweede- of derdelijn.

5.2.3 Werkwijze multidisciplinair team eerstelijn

Om de ernst van de klachten, de complexiteit van de problematiek in kaart te brengen, kan het team – naast de biopsychosociale anamnese en lichamelijk onderzoek – gebruikmaken van verschillende gevalideerde vragenlijsten, zoals de Hospital Anxiety and Depression Scale (HADS), de Symptom CheckList (SCL-90), de Research ANd Development vragenlijst (RAND-36), de Pain Catastrophizing Scale (PCS), de Beck Depression Inventory (BDI-II) en de Central Sensitization Inventory (CSI) (zie voor meer details over de vragenlijsten ▶H. 13). Men kan de patiënt een tekening laten maken om de plaatsen aan te geven waar hij pijn heeft. Ook schat het team de gezondheidsvaardigheden van de patiënt in. Gezondheidsvaardigheden zijn vaardigheden van individuen om informatie over gezondheid te verkrijgen, te begrijpen, te beoordelen en te gebruiken bij het nemen van gezondheidsgerelateerde beslissingen (Rademakers 2014). Hierdoor kunnen de zorgverleners hun mondelinge en schriftelijke communicatie aanpassen aan het begripsniveau van de patiënt. Gezondheidsvaardigheden hebben invloed op het zelfmanagement en op de besluitvorming over gezondheid (Rademakers 2014). Het team wil door het geven van pijneducatie samen met de patiënt komen tot gedeeld begrip van het pijnprobleem en gedeelde afspraken over diagnostiek, behandeling en zorg. Daarvoor is het belangrijk dat de informatie over de diagnose, de behandel- en zorgmogelijkheden, evenals de voor- en nadelen goed begrepen worden (Regieraad kwaliteit van zorg 2011). Op basis van de onderzochte factoren stelt het team een pijnanalyse op (▶H. 15). In samenspraak met de patiënt wordt een werkplan gemaakt, met de door de patiënt zelf gestelde behandeldoelen als uitgangspunt. Het is daarnaast van belang om inzicht te hebben in de bereidheid van de omgeving (systeem/werk) om mee te werken aan de behandeling. Het team zal regelmatig overleggen met elkaar.

Onderzoek door huisarts
Zie ▶par. 5.1, waar de insteek van de huisarts wordt beschreven.

Onderzoek door de GZ-psycholoog
Psychologisch onderzoek gaat bij veel patiënten met chronische pijn gepaard met de angst dat de psycholoog zoekt naar een psychologische *oorzaak* voor de pijn (Samwel 2004). Deze zorg met betrekking tot geloofwaardigheid van de fysieke realiteit van de pijn moet expliciet aan de orde komen. De psycholoog maakt duidelijk dat het zoeken naar een psychologische oorzaak geen onderdeel is van het diagnostisch onderzoek door hemzelf en het team, maar dat het inventariseren van psychologische en sociale aspecten van de pijn past binnen de biopsychosociale visie van waaruit het team werkt. Genoemde zorgen van patiënten met onverklaarde pijn worden ook wel *gesprekszorgen* genoemd (Holton-Salway 2001). Uitspraken door de psycholoog kunnen door de patiënt ervaren worden als een signaal dat hij gewantrouwd wordt ten opzichte van zijn fysieke pijn. Wanneer de psycholoog onvoldoende rekening houdt met dit interactionele aspect in het gesprek, kan dat het effectief inventariseren van sociale en psychologische aspecten van de pijn belemmeren. Daarnaast vermindert het mogelijk de bereidheid van de patiënt eventueel te starten met een psychologische behandeling (Samwel 2004). Voor het welslagen van de behandeling is een goede *match* tussen patiënt en zorgprofessional van groot belang. De GZ-psycholoog investeert vanaf de start van het psychologisch onderzoek door middel van open communicatie in het contact met de patiënt.

Het psychologisch onderzoek dient meerdere doelen:
- Het in kaart brengen van psychologische en sociale factoren die de pijn in stand houden en/of versterken.
- Antwoord op de vraag of er een indicatie is voor een psychologische behandeling.
- Zo ja, waar moet die dan plaatsvinden?

Ten eerste brengt de GZ-psycholoog de psychologische en sociale factoren in kaart die de pijn onderhouden of versterken (▶H. 2 en 4). Hierbij kan gedacht worden aan herstelbelemmerende gedachten, emoties en gedragingen als gevolg van de pijn. Maar ook aan de mate van acceptatie, de wijze van pijncoping (vermijden, vluchten of vechten) en zelf-effectiviteit. Op sociaal gebied onderzoekt de GZ-psycholoog beschermende en belemmerende herstelfactoren binnen de domeinen relatie, gezin, vrije tijd, werk en eventueel lopende juridische procedures. Het gevolgenmodel kan bij dit proces behulpzaam zijn (Garnefski et al. 2017).

Ten tweede wil de psycholoog weten in hoeverre er een indicatie is voor een psychologische behandeling. Daarom brengt hij in kaart welke psychologische behandelingen de patiënt eerder heeft gevolgd (voor welke aandoening en met welk resultaat), of er sprake is (geweest) van psychopathologie en de ernst daarvan, evenals vermoedens van stoornissen in ontwikkeling en of er sprake is van middelenmisbruik. Daarnaast probeert hij een indruk te krijgen van de levensloop, met eventuele trauma's en hechtingsproblemen. Dit is zinvol om de huidige pijncoping te kunnen verklaren, en niet om een causaal verband te ontdekken tussen de huidige pijn en ingrijpende levensgebeurtenissen. Ook observeert hij voor dit doel de mate van zelfreflectie en het introspectief vermogen van de patiënt.

Ten derde: als er indicaties zijn voor een psychologische behandeling, dan zal de psycholoog een inschatting maken of deze in de eerstelijn kan plaatsvinden of dat er reden is om te verwijzen naar de specialistische GGZ (bijvoorbeeld een psychotherapeut geschoold in en met ervaring met pijnbehandeling), of hooggespecialiseerde GGZ (▶H. 8). Dit laatste kan het geval zijn als er sprake is van complexe problematiek. Dit betekent dat de pijn invloed heeft op meerdere levensgebieden, het een combinatie betreft van aanpassingsproblemen met een onderliggende persoonlijkheidsstoornis of ontwikkelingsstoornis, waarbij de pijn vaak deel uitmaakt van een omvattender, hardnekkiger en langere tijd bestaand probleem (Samwel et al. 2002). Het is raadzaam om vooraf aan de verwijzing contact te leggen met de instelling waarnaar het team wil verwijzen.

De methoden die de psycholoog tot zijn beschikking heeft, zijn het gesprek zelf (bij voorkeur met partner of andere naaste), observatie, vragenlijsten die door de patiënt of naasten zijn ingevuld en – indien voorhanden – dossieronderzoek.

Onderzoek fysiotherapeut of oefentherapeut

De fysio/oefentherapeut zal in zijn anamnese en onderzoek werken op basis van een biopsychosociale aanpak en zal daarbij in een multidisciplinair samenwerkingsverband de nadruk leggen op de fysieke consequenties van pijn. Belangrijke onderdelen van zijn eerste consultatie zijn:
- het vaststellen van de hulpvraag;
- de inventarisatie van de klachten: ontstaanswijze, beloop in de tijd en status praesens: ernst en soort klachten (stoornissen, beperkingen, participatieproblemen);
- het vaststellen van het activiteitenniveau en mate van participatie bij begin van de klachten;
- de comorbiditeit en daaruit voortvloeiende beperkingen die het functioneren beïnvloeden.

Er vindt altijd een lichamelijk onderzoek plaats. Indien er sprake lijkt van pijn die gekoppeld is aan een medische oorzaak (bij de zogenaamde rode vlaggen, ►H. 6) die verdere diagnostiek of behandeling behoeft, zal de fysiotherapeut contact zoeken met de huisarts. In de meeste gevallen zal er in het geval van chronische pijn geen sprake zijn van een eenduidige, onderliggende medische oorzaak en dan is het van belang om op basis van het lichamelijk onderzoek en de verkregen informatie van andere hulpverleners dit duidelijk aan de patiënt uit te leggen. Het is belangrijk dat de fysiotherapeut zeker overkomt en niet gaat twijfelen over eigen bevindingen. 'Hypertonie van de spieren' zal namelijk bij het gros van de patiënten aanwezig zijn. Dit zou normaliter misschien als één van de behandelbare grootheden meegenomen worden, maar tijdens dit behandeltraject is dit niet meer aan de orde. Belangrijk is te bedenken dat deze hypertonie in het verleden waarschijnlijk al meerdere keren is behandeld door een therapeut (bijvoorbeeld door middel van massage of oefentherapie), maar dat het bereiken van het gewenste resultaat is uitgebleven.

Daarnaast zullen de fysio- of oefentherapeut in samenspraak de ziekteprecepties rondom de eigen pijn en pijn en bewegen in kaart brengen (►H. 2). Dit zijn vragen die te maken hebben met de overtuigingen van patiënt over:

- wat er aan de hand is;
- de oorzaak van zijn klachten;
- hoelang het gaat duren voordat het over is;
- persoonlijke gevolgen van wat hem mankeert;
- of dat wat hij mankeert wel overgaat en over waar of bij wie de controle over het herstel ligt.

5.2.4 Behandelmethoden

Patiënten met een verlies aan functioneren volgen hun behandeling als het kan in de eerstelijn. De huisarts geeft medische educatie en beoordeelt de noodzaak van aanpassing van de medicatie. De psycholoog kan gebruikmaken van cognitieve gedragstherapie (CBT), *acceptance and commitment therapy* of eye movement desensitization and reprocessing (EMDR). Een uitgebreidere toelichting op deze behandelmethoden vindt u in deel V van dit boek. De fysiotherapeut werkt samen met de patiënt aan het opbouwen van het activiteitenniveau, ondanks het bestaan van de pijnklachten. Een veelgebruikte fysiotherapeutische aanpak voor het verbeteren van het functioneren met pijn in de eerstelijn is *graded activity* (GA). De patiënt leert ondanks de pijn fysieke activiteiten, met behulp van tevoren vastgestelde quota's, stapsgewijs op te bouwen. Er wordt gebruikgemaakt van gedragstherapeutische principes, zoals successieve approximatie (geleidelijk toewerken naar een vastgesteld doel) en positieve bekrachtiging van behaalde stappen richting het doel en extinctie (aandacht gaat uit naar doelgedrag en niet naar pijngedrag). Door deze tijdcontingente opbouw leert de patiënt dat activiteiten ook met pijn uitvoerbaar zijn en dat meer bewegen niet automatisch meer pijn betekent. Meer informatie over de behandelinsteek graded activity vindt u in ►H. 16.

Patiënten met (forse) beperkingen in het dagelijks leven, bij wie psychische en sociale factoren een grote rol spelen, worden na bespreking in het team doorverwezen naar de tweede of derdelijn.

5.3 Tot slot

De meerwaarde van een multidisciplinair behandelteam is groter dan de som der delen. Door samen te werken, te overleggen met elkaar en open te communiceren met de patiënt, zal er idealiter een gedeeld begrip ontstaan over het pijnprobleem, dus overeenstemming zijn over wat er precies aan de hand is, welke factoren dit (complexe) probleem in stand houden en welke behandeling het beste aansluit. Er gaat een krachtig signaal uit van een biopsychosociale visie wanneer deze gedragen wordt door een heel team. Het werken in een team steunt de zorgverleners in hun biopsychosociale aanpak en sterkt hen in het uitdragen van deze visie en onderbouwing daarvan naar de patiënt en eventueel diens partner, in de wetenschap dat de andere teamleden dezelfde uitleg zullen geven. Ook als de patiënt opnieuw twijfelt, wat in de praktijk regelmatig voorkomt. De verschillende behandelaars sluiten in een dergelijk team goed op elkaar aan en delen één visie op pijn en hoe dit behandeld zou moeten worden. Een van de belangrijkste doelen van de multidisciplinaire intake en pijneducatie is dat de patiënt deze visie deelt. Voor de patiënt biedt deze aanpak houvast en inzicht in zijn problematiek en behandelmogelijkheden.

Literatuur

Bouhassira, D., Attal, N., Alchaar, H., Boureau, F., Brochet, B., & Bruxelle, J. (2005). Comparison of pain syndromes associated with nervous or somatic lesions and development of a new neuropathic pain diagnostic questionnaire (DN4). *Pain, 114*(1–2), 29–36.

Breivik, H., Collett, B., Ventafridda, V., Cohen, R., & Gallacher, D. (2006). Survey of chronic pain in Europe: Prevalence, impact on daily life, and treatment. *European Journal of Pain, 10*(4), 287–333.

Campbell, P., Hill, J. C., Protheroe, J., Afolabi, E. K., Lewis, M., Beardmore, R., et al. (2016). Aches and pains study protocol: Validity, acceptability, and feasibility of the Keele STarT MSK tool for subgrouping musculoskeletal patients in primary care. *Journal of Pain Research, 14*(9), 807–818.

Davies, K. A., Macfarlane, G. J., McBeth, J., Morriss, R., & Dickens, C. (2009). Insecure attachment style is associated with chronic widespread pain. *Pain, 143*(3), 200–205.

Dutch Pain Society & Samenwerkingsverband Pijnpatiënten naar één stem (2017). *Zorgstandaard chronische pijn.*

Garnefski, N., Rood, Y. van, Roos, C. de, & Kraaij, V. (2017). Relationships between traumatic life events, cognitive emotion regulation strategies, and somatic complaints. *Journal of Clinical Psychology in Medical Settings, 24*(2), 144–151.

Hill, J. C., Whitehurst, D. G., Lewis, M., Bryan, S., Dunn, K. M., Foster, N. E., et al. (2011). Comparison of stratified primary care management for low back pain with current best practice (STarT Back): A randomised controlled trial. *Lancet, 29*(378), 1560–1571.

Holton-Salway, M. (2001). Narrative identities and the management of personal accountability in talk about ME. A discursive psychology approach to illness narrative. *Journal of Health Psychology, 6*(2), 247–259.

Joustra, M. L., Janssens, K. A., Bültmann, U., & Rosmalen, J. G. (2015). Functional limitations in functional somatic syndromes and recognized somatic diseases. Results from the general population cohort LifeLines. *Journal of Psychosomatic Research, 45*(78), 605.

Lamb, S. E., Mistry, D., Lall, R., Hansen, Z., Evans, D., Withers, E. J., et al. (2012). Back skills training trial group. Group cognitive behavioural interventions for low back pain in primary care: Extended follow-up of the back skills training trial (ISRCTN54717854). *Pain, 153*(2), 494–501.

Luyten, P., & Houdenhove, B. van. (2013). Common and specific factors in the psychotherapeutic treatment of patients suffering from chronic fatigue and pain. *Journal of Psychotherapy Integration, 23*(1), 14–27.

Meredith, P., Ownsworth, T., & Strong, J. (2008). A review of the evidence linking adult attachment theory and chronic pain: Presenting a conceptual model. *Clinical Psychology Review, 28*(3), 407–429.

Nivel (2018). ▶ https://www.nivel.nl/nl/nieuws/nederlanders-vooral-met-beweegklachten-naar-de-huisarts.

Rademakers, J. (2014). Kennissynthese. Gezondheidsvaardigheden niet voor iedereen vanzelfsprekend. Nivel. ► https://www.nivel.nl/sites/default/files/bestanden/Kennissynthese-Gezondheidsvaardigheden-2014.pdf?

Regieraad Kwaliteit van Zorg (2011). *Chronische pijn*.

Samwel, H. (2004). *Verder met pijn*. In G. Pool, F. Heuvel, A. V. Ranchor & R. Sanderman (Red.), *Handboek psychologische interventies bij chronisch somatische aandoeningen* (pag. 92–107). Assen: van Gorcum bv.

Samwel, H., Meer, T. van, & Crul, B. J. P. (2002). *De psycholoog als pijnbehandelaar*. Bussum: Coutinho.

Visser, M. S., Zonneveld, L. N., Spijker, A. van't, Hunink, M. G., & Busschbach, J. J. (2015). The cost-effectiveness of cognitive-behavioral group training for patients with unexplained physical symptoms. *Value Health, 18*, 570–577.

Multifactoriële analyse in de medisch-specialistische revalidatie

J.L. Swaan, H.R. Schiphorst Preuper en R.J.E.M. Smeets

Samenvatting

Als een patiënt met chronische pijn wordt verwezen naar de revalidatiearts dan kan er sprake zijn van laag complexe of hoog complexe problematiek. Interdisciplinaire behandeling in de medisch-specialistische revalidatie (MSR) is alleen geïndiceerd bij hoog-complexe problematiek. Bij de vaststelling van de mate van complexiteit van het pijnprobleem maakt de revalidatiearts gebruik van verwijsinformatie (correspondentie, eerder verrichte diagnostiek), neemt een uitgebreide anamnese af, eventueel gecombineerd met korte vragenlijsten, verricht lichamelijk onderzoek en laat zo nodig zelf aanvullende diagnostiek verrichten. Als er voldoende informatie is verzameld, begint het proces van analyse. Voor analyse wordt gebruik gemaakt van de zogenaamde 'vlaggen', waarbij de aanwezigheid van rode vlaggen kan wijzen op onderliggende (ernstige) somatische problematiek en de overige vlaggen (geel, oranje, blauw, zwart) te beschouwen zijn als prognostisch relevante factoren. Daarnaast wordt gebruik gemaakt van het exploreren van predisponerende, uitlokkende en onderhoudende factoren als hulpmiddel bij de analyse, waarbij met name de laatste van groot belang zijn voor het bepalen van mogelijke aangrijpings- punten van behandeling. Zo komt de revalidatiearts tot een indicatiestelling voor een interventie en aangrijpingspunten voor behandeling. In dit hoofdstuk worden de predisponerende, uitlokkende en onderhoudende factoren bespro- ken. Onderhoudende factoren kunnen biomedisch, psychologisch en/of sociaal zijn en al deze worden factoren worden uitgebreid toegelicht. Er wordt speciaal aandacht geschonken aan de mogelijk negatieve beïnvloeding door medewer- kers uit het (para en peri-)medische circuit.

© Bohn Stafleu van Loghum is een imprint van Springer Media B.V., onderdeel van Springer Nature 2019
J. A. Verbunt, J. L. Swaan, H. R. Schiphorst Preuper en K. M. G. Schreurs (Red.), *Handboek pijnrevalidatie*,
https://doi.org/10.1007/978-90-368-2230-5_6

6.1 Gegevensverzameling en medische diagnostiek – 72

6.2 Predisponerende factoren – 73

6.3 Uitlokkende factoren – 74

6.4 Onderhoudende factoren – 74
6.4.1 Biomedische onderhoudende factoren – 75
6.4.2 Psychologische onderhoudende factoren – 76
6.4.3 Sociale onderhoudende factoren – 77

6.5 Bepalen van verandermogelijkheden – 80

6.6 Indicatiestelling – 81

Literatuur – 81

Als een patiënt met chronische pijn wordt verwezen naar de revalidatiearts dan kan er sprake zijn van laag-complexe (WPN 1-2) of hoog-complexe (WPN 3-4) problematiek. Interdisciplinaire behandeling in de medisch-specialistische revalidatie (MSR) is alleen geïndiceerd bij hoog-complexe problematiek. De revalidatiearts ziet zowel patiënten met specifieke als met aspecifieke chronische pijn. In het eerste geval is er sprake van een onderliggend medisch lijden (zoals multiple sclerose, reumatoïde artritis) waarbij de beperkingen in activiteiten en participatie niet in verhouding (lijken te) staan met de gestoorde lichaamsfuncties (World Health Organization 2001). In het tweede geval is er bijvoorbeeld sprake van fibromyalgie of chronische aspecifieke lage rugklachten. Bij de vaststelling van de mate van complexiteit (▶H. 7) van het pijnprobleem maakt de revalidatiearts gebruik van verwijsinformatie (correspondentie, eerder verrichte diagnostiek), neemt een uitgebreide anamnese af, eventueel gecombineerd met korte vragenlijsten, verricht lichamelijk onderzoek en laat zo nodig zelf aanvullende diagnostiek verrichten. Als er voldoende informatie is verzameld dan begint het proces van analyse. Voor analyse wordt gebruik gemaakt van de zogenaamde 'vlaggen' (Main et al. 2008) waarbij de aanwezigheid van rode vlaggen kan wijzen op onderliggende (ernstige) somatische problematiek (Downie et al. 2013) en de overige vlaggen (geel, oranje, blauw, zwart) te beschouwen zijn als prognostisch relevante factoren (Main et al. 2008). Daarnaast wordt gebruik gemaakt van predisponerende, uitlokkende en onderhoudende factoren als hulpmiddel bij de analyse, waarbij met name de laatste van groot belang zijn voor het bepalen van mogelijke aangrijpingspunten van behandeling (Kendall et al. 1997). Uit wetenschappelijk onderzoek is reeds veel bekend over predisponerende en onderhoudende factoren. Sommige factoren zijn zowel predisponerend als onderhoudend (zoals obesitas, depressie, lage sociaal-economische status). In dit hoofdstuk richten we ons vooral op de onderhoudende factoren omdat deze, zoals boven beschreven, ons leiden naar aangrijpingspunten voor behandeling. Predisponerende en uitlokkende factoren worden kort aangestipt. Bij elke onderhoudende factor stellen we ons de vraag of deze beïnvloedbaar is. Ook is het belangrijk om factoren te identificeren die een mogelijke verandering van de wel beïnvloedbare factoren ernstig belemmeren of zelfs onmogelijk maken (zie ◻fig. 6.1).

Met behulp van deze brede analyse komt de revalidatiearts tot een indicatiestelling voor een interventie en aangrijpingspunten voor behandeling (▶par. 6.6). MSR richt zich op het verbeteren van het functioneren, verhogen van de participatie en kwaliteit van leven van de patiënt met chronische pijn (Position Paper Pijnrevalidatie 2017).

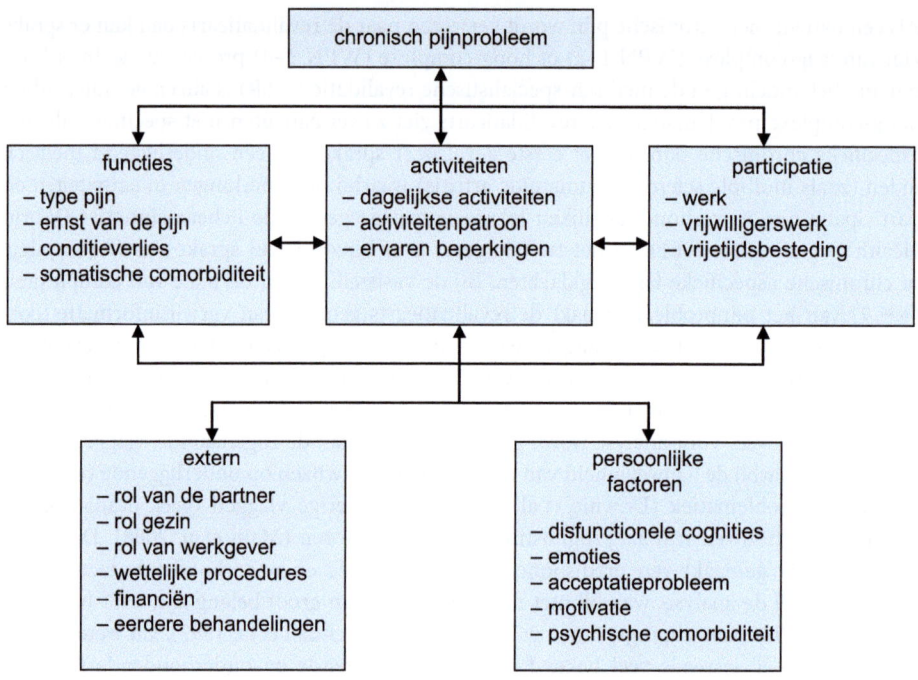

☐ Figuur 6.1   International Classification of Function, Disability an Health (ICF-model)

6.1 Gegevensverzameling en medische diagnostiek

Voorafgaand aan de analyse van de al dan niet beïnvloedbare onderhoudende factoren is het essentieel om de medische diagnostiek kritisch te beschouwen, uit te diepen en zo nodig uit te breiden.

Anamnese en lichamelijk onderzoek worden eventueel aangevuld met vragenlijsten zoals de Doleur Neuropatique 4 (DN4), de Central Sensitization Inventory (CSI) of de Neuropathische Pijn Schaal (NPS) (▶H. 13). In deze fase checkt de revalidatiearts expliciet de *rode vlaggen* om ernstige pathologie uit te sluiten. De rode vlaggen zijn ontwikkeld in onderzoek bij mensen met lage rugklachten. Er is echter discussie over de sensitiviteit en specificiteit van deze rode vlaggen. In een recente review bleek namelijk dat de verantwoording en diagnostische accuraatheid van veel rode vlaggen niet voorhanden of onduidelijk is (Verhagen et al. 2017). Alleen voor de rode vlaggen 'maligniteit in de voorgeschiedenis' en 'een sterke klinische verdenking' bestaat empirisch bewijs voor een acceptabele diagnostische accuraatheid. Naast de rode vlaggen beoordeelt de revalidatiearts of er op het gebied van lichaamsfuncties (zoals kracht, conditie, sensibiliteit, coördinatie) stoornissen bestaan en of deze behandelbaar zijn. Daarnaast vormt de revalidatiearts zich een beeld van het type pijn. Het onderscheid tussen nociceptieve en neuropathische pijn en centrale sensitisatie is hierbij van belang (▶H. 1). Met name als de pijn van nociceptieve en/of neuropathische aard is, gaat de revalidatiearts na of er specifieke interventies mogelijk zijn. Naast het voorschrijven of juist afbouwen of stoppen van medicatie kan ook gedacht worden aan behandeling door middel van injectie (pezen, gewrichten), anesthesiologische, manueel-therapeutische of fysiotherapeutische technieken dan wel compensatie van verminderde functie zoals orthesen of schoenaanpassingen.

6.2 Predisponerende factoren

Voor psychologische predisponerende factoren zie ook ▶H. 2.

Hoewel predisponerende factoren geen aangrijpingspunten vormen voor behandeling in het heden, is het wel zinvol om deze te identificeren. Dit kan namelijk helpen om de patiënt een beter inzicht te geven in zijn kwetsbaarheid voor het chronisch worden van de pijn.

Genetische aanleg speelt een rol – zij het variabel – in de kans op het krijgen van een vorm van chronische pijn (Hocking et al. 2012). Ook de sekse speelt hierin een (variabele) rol. Prematuritas kan op twee manieren een predisponerende factor zijn: ten eerste omdat het zenuwstelsel nog onrijp is, waardoor inhiberende descenderende banen zich minder goed ontwikkeld hebben. Ten tweede omdat prematuur geborenen frequent pijnlijke ingrepen ondergaan en daardoor de kans op sensitisatie hoger is (Goffaux et al. 2008). Pas de laatste decennia is er veel meer aandacht om deze overmatige hoeveelheid aan pijnprikkels zo veel mogelijk te beperken. Vroegkinderlijke trauma's zijn belangrijke predisponerende factoren (onder andere Afari et al. 2014; Burke et al. 2017; Generaal et al. 2017; Rivat et al. 2010; Korff et al. 2009). Wetenschappelijk bewijs is onder meer voorhanden voor de negatieve invloed van mishandeling, verwaarlozing, armoede, verlies van een ouder en seksueel en/of psychisch misbruik. Een onveilige hechting is een predisponerende factor voor het ontwikkelen van chronische pijn; echter niet iedereen met een onveilige hechting zal chronische pijn ontwikkelen (Luyten 2014).

Met het toenemen van de leeftijd neemt de kans op het ontwikkelen van pijnklachten toe (Main et al. 2008). Doorgemaakte ernstige ziekten, waaronder infecties, lijken eveneens een predisponerende factor (Lacourt et al. 2013; Muthuri et al. 2016). Obesitas is een potentieel predisponerende factor langs verschillende wegen: vetweefsel is niet inert, maar produceert pro-inflammatoire cytokinen. Daarnaast gaat obesitas gepaard met een hoge biomechanische belasting van het houdings- en bewegingsapparaat en leidt het frequent tot minder fysieke activiteit, op zichzelf al een predisponerende factor (Okifuji en Hare 2015). Op het gebied van leefstijl is roken een risicofactor, met name als hiermee al in de puberteit of adolescentie wordt begonnen (Abate et al. 2013; Dean en Söderlund 2015).

Het gegeneraliseerd hypermobiliteitssyndroom (HMS) of hypermobiel Ehlers Danlos (hEDS) syndroom (type 3/type hypermobiliteit) kan leiden tot pijnklachten. Het is niet goed bekend waarom het ene kind met hEDS wel en het andere geen pijn ontwikkelt. Er wordt wel een verband gezien met een verstoorde balans tussen belasting en belastbaarheid (Engelbert et al. 2017). Recent werd duidelijk dat er bij kinderen en volwassenen met HMS of hEDS niet alleen sprake is van hypermobiliteit, maar ook van gegeneraliseerde hyperalgesie (Scheper et al. 2016). Een korte slaapduur lijkt eveneens een risicofactor, deels gemedieerd door een comorbide depressie (Generaal 2017).

Beroepsmatig vormen het hebben van zwaarder werk, veel vooroverbuigen en tillen, veel rijden en het blootgesteld worden aan lichaamsvibratie een matig verhoogd risico op het ontwikkelen van lage rugklachten, maar de causale relatie is onduidelijk, zeker in relatie tot het ontwikkelen van chroniciteit (Main et al. 2008). Er is matig bewijs dat hobby's en sportieve activiteiten geen risico vormen voor het ontwikkelen van rugklachten (Main et al. 2008) (zie ook ▶H. 12) (zie ◘fig. 6.2).

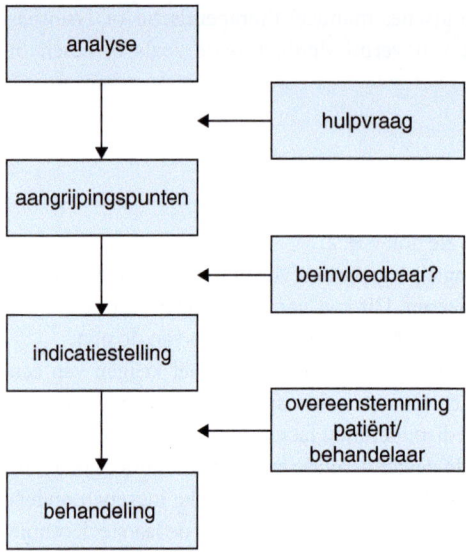

Figuur 6.2 Proces van analyse tot behandeling

6.3 Uitlokkende factoren

Uitlokkende factoren voor het ontstaan van pijn kunnen heel divers zijn: een ongeval of letsel, ziekte zoals infectie, operatie, traumatische gebeurtenis, periode van overbelasting. Vanuit de theorie van het stressmodel leidt dit tot verstoring van de homeostase en daarmee tot klachten. Een uitlokkende factor zonder pre-existente predisponerende factoren heeft een gunstiger prognose wat betreft herstel van pijn en beperkingen dan wanneer er sprake is van meerdere predisponerende factoren. De patiënt ziet de uitlokkende factor meestal als de (enige) oorzaak van de blijvende klachten en beperkingen, omdat predisponerende en onderhoudende factoren minder zichtbaar zijn.

6.4 Onderhoudende factoren

We onderscheiden biomedische, psychologische en sociale onderhoudende factoren. In de laatste categorie besteden we speciaal aandacht aan professionele factoren, die immers onszelf als behandelaar betreffen en waarop we meer invloed kunnen uitoefenen dan we ons meestal realiseren. Het is van belang deze factoren in kaart te brengen, waarmee duidelijkheid ontstaat welke factoren onderhoudend en beïnvloedbaar zijn. Uiteraard is het eveneens belangrijk dat de patiënt de rationale van de diagnostiek en behandeling begrijpt en gemotiveerd is tot verandering. Ook belangrijk is te weten dat er geen niet-beïnvloedbare factoren aanwezig zijn die de behandeling kunnen belemmeren (bijvoorbeeld acute stressoren of acute psychiatrische problematiek), die maken dat de patiënt zich niet of onvoldoende op de behandeling kan richten (▶H. 8).

6.4.1 Biomedische onderhoudende factoren

- Een verleden met pijnklachten geeft een hoger risico op het ontwikkelen van chronische pijn, zo ook het bestaan van comorbiditeit. Voor beiden is er sterk bewijs (Main et al. 2008).
- Er is sterk bewijs dat een hogere pijnscore een groter risico vormt voor chroniciteit (Main et al. 2008).
- Aanhoudende nociceptie, zoals bij onderliggende ziekten (bijvoorbeeld reumatoïde artritis, artrose, scoliose), is vanzelfsprekend een onderhoudende factor voor zowel pijn als beperkingen, net als (poly)neuropathie (bijvoorbeeld bij diabetes). Het is van belang een gedegen medisch onderzoek te doen naar de aan- of afwezigheid van een onderliggende aandoening. Over het algemeen is er geen een-op-eenrelatie tussen somatische pathologie en subjectieve klachten (Flor en Turk 2011; Hartvigsen et al. 2018).
- Slaapproblemen bij pijn: vanuit het multifactorieel perspectief zijn zowel bij slaap als bij pijn verschillende variabelen betrokken. Er is een relatie tussen pijn en slaapproblemen. Naast pijnintensiteit kan ook (verandering van) de slaaphouding leiden tot een verstoord slaapritme en/of inslapen (Main et al. 2008).
- Cardiovasculaire conditie, mobiliteit en spierkracht: de veronderstelling is dat door een afgenomen lichamelijke conditie en/of belastbaarheid lichamelijke inspanning minder lang wordt volgehouden, wat leidt tot inactiviteit en het herstel belemmert. Echter het concept dat *disuse* de klachten mede onderhoudt is bijvoorbeeld bij lage rugklachten zeker niet onomstotelijk bewezen (Verbunt et al. 2010; Smeets en Wittink 2007). Een afname van *core stability* (rompstabiliteit) wordt verondersteld te kunnen leiden tot lumbale instabiliteit; dit zou op zijn beurt weer kunnen leiden tot verminderde mobiliteit van de lumbale wervelkolom. Ook zou pijn tot een vermindering van rompbewegingen leiden, wat op zijn beurt weer leidt tot verminderde kracht van rompspieren en toename van lage rugpijn (Gordon en Bloxham 2016). Er zijn echter ook studies die deze theorieën weerleggen (Smeets et al. 2006; Hodges en Smeets 2015). Ook het meten van kracht, mobiliteit en conditie blijft echter moeilijk, onder andere door een grote inter- en intra-individuele variabiliteit en het resultaat van deze testen wordt multifactorieel bepaald, waarbij ook diverse psychosociale factoren een rol kunnen spelen. Belangrijk is hiermee rekening te houden. Verder onderzoek naar deze factoren is zeker wenselijk (Main et al. 2008; Flor en Turk 2011).
- Obesitas: hiervan spreken we bij een *body mass index* (BMI) hoger dan 30. Daarnaast onderscheiden we centrale obesitas als het vetweefsel met name rondom de buikholte aanwezig is, blijkend uit de tailleomvang. Bij volwassenen ouder dan 55 jaar met een lichaamsgewicht in het bovenste kwartiel is de prevalentie van pijn tweemaal zo hoog vergeleken met die in het laagste kwartiel (Heim et al. 2008). Voor volwassen ouder dan 70 jaar met centrale obesitas geldt dit eveneens (Ray et al. 2011). Er is bij deze ouderen meestal ook sprake van een hogere prevalentie van musculoskeletale pijnklachten, zoals lage rugpijn en artrose van de knie en heup (Janke et al. 2007).
- Roken: roken is geassocieerd met meer pijn en functiebeperkingen bij patiënten met chronische pijn, waaronder fibromyalgie en lage rugklachten. In de algemene populatie blijken rokers vaker een pijnlijke aandoening te hebben (Petre et al. 2015).
- Hypermobiliteit: kan leiden tot chronisch gegeneraliseerde pijnklachten als de volwassenen onvoldoende balans hebben in hun activiteitenpatroon (Scheper et al. 2014; Palmer et al. 2014; Schmidt et al. 2015; Engelbert et al. 2017).

– Bevindingen bij laboratoriumonderzoek of aanvullende diagnostiek (bijvoorbeeld X-foto's, CT en MRI-scans) hebben over het algemeen geen prognostische waarde ten aanzien van het al dan niet ontwikkelen van chronische pijnklachten (Hartvigsen et al. 2018). Het doel van aanvullende diagnostiek is feitelijk het uitsluiten van aandoeningen die een andere behandeling behoeven dan medisch-specialistische revalidatie. Clinici moeten zeer terughoudend zijn met het overinterpreteren van bevindingen (Flor en Turk 2011) (▶ par. 6.4.3 professionele factoren).

Over het algemeen is wetenschappelijk onderzoek naar onderhoudende biomedische factoren beperkt verricht en dikwijls betreft het kleine patiëntengroepen. Verder onderzoek hiernaar is zeker wenselijk.

6.4.2 Psychologische onderhoudende factoren

De literatuur is niet altijd even helder over de vraag of een psychologische factor is onderzocht op zijn rol bij het ontwikkelen of juist op het onderhouden van pijn en beperkingen. Psychiatrische stoornissen (ook wel 'oranje vlaggen' genoemd), kunnen onderhoudend zijn voor pijn en beperkingen, zoals een posttraumatische stressstoornis (PTSS), persoonlijkheidsproblematiek, klinische depressie, bipolaire stoornis, AD(H)D en autismespectrumstoornis (ASS) (▶ H. 8). Intellectuele beperkingen en lage gezondheidsvaardigheden zijn op zichzelf geen onderhoudende factoren, maar wel factoren om rekening mee te houden tijdens een behandeling. Psychologische onderhoudende factoren zoals vreesvermijding, catastroferen, coping en attributies worden beschreven onder het kopje 'gele vlaggen'.

Gele vlaggen: oorspronkelijk zijn gele vlaggen gedefinieerd om prognostische psychosociale factoren te beschrijven die invloed hebben op het ontstaan van beperkingen als gevolg van musculoskeletale pijn (vooral lage rugklachten). Door deze factoren met behulp van een vroege screening (in de acute of subacute fase) op te sporen, waardoor gerichte behandeling mogelijk is, zou dit kunnen leiden tot secundaire preventie van beperkingen. Binnen de hedendaagse conceptualisatie van gele vlaggen prefereren de meeste onderzoekers en clinici de gele vlaggen te beperken tot de psychologische risicofactoren op het voortbestaan van pijn en daarmee samenhangende beperkingen (Main et al. 2008). In een review omtrent de prognostische waarde van de gele vlaggen wordt geconcludeerd dat er een consistente relatie bestaat tussen de transitie van acute naar chronische pijn en beperkingen, en psychologische factoren zoals catastroferen, depressieve symptomen (Pinheiro et al. 2016; Holley et al. 2017), *distress* en vreesvermijdingsovertuigingen (Nicholas et al. 2011). Een systematische review naar individuele risicofactoren voor het ontwikkelen van chronische beperkende lage rugpijn bevestigde de invloed van gele vlaggen, zoals maladaptief copinggedrag, angst en depressie. Ook werd bewijs gevonden voor de negatieve invloed van een passieve copingstrategie (Chou en Shekelle 2010). Reeds in 2000 toonde Linton met een systematische review aan dat sommige overtuigingen, inclusief vreesvermijdingsgedachten en catastroferen, sterk geassocieerd zijn met de ontwikkelingen van beperkingen ten gevolge van pijn (Linton 2000). Ook een passieve coping – zoals wachten op hulp of rust nemen, alsmede pijngedrag dat leidt tot beperkingen in activiteiten vormen een risico op voortbestaan van pijn en geassocieerde problemen. De rol van catastroferen en andere factoren uit het vreesvermijdingsmodel (catastroferen, angst voor letsel en hypervigilantie) werd in 2010 bevestigd in een expert review

Tabel 6.1 Overzicht psychologische onderhoudende factoren

gedachten	emoties	gedrag	overig
attributies	angst	vermijden	lichaamsbewustzijn
catastroferen	depressieve stemming	persisteren	hypervigilantie
verwachtingen	gevoel onrechtvaardig behandeld te zijn	probleemhantering	
perceived injustice	distress		
zelf-effectiviteit		passieve coping	

(Hollander et al. 2010). Recentelijker bevestigde een systematische review (Wertli et al. 2014) nog eens de prognostische rol van catastroferen en vreesvermijdingsovertuigingen, hoewel dit nog niet voor alle relevante uitkomstmaten (bijvoorbeeld ziekteverzuim) geldt. Hierbij wordt aangetekend dat veel van de uitkomsten sterk afhangen van de setting van het onderzoek. Er is ook bewijs voor de factor 'overtuiging in ernst van gezondheidsprobleem' en 'lage mate van probleemoplossende vaardigheden' alsmede 'geringe verwachtingen tot werkhervatting', 'laag vertrouwen in kunnen uitvoeren van werkgerelateerde activiteiten' als risicofactor op langdurig arbeidsverzuim (Sullivan et al. 2005). Zelf-effectiviteit (*self-efficacy*) is het vertrouwen van een persoon in de eigen bekwaamheid om met succes invloed uit te oefenen op zijn omgeving, bijvoorbeeld door een bepaalde taak te volbrengen of een probleem op te lossen. Zelf-effectiviteit bleek een belangrijke voorspeller van het in stand houden van lage rugklachten (Menezes-Costa et al. 2011). Vooral na een trauma als aanleiding voor het ontstaan van pijn, kan er sprake zijn van *perceived injustice*, het gevoel onrechtvaardig behandeld te zijn. De hiermee gepaard gaande boosheid en het gericht zijn op een oplossing door anderen, kan een effectieve behandelrelatie in de weg staan en herstel belemmeren (Scott et al. 2016) (tab. 6.1).

6.4.3 Sociale onderhoudende factoren

Sociale factoren hebben betrekking op de patiënt in relatie tot zijn omgeving. Dit betreft zowel familie en gezin, culturele context, betrokken behandelaars, werkgever en collega's, als instanties.
Sociale factoren zijn vooral van invloed op:
- het begrijpen van de betekenis van de pijn;
- het communiceren over pijn;
- het zoeken van behandeling;
- het ontwikkelen van copingstrategieën.

Gezinsfactoren

In een partnerrelatie, gezin en familie kunnen verschillende manieren van interactie bestaan tussen degene met pijn en personen in de naaste omgeving (Prenevost en Reme 2017). Globaal zijn twee patronen te herkennen die onderhoudend kunnen zijn voor pijn en beperkingen: te weinig sociale steun en te veel sociale steun. Te weinig sociale steun kan zich uiten in kritische en zelfs vijandige reacties, die het pijngedrag versterken omdat de patiënt zich niet gehoord voelt (Burns et al. 2018). Aan de andere kant van het spectrum zien we bezorgde, catastroferende en overbeschermende reacties. Ook deze reacties belemmeren herstel, omdat ze leiden tot meer vermijding (Romano et al. 2000). Zowel het pijngedrag vanuit de patiënt als de reacties vanuit de omgeving kunnen verbaal en non-verbaal zijn. Ook hier geldt dat uitersten, dat wil zeggen heel veel of juist heel weinig communicatie over pijngerelateerde onderwerpen, ongunstig zijn (Cano et al. 2012).

Culturele factoren

Deze kunnen een rol spelen in het begrijpen van chronische pijn, de cognities over pijn en beperkingen, het zoeken van behandelingen, de mate van meewerken met de behandeling en het al dan niet nemen van verantwoordelijkheid voor de uitkomst van behandeling. Hoe de beïnvloeding plaatsvindt is beperkt onderzocht (Main et al. 2008). Culturele factoren die invloed hebben op de attributies en het gedrag van het individu binnen een sociale groep zijn van betekenis voor de ernst van de ervaren beperkingen bij chronische rugklachten (Hartvigsen et al. 2018). Toch is er een gebrek aan goed wetenschappelijk onderzoek naar de invloed van cultuur op pijnervaring en op het omgaan met pijn. Verder onderzoek hiernaar is wenselijk (Henschke et al. 2016).

Professionele factoren

De gezondheidszorg – en de professionals werkzaam hierin – kunnen onbewust (sterke) invloed uitoefenen op de patiënt en daarmee op de behandelresultaten. Dit kan op zijn beurt weer leiden tot chroniciteit en iatrogeen arbeidsverzuim (zie ook ▶H. 10) bij chronische aspecifieke pijn.

Het nocebo-effect is een negatief verwachtingseffect en de tegenhanger van het positieve verwachtingseffect dat bekend is als het placebo-effect; 'angst maakt ziek.' De patiënt met chronische pijn krijgt te maken met veel medewerkers in de gezondheidszorg, zoals huisarts, bedrijfsarts, fysiotherapeut, verschillende medisch specialisten, psycholoog, verzekeringsarts et cetera. Of mensen met hun lichamelijke klacht naar een dokter gaan, blijkt sterker samen te hangen met de betekenis die de klacht voor hen heeft en de ideeën die zij over hun klacht hebben dan met de ernst van hun klacht. In een systematische review naar de reden waarom mensen met rugklachten hun huisarts of andere eerstelijnszorgverlener bezochten, bleek dat de pijnintensiteit hier slechts een ondergeschikte rol in speelde, maar dat mensen met een hoge mate van ervaren beperkingen ongeveer acht keer vaker een zorgverlener opzochten in vergelijking met mensen zonder of met lichte beperkingen ten gevolge van rugpijn (Ferreira et al. 2010). Bij de huisarts blijft 30–50 % van de lichamelijke klachten medisch onverklaard. Ook bij de neuroloog, reumatoloog, longarts, gastro-enteroloog, cardioloog, tandarts, gynaecoloog en internist liggen deze percentages tussen de 40 en 60 %. De meeste klachten verdwijnen in de loop van enkele weken. Artsen en andere zorgverleners kunnen hieraan bijdragen door een positieve, geruststellende uitleg over de prognose te geven (Salmon en Shilton 2004; Dowrick et al. 2004). De rol van attitudes en overtuigingen van zorgverleners is medebepalend voor de wijze waarop zij patiënten benaderen. Zo laat onderzoek zien dat zorgverleners met een meer biomedische attitude in vergelijking met collega's met een meer biopsychosociale attitude, patiënten met pijn stimuleren tot een minder actieve leefstijl (Houben et al. 2005; Bishop et al. 2008; Darlow et al. 2012). Chronische pijn heeft een grote impact op het dagelijks functioneren, de stemming, de kwaliteit van leven, het arbeidsverzuim en de arbeidsongeschiktheid (Breivik et al. 2006; Philips 2009).

De verwachtingen van een patiënt kunnen door zorgverleners op verschillende momenten worden beïnvloed: de fase van diagnostiek, het stellen van een diagnose, prognose, het geven van een advies en ook tijdens de behandeling. De zorgverlener, in dit geval de revalidatiearts, zal in de diagnostische fase een balans moeten vinden tussen opsporen van onderliggende pathologie en het voorkomen van onnodige diagnostiek. Diagnostische onzekerheid van de arts over een onderliggende specifieke aandoening heeft invloed op de cognities en het gedrag van de patiënt en leidt tot chroniciteit en een slechtere behandeluitkomst (Vlaeyen en Linton 2006; Serbic en Pincus 2014). Er is bewijs dat het ontbreken van een duidelijke diagnose en uitleg geassocieerd zijn met een negatieve invloed op cognitief, emotioneel en sociaal functioneren. Patiënten die onzeker zijn over de diagnose zullen persisteren in hun zoektocht naar een diagnose (Serbic en Pincus 2014). Een MRI of röntgenfoto ter geruststelling is echter niet de eenduidige oplossing en kan juist averechts werken. Overmatig gebruik van beeldvorming correleert met een twee- tot drievoudige toename van chirurgie in de afgelopen 10 jaren in de VS. Ook kan het afweten van gevonden 'afwijkingen' (bijvoorbeeld een discusversmalling) leiden tot vreesvermijding en catastroferen, hetgeen op zijn beurt weer kan leiden tot chroniciteit (Elliot et al. 2011). Het is van belang kennis te hebben van de voor- en nadelen van aanvullende diagnostiek. Ook het geven van goede uitleg is van groot belang.

De keuze voor de term (diagnose) die we gebruiken is niet onbelangrijk. Uit interviews uitgevoerd op een Engelse polikliniek neurologie bleek dat het voor patiënten veel uitmaakt hoe de arts de klachten benoemt. 'Tussen de oren', 'hysterisch' en 'psychisch' wordt door bijna alle patiënten als beledigend ervaren. Met 'SOLK' (somatisch onvoldoende verklaarde klachten) en 'psychosomatisch' beledigt de arts één op de drie patiënten, met 'stressklachten' één op de zes en met 'functionele klachten' één op de negen (Stone et al. 2002). Een patiënt heeft behoefte aan een duidelijke uitleg en diagnose. Gebrek aan consistentie en duidelijkheid kan veel (iatrogene) stress veroorzaken.

Adviezen gegeven door naasten, leidinggevende, huisarts, specialist en paramedicus blijken af te hangen van persoonlijke ervaringen en vreesvermijding, zo is uit onderzoek gebleken (Rainville et al. 2000; Vlaeyen en Linton 2006). Een hoge vreesvermijding bij artsen kan leiden tot een groter aantal verwijzingen, (versterking van) ongerustheid bij de patiënt en overdracht van deze vreesvermijding. Mogelijk leidt dit tot hogere medische en indirecte kosten, door bijvoorbeeld ziekteverzuim (Nicholas et al. 2011).

Blauwe vlaggen

Blauwe vlaggen hebben betrekking op arbeid en kunnen belemmerend zijn voor herstel en zijn daarom belangrijk om in kaart te brengen (Main en Burton 2000). Ze zijn onderverdeeld in twee categorieën: negatieve percepties van de werknemer en onvoldoende ondersteuning door de werkgever. Voorbeelden vanuit de werknemer: hoge eisen van het werk, problemen in de relatie met collega's en/of leidinggevende, ontevredenheid over het werk, problemen in de werkomgeving, de opvatting dat het werk gevaarlijk is, het werk als stressvol ervaren, onvoldoende regelmogelijkheden, problemen ten aanzien van salaris, onvoldoende zekerheid, onvoldoende carrièreperspectief en het hebben van een uitkering. En vanuit de werkgever: afwezigheid van een adequaat verzuim- en werkhervattingsbeleid, onjuiste ideeën over chronische pijn van het bewegingsapparaat, onbekendheid met tijdcontingente aanpak en geringe sociale steun geven aan de werknemer. In een review naar voorspellers voor langdurig verzuim na arbeidsgerelateerde klachten bleek dat onder meer een lager opleidingsniveau, beschikbaarheid van geschikte banen, ernstige arbeidsgerelateerde klachten, een negatieve attitude ten aanzien van herstel en terugkeer naar werk, geassocieerd zijn met blijvend arbeidsverzuim (Street en Lacey 2015).

Zwarte vlaggen

Zwarte vlaggen zijn de meer objectieve aspecten van de werkplek: het type werk, de beschikbaarheid van werk en het sociale zekerheidssysteem ten aanzien van werk. Ook niet-overeenkomende meningen tussen sleutelfiguren (werknemer, werkgever, gezondheidszorg) kunnen een negatieve invloed hebben (Main en Burton 2000). Op basis van zeven prospectieve studies werd aangetoond dat bij mensen met kortdurend (minder dan zes weken) arbeidsverzuim een hogere mate van ervaren beperkingen, lage rugpijn, hogere leeftijd, vrouwelijk geslacht, meer sociale disfunctie en meer sociaal isolement, zwaarder werk en een hogere mate van compensatie (uitkering), bijdragen aan langer verzuim (Steenstra et al. 2005).

Letselschade of andere juridische procedures

De veronderstelling is dat letselschadezaken een nadelig effect hebben op het herstel van de patiënt met chronische pijn na een ongeval. Is dat werkelijk het geval of is hier sprake van een niet-getoetste hypothese? Er is toenemend bewijs dat betrokkenheid in een letselschadeclaim en langere blootstelling aan de claimprocedure een prognostische indicator is voor een slechter herstel en negatieve gezondheidsuitkomsten bij mensen die betrokken zijn bij een verkeersongeval (Harris et al. 2005, 2008; Littleton et al. 2014; Grant et al. 2014; Murgatroyd et al. 2015). De richting van de associaties is echter niet bekend (Spearing et al. 2012). Een verklaring zou kunnen zijn dat mensen die langdurig in een dergelijk proces betrokken zijn, in contact komen met de complexiteit van het systeem, dat leidt tot stress door (onder meer) de vele onderzoeken door experts en het negatief ervaren contact met de verzekeringsmaatschappij en bij de claim betrokken medewerkers (Murgatroyd et al. 2011; Casey et al. 2015; Elbers et al. 2015). Daarnaast wordt geopperd dat secundaire winst en 'ongevalneurose' bijdragen tot niet-herstellen, omdat er een financiële prikkel bestaat om niet beter te worden (Miller 1961). Maar het is niet helder of dit alles leidt tot een slechtere gezondheid, of dat juist een pre-existente slechtere gezondheid leidt tot een langere duur van de claimafhandeling.

Uit een prospectief onderzoek in Australië onder mensen die betrokken waren bij een auto-ongeval zonder groot lichamelijk letsel bleek dat mensen met een latere sluiting van de claim vaker een *whiplash associated disorder* rapporteerden, een hogere BMI hadden en vaker een advocaat hadden ingeschakeld. Daarnaast bleek een hogere score op de Örebro Musculoskeletal Pain Screening Questionnaire, die de belangrijkste gele vlaggen meet, tot een langere duur tot sluiting van de claim te leiden. De conclusie is dat zowel gezondheidsgerelateerde als met het ongeval samenhangende factoren bijdragen tot het langer duren van een claimafhandeling (Gopinath et al. 2016).

6.5 Bepalen van verandermogelijkheden

Als de revalidatiearts al deze onderhoudende factoren van de patiënt in kaart heeft gebracht, zal hij een inschatting maken over de mate waarin deze factoren veranderbaar zijn, en nog belangrijker: of de patiënt akkoord is met het benaderen van de onderhoudende factoren vanuit het biomedisch, psychologisch en sociaal perspectief. Hierbij is met name van belang om de niet-veranderbare onderhoudende factoren te identificeren.

Vaak is nader onderzoek door leden van het interdisciplinaire team nodig, naast educatie over de rol van predisponerende en onderhoudende factoren op biopsychosociaal gebied. Tijdens de intake onderzoekt de (revalidatie)arts of de patiënt openstaat voor deze benadering en of hij bereid is om te werken aan het uitbreiden van betekenisvolle activiteiten en verbetering van participatie. Pijnvermindering is geen primair behandeldoel of aangrijpingspunt voor behandeling; het treedt vaak wel op, maar is voor de individuele patiënt niet te voorspellen.

6.6 Indicatiestelling

Als beïnvloedbare onderhoudende factoren helder zijn, de patiënt begrijpt wat de rationale van behandeling is, gemotiveerd is voor verandering en er geen niet-beïnvloedbare belemmerende factoren zijn die de behandeling belemmeren (zoals ernstige actuele stressoren), kan een behandelindicatie gesteld worden. Naast een indicatie voor interdisciplinaire medisch-specialistische revalidatie kan dat ook een andere interventie, of juist geen interventie zijn.

Mogelijke interventies:
1. Geen behandeling: bij ontbrekende hulpvraag, bij ontbreken van beperkingen in activiteiten en participatie, bij een zodanig precair evenwicht dat elke interventie tot decompensatie zou kunnen lijden (▶H. 8).
2. Pijneducatie en adviezen door de revalidatiearts.
3. Behandeling in de eerstelijn.
4. Behandeling in de anderhalve lijn.
5. Interdisciplinaire behandeling in de MSR.
6. Behandeling in de GGZ.
7. Behandeling in geriatrische revalidatiezorg (GRZ).

In deel 5 van dit boek komen verschillende behandelmethoden aan bod.

Literatuur

Abate, M., Vanni, D., Pantalone, A., & Salini, V. (2013). Cigarette smoking and musculoskeletal disorders. *Muscle, Ligaments and Tendons Journal, 3,* 63–69.

Afari, N., Ahumada, S. M., Johnson Wright, L., Mostoufi, S., Golnari, G., Reis, V., et al. (2014). Psychological trauma and functional somatic syndromes: A systematic review and meta-analysis. *Psychosomatic Medicine, 76,* 2–11.

Bishop, A., Foster, N. E., Thomas, E., & Hay, E. M. (2008). How does the self-reported clinical management of patients with low back pain relate to the attitudes and beliefs of health care practitioners? A survey of UK general practitioners and physiotherapists. *Pain, 135*(1–2), 187–195.

Breivik, H., Collett, B., Ventafridda, V., Cohen, R., & Gallacher, D. (2006). Survey of chronic pain in Europe: Prevalence, impact on daily life, and treatment. *European Journal of Pain, 10,* 287–333.

Burke, N. N., Finn, D. P., McGuire, B. E., & Roche, M. (2017). Psychological stress in early life as a predisposing factor for the development of chronic pain: Clinical and preclinical evidence and neurobiological mechanisms. *Journal of Neuroscience Research, 95,* 1257–1270.

Burns, J. W., Post, K. M., Smith, D. A., Porter, L. S., Buvanendran, A., Fras, A. M., et al. (2018). Spouse criticism and hostility during marital interaction: Effects on pain intensity and behaviors among individuals with chronic low back pain. *Pain, 159,* 25–32.

Cano, A., Leong, L. E., Williams, A. M., May, D. K., & Lutz, J. R. (2012). Correlates and consequences of the disclosure of pain-related distress to one's spouse. *Pain, 153,* 2441–2447.

Casey, P. P., Feyer, A. M., & Cameron, I. D. (2015). Associations with duration of compensation following whiplash sustained in a motor vehicle crash. *Injury, 46,* 1848–1855.

Chou, R., & Shekelle, P. (2010). Will this patient develop persistent disabling low back pain? *JAMA, 303,* 1295–1302.

Darlow, B., Fullen, B. M., Dean, S., Hurley, D. A., Baxter, G. D., & Dowell, A. (2012). The association between health care professional attitudes and beliefs and the attitudes and beliefs, clinical management, and outcomes of patients with low back pain: A systematic review. *European Journal of Pain, 16,* 3–17.

Dean, E., & Söderlund, A. (2015). What is the role of lifestyle behavior change associated with non-communicable disease risk in managing musculoskeletal health conditions with special reference to chronic pain? *BMC Musculoskeletal Disorders, 16,* 87.

Downie, A., Williams, C. M., Henschke, N., Hancock, M. J., Ostelo, R. W. J. G., Vet, H. C. W. de, et al. (2013). Red flags to screen for malignancy and fracture in patients with low back pain: Systematic review. *British Medical Journal, 347,* f7095.

Dowrick, C. F., Ring, A., Humphris, G. M., & Salmon, P. (2004). Normalisation of unexplained symptoms by general practitioners: A functional typology. *British Journal of General Practice, 54*(500), 165–170.

Elbers, N. A., Akkermans, A. J., Lockwood, K., Craig, A., & Cameron, I. D. (2015). Factors that challenge health for people involved in the compensation process following a motor vehicle crash: A longitudinal study. *BMC Public Health, 15,* 339.

Elliot, J., Flynn, T., Al-Najjar, A., Press, J., Nguyen, B., & Noteboom, J. T. (2011). The pearls and pitfalls of magnetic resonance imaging for the spine. *Journal of Orthopaedic & Sports Physical Therapy, 41,* 848–860.

Engelbert, R. H., Juul-Kristensen, B., Pacey, V., Wandele, I. de, Smeenk, S., Woinarosky, N., et al. (2017). The evidence-based rationale for physical therapy treatment of children, adolescents, and adults diagnosed with joint hypermobility syndrome/hypermobile Ehlers Danlos syndrome. *American Journal of Medical Genetics. Part C, Seminars in Medical Geneticsm, 175C,* 158–167.

Ferreira, M., Machado, G., Latimer, J., Maher, C., Ferreira, P., & Smeets, R. J. E. M. (2010). Factors defining care seeking in low back pain – A meta-analysis of population based surveys. *European Journal of Pain, 14,* 747. e1–747.e7.

Flor, H., & Turk, D. C. (2011). *Chronic pain. An integrated biobehavioral approach.* Seattle: IASP Press. ISBN 987-0-931092-90-9.

Generaal, E. (2017). Chronische pijn, de rol van biologische en psychosociale factoren. *Nederlandstalig Tijdschrift voor Pijn en Pijnbestrijding, 36,* 23–30.

Generaal, E., Vogelzangs, N., Penninx, B. W., & Dekker, J. (2017). Insomnia, sleep duration, depressive symptoms, and the onset of chronic multisite musculoskeletal pain. *Sleep, 40*(1), 1–10.

Goffaux, P., Lafrenaye, S., Morin, M., Patural, H., Demers, G., & Marchand, S. (2008). Preterm births: Can neonatal pain alter the development of endogenous gating systems? *European Journal of Pain, 12,* 945–951.

Gopinath, B., Elbers, N. A., Jagnoor, J., Harris, I. A., Nicholas, M., Casey, P., et al. (2016). Predictors of time to claim closure following a non-catastrophic injury sustained in a motor vehicle crash: A prospective cohort study. *Public Health, 16,* 421.

Gordon, R., & Bloxham, S. (2016). A systematic review of the effects of exercise and physical activity on non-specific chronic low back pain. *Healthcare, 4,* 22.

Grant, G. M., O'Donnell, M. L., Spittal, M. J., Creamer, M., & Studdert, D. M. (2014). Relationship between stressfulness of claiming for injury compensation and long-term recovery: A prospective cohort study. *JAMA Psychiatry, 71,* 446–453.

Harris, I., Mulford, J., Solomon, M., Gelder, J. M. van, & Young, J. (2005). Association between compensation status and outcome after surgery: A meta-analysis. *JAMA, 293,* 1644–1652.

Harris, I. A., Young, J. M., Jalaludin, B. B., & Solomon, M. J. (2008). The effect of compensation on general health in patients sustaining fractures in motor vehicle trauma. *Journal of Orthopedic Trauma, 22*(4), 216–220.

Hartvigsen, J., Hancock, M., Kongsted, A., Louw, Q., Ferreira, M., Genevay, S., et al. (2018). What is low back pain and why we need to pay attention? *The Lancet, 1391,* 2356–2367.

Heim, N., Snijder, M. B., Deeg, D. J., Seidell, J. C., & Visser, M. (2008). Obesity in older adults is associated with an increased prevalence and incidence of pain. *Obesity (Silver Spring), 16,* 2510–2517.

Henschke, N., Lorenz, E., Pokora, R., Michaleff, Z. A., Quartey, J. N. A., & Oliveira, V. C. (2016). Understanding cultural influences on back pain and back pain research. *Best Practice & Research Clinical Rheumatology, 30*(6), 1037–1049.

Hocking, L. J., Morris, A. D., Dominiczak, A. F., Porteous, D. J., & Smith, B. H. (2012). Heritability of chronic pain in 2.195 extended families. *European Journal of Pain, 16,* 1053–1063.

Hodges, P. W., & Smeets, R. (2015). Interaction between pain, movement and physical activity: Short-term benefits, long term consequences, and targets for treatment. *Clinical Journal of Pain, 31,* 97–107.

Hollander, M. den, Jong, J. R. de, Volders, S., Goossens, M. E. J. B., Smeets, R. J. E. M., & Vlaeyen, J. W. S. (2010). Fear reduction in patients with chronic pain: A learning theory perspective. *Expert Reviews of Neurotherapeutics, 10,* 1733–1745.

Holley, A. L., Wilson, A. C., & Palermo, T. M. (2017). Predictors of the transition from acute to persistent musculoskeletal pain in children and adolescents: A prospective study. *Pain, 158,* 794–801.

Houben, R. M. A., Gijsen, A., Peterson, J., Jong, P. J. de, & Vlaeyen, J. W. S. (2005). Do health care providers' attitudes towards back pain predict their treatment recommendations. Differential predictive validity of implicit and explicit attitude measures? *Pain, 114,* 491–495.

Janke, E. A., Collins, A., & Kozak, A. T. (2007). Overview of the relationship between pain and obesity: What do we know? Where do we go next? *Journal of Rehabilitation Research & Development, 44,* 245–262.

Kendall, N., Linton, S. J., & Main, C. J. (1997). *Guide to assessing psychosocial yellow flags in acute low back pain: Risk factors for long-term disability and work loss.* Wellington, New Zeeland: Accident rehabilitation and Compensation Insurance of New Zealand and the National Health Committee.

Korff, M. von, Alonso, J., Ormel, J., Angermeyer, M., Bruffaerts, R., Fleiz, C., et al. (2009). Childhood psychosocial stressors and adult onset arthritis: Broad spectrum risk factors and allostatic load. *Pain, 143,* 76–83.

Lacourt, T. E., Houtveen, J. A., Smeets, H. M., Lipovsky, M. M., & Doornen, L. J. P. van. (2013). Infection load as a predisposing factor for somatoform disorders: Evidence from a Dutch general practice registry. *Psychosomatic Medicine, 75,* 759–764.

Linton, S. J. (2000). A review of psychological risk factors in back and neck pain. *Spine (Phila Pa 1976), 25,* 1148–1156.

Littleton, S. M., Hughes, D. C., Gopinath, B., Robinson, B. J., Poustie, S. J., Smith, P. N., et al. (2014). The health status of people claiming compensation for musculoskeletal injuries following road traffic crashes is not altered by an early intervention programme: A comparative study. *Injury, 45*(9), 1493–1499.

Luyten, P. (2014). Persistente somatische klachten – Nieuwe inzichten vanuit de dialoog met de neurowetenschappen. *Tijdschrift voor Psychoanalyse, 20,* 266–276.

Main, C. J., & Burton, A. K. (2000). Economic and occupational influences on pain and disability. In C. J. Main & C. C. Spanswick, (Eds.), *Pain management: An interdisciplinary approach* (pp. 63–87). Edinburgh, Scotland: Churchill Livingstone.

Main, C. J., Sullivan, M. J. L., & Watson, P. J. (2008). *Pain management* (2nd ed.). London: Elsevier. ISBN 13:9780443100697.

Menezes Costa, L. D. C., Maher, C. G., McAuley, J. H., Hancock, M. J., & Smeets, R. J. E. M. (2011). Self-efficacy is more important than fear of movement in mediating the relationship between pain and disability in chronic low back pain. *European Journal of Pain, 15,* 213–219.

Miller, H. (1961). Accident neurosis. *British Medical Journal, 1,* 919–925.

Murgatroyd, D. F., Cameron, I. D., & Harris, I. A. (2011). Understanding the effect of compensation on recovery from severe motor vehicle crash injuries: A qualitative study. *Injury Prevention, 17,* 222–227.

Murgatroyd, D. F., Casey, P. P., Cameron, I. D., & Harris, I. A. (2015). The effect of financial compensation on health outcomes following musculoskeletal injury: Systematic review. *PLoS One, 10*(2), e0117597.

Muthuri, S. G., Kuh, D., Bendayan, R., Macfarlane, G. J., & Cooper, R. (2016). Chronic physical illness in early life and risk of chronic widespread and regional pain at age 68: Evidence from the 1946 British birth cohort. *Pain, 157,* 2382–2389.

Nicholas, M. K., Linton, S. J., Watson, P. J., & Main, C. J. (2011). The "Decade of the Flags" working group. Early identification and management of psychological risk factors ("yellow flags") in patients with low back pain: A reappraisal. *Physical Therapy, 91,* 737–753.

Okifuji, A., & Hare, B. D. (2015). The association between chronic pain and obesity. *Journal of Pain Research, 8,* 399–408.

Palmer, S., Bailey, S., Barker, L., Barney, L., & Elliott, A. (2014). The effectiveness of therapeutic exercise for joint hypermobility syndrome: A systematic review. *Physiotherapy, 100,* 220–227.

Petre, B., Torbey, S., Griffith, J. W., Oliveira, G. de, Herrmann, K., Mansour, A., et al. (2015). Smoking increases risk of pain chronification through shared corticostriatal circuitry. *Human Brain Mapping, 36,* 683–694.

Phillips, C. J. (2009). The cost and burden of chronic pain. *British Journal of Pain, 3,* 2–5.

Pinheiro, M. B., Ferreira, M. L., Refshauge, K., Maher, C. G., Ordoñana, J. R., Andrade, T. B., et al. (2016). Symptoms of depression as a prognostic factor for low back pain: A systematic review. *The Spine Journal, 16,* 105–116.

Prenevost, M. H., & Reme, S. E. (2017). Couples with chronic pain: How do intercouple interactions relate to coping? *Scandinavian Journal of Pain, 16,* 150–157.

Rainville, J., Carlson, N., Polatin, P., Gatchel, R. J., & Indahl, A. (2000). Exploration of physicians' recommendations for activities in chronic low back pain. *Spine, 25,* 2210–2220.

Ray, L., Lipton, R. B., Zimmerman, M. E., Katz, M. J., & Derby, C. A. (2011). Mechanisms of association between obesity and chronic pain in the eldery. *Pain, 152,* 53–59.

Rivat, C., Becker, C., Blugeot, A., Zeau, B., Mauborgne, A., Pohl, M., et al. (2010). Chronic stress induces transient spinal neuroinflammation, triggering sensory hypersensitivity and long-lasting anxiety-induced hyperalgesia. *Pain, 150,* 358–368.

Romano, J. M., Jensen, M. P., Turner, J. A., Good, A. B., & Hops, H. (2000). Chronic pain patient-partner interactions: Further support for a behavioral model of chronic pain. *Behavior Therapy, 31,* 415–440.

Salmon, J., & Shilton, T. (2004). Endorsement of physical activity recommendations for children and youth in Australia. *Journal of Science and Medicine in Sport, 7,* 405–406.

Scheper, M. C., Pacey, V., Rombaut, L., Adamns, R. D., Tofts, L., Calders, P., et al. (2016). Generalized hyperalgesia in children and adults diagnosed with hypermobility syndrome and Ehlers-Danlos hypermobility type: A discriminative analysis. *Arthritis Care and Research, 15,* 1–7.

Scheper, M. C., Vries, J. E. de, Juul-Kristensen, B., Nollet, F., & Engelbert, R. H. (2014). The functional consequences of generalized joint hypermobility: A cross-sectional study. *BMC Musculoskeletal Disorders, 15,* 243.

Schmidt, A., Corcoran, K., Grahame, R. de, & Williams, A. C. (2015). How do people with chronically painful joint hypermobility syndrome make decisions about activity? *British Journal of Pain, 9,* 157–166.

Scott, W., Milioto, M., Trost, Z., & Sullivan, M. J. (2016). The relationship between perceived injustice and the working alliance: A cross-sectional study of patients with persistent pain attending multidisciplinary rehabilitation. *Disability and Rehabilitation, 38,* 2365–2373.

Serbic, D., & Pincus, T. (2014). Diagnostic uncertainty and recall bias in chronic low back pain. *Pain, 155,* 1540–1546.

Smeets, R. J. E. M., Wade, D., Hidding, A., Leeuwen, P. J. C. M. van, Vlaeyen, J. W. S., & Knottnerus, J. A. (2006). The association of physical deconditioning and chronic low back pain: A hypothesis-oriented systematic review. *Disability and Rehabilitation, 28,* 673–693.

Smeets, R. J. E. M., & Wittink, H. (2007). Editorial: The deconditioning paradigma for chronic low back pain unmasked? *Pain, 130,* 201–202.

Spearing, N. M., Connelly, L. B., Gargett, S., & Sterling, M. (2012). Does injury compensation lead to worse health after whiplash? A systematic review. *Pain, 153,* 1274–1282.

Steenstra, I. A., Verbeek, J. H., Heymans, M. W., & Bongers, P. M. (2005). Prognostic factors for duration of sick leave in patients sick listed with acute low back pain: A systematic review of the literature. *Occupational and Environmental Medicine, 62,* 851–860.

Stone, J., Wojcik, W., Durrance, D., Carson, A., Lewis, S., MacKenzie, L., et al. (2002). What should we say to patients with symptoms unexplained by disease? The "number needed to offend". *British Medical Journal, 325,* 1449–1450.

Street, T. D., & Lacey, S. J. (2015). A systematic review of studies identifying predictors of poor return to work outcomes following workplace injury. *Work, 51,* 373–381.

Sullivan, M. J., Feuerstein, M., Gatchel, R., Linton, S. J., & Pransky, G. (2005). Integrating psychosocial and behavioral interventions to achieve optimal rehabilitation outcomes. *Journal of Occupational Rehabilitation, 15,* 475–489.

Verbunt, J. A., Smeets, R. J. E. M., & Wittink, H. (2010). Cause or effect? Deconditioning and chronic low back pain. *A topical review. Pain, 149,* 428–430.

Verhagen, A. P., Downie, A., Maher, C. G., & Koes, B. W. (2017). Most red flags for malignancy in low back pain guidelines lack empirical support: A systematic review. *Pain, 158,* 1860–1868.

Vlaeyen, J. W. S., & Linton, S. J. (2006). Editorial. Are we "fear-avoidant"? *Pain, 124,* 240–241.

Werkgroep Pijnrevalidatie Nederland, Nederlandse Vereniging van Revalidatieartsen (2017). Position paper. *Medisch specialistische revalidatie bij chronische pijn aan het houdings-en bewegingsapparaat.*

Wertli, M. M., Eugster, R., Held, U., Steurer, J., Kofmehl, R., & Weiser, S. (2014). Catastrophizing—A prognostic factor for outcome in patients with low back pain: A systematic review. *The Spine Journal, 11,* 2639–2657.

World Health Organization (2001). International classification of functioning, disability and health. ICF. Geneva: WHO Publishing.

Literatuur

Standaarden en Richtlijnen

NHG-Standaard Aspecifieke lage rugpijn (2005).
Richtlijn Lumbosacraal radiculair syndroom. NHG (2005).
Richtlijn handelen van de bedrijfsarts bij werknemers met aspecifieke lage rugklachten. NVAB (2006).
Ketenzorgrichtlijn Aspecifieke Lage Rugklachten (2010).
KNGF-richtlijn. Klachten aan de arm, nek en/of schouder (KANS) (2010).
GGZ richtlijn SOLK en somatoforme stoornissen (2011).
Multidisciplinaire richtlijn aspecifieke Klachten Arm, Nek en/of Schouders (2012).
KNGF-richtlijn Lage rugpijn (2013).
NHG-Standaard Somatisch Onvoldoende verklaarde Lichamelijke Klachten (SOLK) (2013).
Zorgstandaard chronische pijn (2017).

De complexiteit van het pijnprobleem

A.J.A. Köke en A.M. Boonstra

Samenvatting

Chronische pijn is een complex gezondheidsprobleem omdat verschillende factoren bijdragen aan het ontstaan en in stand houden van de klachten en beperkingen. Patiënten met complexe gezondheidsproblemen consumeren meer zorg en hebben minder goede behandelresultaten. Om een patiënt met chronische pijn de juiste zorg op de juiste plek te kunnen aanbieden, is een inschatting van de aard en de ernst van aanwezige problematiek noodzakelijk. Een valide indeling in de mate van complexiteit ontbreekt tot op heden. Diverse factoren, zoals fysieke en mentale comorbiditeit en/of psychosociale problematiek, dragen bij aan de mate van complexiteit. Echter, de traditionele indeling in WPN-niveaus en ook andere classificatiesystemen zijn nog onvoldoende valide gebleken. In dit hoofdstuk wordt ingegaan op definities en vormen van complexiteit en factoren die de mate van complexiteit mede bepalen.

7.1 Complexiteit van gezondheidsproblemen – 88

7.2 Complexiteit van de problematiek ten gevolge van chronische pijn – 89

7.3 Case Complexity Index – 91

7.4 Classificatie met behulp van de Nederlandse Dataset Pijnrevalidatie – 92

7.5 Tot slot – 92

Literatuur – 92

© Bohn Stafleu van Loghum is een imprint van Springer Media B.V., onderdeel van Springer Nature 2019
J. A. Verbunt, J. L. Swaan, H. R. Schiphorst Preuper en K. M. G. Schreurs (Red.), *Handboek pijnrevalidatie*,
https://doi.org/10.1007/978-90-368-2230-5_7

Patiënten met chronische pijn vormen een heterogene groep patiënten, waarbij pijnklachten, andere somatische klachten, ervaren beperkingen, psychische en sociale problematiek per patiënt in wisselende mate aanwezig zijn. De behandeling van patiënten met chronische pijn vindt dan ook idealiter plaats in een 'stepped care'-benadering (DPS en SWP 2017; Touben 2012). De patiënt krijgt daarbij de zorg die past bij de aard en complexiteit van zijn (pijn) probleem, niet meer en niet minder. Door de toenemende kosten in de zorg en de niet toenemende budgetten is het noodzakelijk dat er een snelle en adequate inschatting gemaakt wordt van wat iemand aan zorg nodig heeft. Dit voorkomt onnodige behandeltrajecten die niet succesvol zijn, die weer leiden tot frustraties of teleurstellingen, of zelfs iatrogene schade kunnen geven, en die niet kosteneffectief zijn (DPS en SWP 2017; Anderson et al. 2016). In dit hoofdstuk gaan we vooral in op de complexiteit in de tweede- en derdelijnspijnrevalidatie. Complexiteit in de eerstelijn wordt uitgewerkt in ▶H. 5.

7.1 Complexiteit van gezondheidsproblemen

Onder een complex probleem verstaat het Van Dale woordenboek 'een samengesteld, ingewikkeld probleem' en het woordenboek woorden.org verstaat onder complexiteit 'het ingewikkeld en moeilijk zijn'. Patiënten die lijden aan één of meer chronische aandoeningen, waarbij ook psychosociale problematiek aanwezig is, worden als patiënten met complexe problematiek beschouwd (Huyse et al. 1999; Jonge et al. 2005). Veelal ziet men dat dergelijke patiënten bijvoorbeeld een veel langere opnameduur hebben in een ziekenhuis na een medische ingreep, dat deze patiënten meer zorg consumeren en/of minder goede behandelresultaten ervaren. Dit wil echter niet zeggen dat complexe patiënten altijd meer zorg nodig hebben. De aard van de hulpvraag of zorgbehoefte van een patiënt speelt eveneens een rol; sommige patiënten zijn tevreden over hun kwaliteit van leven ondanks diverse beperkingen, andere patiënten met dezelfde mate van beperkingen ervaren juist een veel slechtere kwaliteit van leven en zoeken veelvuldig hulp. Bij keuze voor de meest passende zorg zal dus naast complexiteit ook altijd afstemming moeten plaatsvinden tussen hulpvraag, persoonlijke voorkeuren en/of mogelijkheden aan effectieve behandeling bij de huidige stand van de wetenschap.

Een gezondheidsprobleem, in brede zin, wordt complexer wanneer (Wade 2011) er meer:
- gegevens verzameld moeten worden om inzicht te krijgen in de diverse aanwezige factoren die het gezondheidsprobleem veroorzaken of in stand houden;
- tijd moet worden besteed om een gezondheidsprobleem te analyseren;
- disciplines of specifieke kennis nodig zijn voor analyse;
- coördinatie en/of afstemming nodig is tussen de verschillende behandelaars;
- ervaring en/of (specifieke) deskundigheid gevraagd wordt van behandelaars.

Om complexiteit van gezondheidsproblemen beter te kunnen duiden, onderscheidt Wade (2011) drie vormen van complexiteit:
a. Algoritmische complexiteit: deze gaat uit van een bepaalde hiërarchie van de verschillende factoren.
b. Deterministische complexiteit: bij deze vorm zijn er stabiele subgroepen, waarbij de leden van een subgroep dezelfde unieke kenmerken hebben.
c. Een samengevoegde (of geaggregeerde) complexiteit: hierbij kunnen meerdere combinaties van factoren en/of interacties tussen factoren aanwezig zijn.

In het algemeen wordt aangenomen dat naarmate de ernst of zwaarte van een aanwezige factor toeneemt, ook de complexiteit toeneemt. Dat hoeft echter niet altijd het geval te zijn. Complexiteit kenmerkt zich ook door non-lineaire relaties en een bepaalde mate van onzekerheid of onbekendheid (niet alle factoren die bijdragen aan een gezondheidsprobleem zijn bekend).

Factoren die complexiteit bepalen, zijn daarnaast ook onder te verdelen in factoren gerelateerd aan het gezondheidsprobleem zelf en factoren gerelateerd aan de behandeling (Wade 2011):

a. Factoren gerelateerd aan het gezondheidsprobleem:
   - het aantal verschillende domeinen (biopsychosociaal) die invloed hebben op het gezondheidsprobleem;
   - het aantal verschillende factoren binnen één domein;
   - de interacties tussen de verschillende factoren/domeinen;
   - de mate van onzekerheid over causale relaties tussen factoren;
   - de non-lineaire aard van interacties tussen domeinen/factoren afzonderlijk en gezamenlijk.
b. Factoren gerelateerd aan behandeling:
   - het aantal mogelijke behandelmethoden dat ingezet kan worden;
   - de onderlinge relatie/samenhang tussen de verschillende interventies;
   - de effecten van verandering in één factor op de andere factoren;
   - het aantal disciplines en/of organisaties betrokken bij behandeling.

7.2 Complexiteit van de problematiek ten gevolge van chronische pijn

De complexiteit van chronische pijnproblematiek is uitgangspunt voor de aanbevolen aanpak binnen de *Zorgstandaard Chronische Pijn* (DPS en SWT 2017). Zowel de ernst van chronische pijn als de gevolgen op fysiek, psychologisch en sociaal gebied compliceren het ziektebeeld. In de zorgstandaard wordt chronische pijn gedefinieerd als 'een persisterend, multifactorieel gezondheidsprobleem waarbij lichamelijke, psychische en sociale factoren in verschillende mate en in wisselende onderlinge samenhang bijdragen aan pijnbeleving, pijngedrag, ervaren beperkingen in het dagelijks functioneren en ervaren vermindering van de kwaliteit van leven.' (DPS en SWT, pag. 9–10). Deze definitie laat zien dat de groep patiënten met chronische pijn zeer heterogeen is en dat een veelvoud aan combinaties van ernst en aantal factoren aanwezig kan zijn, wat een eenduidige indeling niet eenvoudig maakt. Bij het vaststellen van de mate van complexiteit zal daarbij ook rekening gehouden moeten worden met het doel van het indelen van de complexiteit met een classificatiesysteem. Zo zal een classificatiesysteem voor complexiteit voor een invasieve behandeling van pijn wellicht anders gedefinieerd moeten worden dan voor een revalidatiebehandeling. Een revalidatiebehandeling richt zich zowel op lichamelijke als psychosociale factoren en op gevolgen voor het functioneren en niet zozeer op de pijn zelf, zoals primair bij een anesthesiologische interventie voor pijn.

Om te komen tot criteria voor complexiteit zal eerst duidelijk moeten zijn wat de definitie is van complexe chronische pijn, wat een (pijn)probleem of een patiënt met chronische pijn complex maakt, welke gradaties van complexiteit bij chronische pijn te onderscheiden zijn en hoe een eventueel classificatiesysteem kan helpen om tot betere behandelresultaten te komen.

Er wordt in de literatuur veel gesproken over de complexiteit van het pijnprobleem of over complexe problematiek van patiënten met chronische pijn (Waterschoot et al. 2016). Een definitie of nadere beschrijving van wat hier onder verstaan wordt, ontbreekt in het algemeen. In een onderzoek naar de ontwikkeling van een meetinstrument om de complexiteit van chronische pijn te meten binnen de revalidatiegeneeskunde (Waterschoot et al. 2016) werd de complexiteit van een patiënt met chronische pijn als volgt gedefinieerd: 'de mate waarin een combinatie van factoren het functioneren van patiënten met chronische pijn beïnvloedt'. Deze definitie beperkt het aantal te includeren factoren tot alleen factoren die invloed hebben op het functioneren van patiënten met chronische pijn.

In de literatuur worden meerdere classificatiesystemen beschreven om patiënten in te delen naar aard, ernst en/of oorzaak van het pijnprobleem. De meeste classificatiesystemen beperken zich tot een indeling op niveau van stoornissen in lichamelijke of psychosociale functies van het International Classification of Functioning, Disability Disease (ICF)-model, sommige op het biopsychosociale model (Billis et al. 2007; Fillingim et al. 2016; Kumar en Elavarasi 2016). Een voorbeeld van een classificatiesysteem op lichamelijke criteria is bijvoorbeeld de indeling in nociceptieve en neuropathische pijn en centrale sensitisatie (Nijs et al. 2015). In 2013 is met een internationaal expertteam een raamwerk en taxonomie ontwikkeld, de ACTTION-APS Pain Taxonomy (AAPT) Multidimensional Framework om zowel het op symptomen en diagnosen gebaseerde type pijn als het biopsychosociale karakter van chronische pijnproblematiek goed in kaart te kunnen brengen (Dworkin et al. 2016; Turk et al. 2016). Ook de International Association for the Study of Pain (IASP) heeft een classificatiesysteem ontwikkeld, waarbij chronische pijn wordt onderverdeeld in 7 typen, waarvan musculoskeletale pijn er één is. Elk type pijn wordt weer onderverdeeld in subtypen (Treede et al. 2015).

In de pijnrevalidatie in Nederland is het meest gebruikte classificatiesysteem om de complexiteit te duiden, de indeling met behulp van WPN-niveaus. De WPN-niveaus, geïntroduceerd in 1997 door de Werkgroep Pijnrevalidatie Nederland en gereviseerd in 2012, bestaan uit vier niveaus (zie kader). In deze indeling wordt dus zowel de mate van participatieproblemen als de ernst van de psychosociale factoren meegewogen in de indeling.

> **WPN-niveaus**
> 1: Patiënten met pijn en (dreigende) beperking in activiteiten zonder invloed op participatie, geen of minimale psychosociale problematiek.
> 2: Patiënten met pijn en matige beperking in activiteiten en participatie, zonder of met minimale psychosociale problematiek.
> 3: Patiënten met pijn en beperking in activiteiten en participatie, psychosociale problematiek die matige tot ernstige mate invloed heeft op het (ervaren) niveau van functioneren.
> 4: Patiënten met pijn en beperking in activiteiten en participatie (ernstige tot zeer ernstige impact), psychosociale problematiek die in zeer ernstige mate invloed heeft op het (ervaren) niveau van functioneren.

Nadeel van de WPN-indeling is dat deze gebaseerd is op het subjectieve klinische oordeel van degene die de patiënt classificeert, meestal de revalidatiearts. Uit onderzoek is gebleken dat de interbeoordelaarsbetrouwbaarheid matig is, waardoor een individuele patiënt maar matig betrouwbaar kan worden ingedeeld (Boonstra et al. 2011).

Deze indeling wordt onder meer gebruikt om te onderscheiden in welke setting de patiënt het best behandeld kan worden. Hierbij is de consensus vanuit de klinische praktijk dat patiënten met WPN-niveau 1 of 2 veelal in de eerstelijn kunnen worden behandeld, patiënten met WPN-niveau 3 en 4 binnen de medisch-specialistische revalidatiegeneeskunde indien een goede indicatie aanwezig is (▶ www.adelante-zorggroep.nl).

Onderzoek naar hoe een classificatiesysteem helpend kan zijn om het behandelresultaat binnen de pijnrevalidatie te verbeteren, is ons niet bekend. Binnen de fysiotherapie zijn enkele onderzoeken bekend (Fritz et al. 2003; Brennan et al. 2006; Henry et al. 2014) waarbij onderzocht werd of het gebruik van een classificatiesysteem (veelal op biomechanische gronden) wel of niet helpend was om tot een beter behandelresultaat te komen. De resultaten waren over het algemeen niet duidelijk in het voordeel van de onderzochte classificatiesystemen. Wel zijn er aanwijzingen dat gebruikmaken van een classificatiesysteem op basis van een biopsychosociaal model tot betere resultaten leidt (Fersum et al. 2010; Asih et al. 2015). Fersum et al. (2010) maakten gebruik van een uitgebreid klinisch algoritme, waarin de klachten werden onderverdeeld in specifieke versus aspecifieke pijn en vervolgens werden de aspecifieke pijnklachten verder opgedeeld op basis van de aanwezigheid van centrale sensitisatie (ja/nee), dominante aanwezigheid van psychosociale problematiek (ja/nee) en sensomotorische stoornissen (ja/nee). Per categorie was er een gerichte behandelaanpak. Asih et al. (2015) deelden de patiënten in op basis van de scores van de Multidimensionale Pijn Inventory (Lousberg et al. 1999). Daarbij werden vier subgroepen patiënten onderscheiden. Hoewel voor alle groepen de effecten van multidisciplinaire behandeling positief waren, hadden bepaalde subgroepen een beter resultaat.

7.3 Case Complexity Index

Door Waterschoot et al. (2016) is de Case Complexity Index (CCI) ontwikkeld om de mate van complexiteit van chronische pijnproblematiek te duiden en daarmee op een objectievere manier richting te kunnen geven aan de keuze voor een bepaald behandelprogramma. Dit is tot nu toe de enige meetmethode voor de complexiteit binnen de medisch-specialistische revalidatiegeneeskunde in Nederland die enigszins wetenschappelijk is onderbouwd. In hun onderzoek zijn ervaren behandelaars (n = 52) gevraagd om aan te geven welke factoren volgens hen bijdragen aan de door de onderzoekers gedefinieerde complexiteit. Met de Delphi-methode heeft men uiteindelijk uit 166 aangedragen factoren (eerste ronde) de 10 belangrijkste geselecteerd (zie kader) waarmee volgens de behandelaars de mate van complexiteit van patiënten met chronische pijn in kaart gebracht kon worden.

> **Complexiteit van patiënten met chronische pijn**
> 1. Psychiatrische aandoening(en)
> 2. Motivatie
> 3. Persoonlijkheidskenmerken die interfereren met behandeling
> 4. Somatisatie
> 5. Problemen in gezin/familie
> 6. *Life events*
> 7. Mentaliserend vermogen
> 8. Gerechtelijke letselprocedures
> 9. Werkgerelateerde of financiële problemen
> 10. Kenmerken van de klacht

Vervolgens is aan deze factoren een bepaalde rangorde of zwaarte (hiërarchie) toegekend (algoritmische complexiteit) en zijn deze samengevoegd in een meetinstrument. De grootste zwaarte werd toegekend aan de factor 'psychiatrische aandoeningen' en de minste zwaarte aan 'kenmerken van de klacht' (zie kader). De behandelaar moet scoren of de betreffende factor geheel aanwezig is, deels aanwezig is of niet aanwezig is. De score per factor wordt vermenigvuldigd met de zorgzwaarte waardoor een somscore tussen de 0–100 ontstaat (0 = niet complex en 100 = zeer complex). Nadeel van deze meetmethode is dat de validiteit en betrouwbaarheid nog niet goed onderzocht is (Waterschoot et al. 2016). Een volgend onderzoek zal derhalve moeten uitwijzen hoe de betrouwbaarheid en validiteit van de CCI is en of de CCI kan bijdragen aan het beter indiceren van goede vorm en inhoud van een revalidatiebehandeling.

7.4 Classificatie met behulp van de Nederlandse Dataset Pijnrevalidatie

In 2017 is het Netwerk Pijnrevalidatie Limburg opgezet. Binnen dit netwerk worden hulpmiddelen ontwikkeld die de revalidatiearts ondersteunen bij het indiceren van de juiste behandeling op de juiste plek. Er wordt uitgegaan van een indeling in mate van complexiteit gebaseerd op scores van de Nederlandse Dataset Pijnrevalidatie (NDP) (▶H. 13). Hiervoor worden gebruikt de pijn- en vermoeidheidsscore (van 0–10 punten), de score op de Hospital Anxiety and Depression Scale (HADS), de Pijn Catastroferen Schaal (PCS) en de Pain Disability Index (PDI) (▶H. 13). Daarnaast beoordeelt de arts op basis van anamnese en lichamelijk onderzoek onder andere de aanwezigheid van lichamelijke en psychiatrische comorbiditeit, de invloed van de sociale context, de motivatie en de gedragsveranderingsmogelijkheden van de patiënt. Of hiermee een betere indeling in de mate van complexiteit mogelijk is, zal nog moeten blijken.

7.5 Tot slot

Op dit moment bestaat er nog geen eenduidige manier om de mate van complexiteit van chronische pijnproblematiek binnen de revalidatiegeneeskunde te classificeren. Hoewel wel classificatiesystemen in de literatuur beschreven zijn, is het nut hiervan in de klinische revalidatiepraktijk nog zeer beperkt onderzocht.

Literatuur

Anderson, D., Zlateva, I., Coman, E., Khatri, K., Tian, T., & Kerns, R. (2016). Improving pain care through implementation of the stepped care model at a multisite community health center. *Journal of Pain Research, 11*(9), 1021–1029.

Asih, S., Maye, T. G., Williams, M., Choi, J. H., & Gatchel, R. J. (2015). Does classification of chronic musculoskeletal disorder patients into psychosocial subgroups predict differential treatment responsiveness and 1-year outcomes after a functional restoration program? *Clinical Journal of Pain, 31*(12), 1036–1045.

Billis, E., McCarthy, C., & Oldham, A. (2007). Subclassification of low back pain: A cross-country comparison. *European Spine Journal, 16*(7), 865–879.

Boonstra, A. M., Schiphorst Preuper, H. R., Brouwer, M., Weerdt, M. de, Knol, D. L., & Köke, A. (2011). Classificatie van patiënten met chronische pijnklachten; onderzoek naar de betrouwbaarheid van de WPN niveaus. *Nederlandstalig Tijdschrift Pijnbestrijding, 30*(46), 5–10.

Literatuur

Brennan, G. P., Fritz, J. M., Hunter, S. J., Thackeray, A., Delitto, A., & Erhard, R. E. (2006). Identifying subgroups of patients with acute/subacute "nonspecific" low back pain: Results of a randomized clinical trial. *Spine, 31*(6), 623–631.

Dutch Pain Society (DPS) (2017). Samenwerkingsverband Pijnpatiënten naar één stem (SWP). *Zorgstandaard Chronische Pijn.* ▶ http://dutchpainsociety.nl/index.php?page=zorgstandaard_chronische_pijn.

Dworkin, R. H., Bruehl, S., Fillingim, R. B., Loeser, J. D., Terman, G. W., & Turk, D. C. (2016). Multidimensional diagnostic criteria for chronic pain: Introduction to the ACTTION-American Pain Society Pain Taxonomy (AAPT). *Journal of Pain, 17*(9 Suppl), T1–T9.

Fersum, K. V., Dankaerts, W., O'Sullivan, P. B., Maes, J., Skouen, J. S., Bjordal, J. M., et al. (2010). Integration of subclassification strategies in randomised controlled clinical trials evaluating manual therapy treatment and exercise therapy for non-specific chronic low back pain: A systematic review. *British Journal of Sports Medicine, 44*(14), 1054–1062.

Fillingim, R. B., Loeser, J. D., Baron, R., & Edwards, R. R. (2016). Assessment of chronic pain: Domains, methods, and mechanisms. *Journal of Pain, 17*(9 Suppl), T10–T20.

Fritz, J. M., Delitto, A., & Erhard, R. E. (2003). Comparison of classification-based physical therapy with therapy based on clinical practice guidelines for patients with acute low back pain: a randomized clinical trial. *Spine (Phila Pa 1976), 28*(13), 1363–1371.

Henry, S. M., Dillen, L. R. van, Ouellette-Morton, R. H., Hitt, J. R., Lomond, K. V., DeSarno, M. J., et al. (2014). Outcomes are not different for patient-matched versus nonmatched treatment in subjects with chronic recurrent low back pain: A randomized clinical trial. *Spine Journal, 14*(12), 2799–2810.

Huyse, F. J., Lyons, J. S., & Stiefel, F. C. (1999). "INTERMED": A method to assess health service needs I. Development and reliability. *General Hospital Psychiatry, 21*(1), 39–48.

Jonge, P. de, Huyse, F. J., Joris, P. J., Slaets, J. P., Söllner, W., & Loop, F. C. (2005). Operationalization of biopsychosocial case complexity in general health care: The INTERMED project. *Australian and New Zealand Journal of Psychiatry, 3*(9), 795–799.

Kumar, K. H., & Elavarasi, P. (2016). Definition of pain and classification of pain disorders. *Journal of Advanced Clinical and Research Insights, 3*(3), 87–90.

Lousberg, R., Breukelen, G. van, Groenman, N., Schmidt, A., Arntz, A., & Winter, F. (1999). Psychometric properties of the Multidimensional Pain Inventory-Dutch language version (MPI-DLV). *Behaviour Research and Therapy, 37*(2), 167–182.

Nijs, J., Apeldoorn, A., Hallegraeff, H., Clark, J., Smeets, R., Malfliet, A., et al. (2015). Low back pain: Guidelines for the clinical classification of predominant neuropathic, nociceptive, or central sensitization pain. *Pain Physician, 18*(3), E333–E346.

Touben, D. (2012). Chronic pain management: Measurement-based step care solutions. *Pain: Clinical Updates, 20*(8), 1–8.

Treede, R. D., Rief, W., Barke, A., Aziz, Q., Bennett, M. I., Benoliel, R., et al. (2015). A classification of chronic pain for ICD-11. *Pain, 156*(6), 1003–1007.

Turk, D. C., Fillingim, R. B., Ohrbach, R., & Patel, K. V. (2016). Assessment of psychosocial and functional impact of chronic pain. *Journal of Pain, 17*(9 Suppl), T21–T49.

Wade, D. (2011). Complexity, case-mix and rehabilitation: The importance of a holistic model of Illness. *Clinical Rehabilitation, 25*(5), 387–395.

Waterschoot, F. P., Bennen, E., Woude, L. H. van der, Schiphorst Preuper, H. R., & Reneman, M. F. (2016). Case complexity in patients with chronic nonspecific musculoskeletal pain: A Delphi and feasibility study. *International Journal of Rehabilitation Research, 39*(1), 48–56.

Revalidatie en psychiatrie bij patiënten met chronische pijn

C.H. Lunter en A.M. Boonstra

Samenvatting

Mensen met chronische pijn hebben vaker psychiatrische problematiek en mensen met psychiatrische problematiek hebben vaker chronische pijn dan mensen in de algemene bevolking. Pijn en beperkingen kunnen psychische klachten veroorzaken en psychiatrische kwetsbaarheid bemoeilijkt het vinden van nieuwe balans in gewijzigde omstandigheden, zoals bij pijn. Psychiatrische problematiek heeft vaak invloed op de beleving van en het omgaan met pijn en verhoogt het risico op een chronisch beloop. Omdat de combinatie van chronische pijn met PTSS veel voorkomt, wordt hieraan speciale aandacht geschonken. Of de behandeling binnen de psychiatrie of binnen de revalidatiegeneeskunde moet worden gezocht, hangt af van behandeldoelen/hulpvraag, de ernst van de somatische klachten en beperkingen, de ernst en stabiliteit van de psychiatrische klachten en het mentaliserend vermogen van de patiënt. Aandacht voor psychische factoren is altijd verweven met de revalidatiebehandeling. Bij ernstige psychiatrische problematiek die revalidatiebehandeling bemoeilijkt, kan het nodig zijn om in eerste instantie een specifieke psychiatrische behandeling te laten plaatsvinden.

8.1 Prevalentie van psychiatrische comorbiditeit bij patiënten met chronische pijn – 98

8.2 Diagnostiek van chronische pijn en psychiatrische comorbiditeit – 98

8.3 Behandeling van patiënten met chronische pijn bij psychiatrische comorbiditeit – 101

8.4 Chronische pijn en PTSS – 102

© Bohn Stafleu van Loghum is een imprint van Springer Media B.V., onderdeel van Springer Nature 2019
J. A. Verbunt, J. L. Swaan, H. R. Schiphorst Preuper en K. M. G. Schreurs (Red.), *Handboek pijnrevalidatie*,
https://doi.org/10.1007/978-90-368-2230-5_8

8.5	Keuze van behandelsetting bij chronische pijn met psychiatrische comorbiditeit – 103	
8.5.1	Behandeling in de eerstelijn – 103	
8.5.2	Behandeling in de tweede en derdelijn – 104	

Literatuur – 104

De prevalentie van psychiatrische problematiek bij mensen met chronische pijn is hoger dan bij mensen zonder chronische pijn. Omgekeerd hebben mensen met een psychiatrische stoornis een verhoogd risico op het ontwikkelen van chronische pijn (Bair et al. 2003; Brünahl et al. 2017; Hysing et al. 2017; Lichtenstein et al. 2018; Mangerud et al. 2013; Scott et al. 2016; Tunks et al. 2008; Velly en Mohit 2017). In de tweedelijn wordt zowel binnen de pijnrevalidatie als binnen de psychiatrie een groot aantal patiënten gezien die een combinatie van chronische pijn en psychiatrische problematiek ervaren. Bij de analyse en behandeling van de patiëntengroep met de combinatie van fysieke en psychiatrische factoren is daarom van belang oog te hebben voor de verwevenheid van deze factoren.

Onder de patiënten met chronische pijn in combinatie met psychiatrische problematiek kunnen drie groepen worden onderscheiden.

Ten eerste kunnen patiënten met chronische pijn tevens een psychiatrische stoornis ontwikkelen ten gevolge van pijn en daaruit voortkomende beperkingen. Daarbij kan worden gedacht aan het optreden van een depressie, een angststoornis of een obsessief-compulsieve stoornis (OCD) of aan overmatig gebruik van middelen als opiaten, benzodiazepinen of alcohol. Soms is er al sprake van een premorbide psychische kwetsbaarheid, waarbij er voorafgaand aan het ontstaan van de pijn voldoende balans was en dus geen psychiatrische stoornis werd gediagnosticeerd. Zo kan een patiënt met enkele subtiele kenmerken van een ontwikkelingsstoornis als Attention Deficit Hyperactivity Disorder (ADHD) of een autismespectrumstoornis (ASS) zijn weg hebben gevonden in werk en gezin door een duidelijke structuur. Wanneer er echter pijnklachten en daarmee beperkingen ontstaan, waardoor werk niet goed meer mogelijk is en/of de rol binnen het gezin verandert, kan hij de vaardigheden missen om zich aan te passen aan deze gewijzigde omstandigheden. Daarop worden dusdanige symptomen van de ADHD of ASS duidelijk dat deze diagnose alsnog gesteld wordt en punt van aandacht moet zijn in het vinden van passende behandeling. Ook kan iemand met uitgesproken persoonlijke eigenschappen, die voorheen daarmee goed in balans was, bij pijn en daarmee samenhangende beperkingen niet meer gebruikmaken van een eerdere copingstijl, waardoor de balans verstoord raakt en de patiënt persoonlijkheidsproblematiek laat zien. Wanneer bijvoorbeeld iemand een copingstijl heeft van vermijden-door-doen, wordt diegene bij beperkingen door chronische pijn als het ware 'stilgezet'. Hierdoor kan hij gaan piekeren en depressief worden, of kunnen oude traumatische ervaringen niet meer vermeden worden. Ook mensen die vanuit een negatief zelfbeeld alleen met hoge prestaties eigenwaarde kunnen ervaren, of die vooral gericht zijn op het tevredenstellen van anderen, kunnen bij verlies van mogelijkheden door de chronische pijn psychiatrisch decompenseren. Tevens kan bij patiënten met chronische pijn die in hun dagelijks leven een evenwicht in activiteiten en acceptatie van hun beperkingen hebben gevonden, dit evenwicht verstoord raken bij het optreden van een *life event* en daaraan gekoppelde emotionele reacties. Iemand met chronische pijn van wie bijvoorbeeld de partner overlijdt, kan door de rouwverwerking meer psychische spanning ervaren en daarmee een toename van tendomyogene pijnklachten, maar ook bijvoorbeeld de praktische hulp gaan missen om het gezin draaiende te houden. Hierdoor kan een depressie ontstaan in plaats van een ongestoord rouwproces.

Ten tweede kunnen patiënten met psychiatrische problemen chronische pijn ontwikkelen. Een psychiatrische stoornis kan van invloed zijn op beleving van en omgaan met acute pijn, waardoor het risico op een chronisch beloop vergroot wordt. Bij acute pijn zijn angst, depressie, gevoeligheid voor catastroferen, zichzelf hoge eisen stellen, zichzelf wegcijferen, een over- of inactieve leefstijl en alles-of-niets ziektegedrag allemaal predictoren voor een chronisch beloop. Bijvoorbeeld iemand met een dwangstoornis die bij acute pijn zijn inspanningsniveau moeilijk aan kan passen als hij vanuit zijn dwang moet blijven schoonmaken.

Of iemand met een ernstige depressie die niet tot activiteiten kan komen en daardoor niet zelf regie kan nemen in zijn opbouw. En iemand met onveilige hechting en/of afhankelijke persoonlijkheidskenmerken kan bijvoorbeeld willen blijven voldoen aan de eisen van de omgeving uit angst afgewezen te worden.

Ten derde zijn er patiënten met psychosomatische problematiek, mensen bij wie door de wisselwerking tussen somatische, psychische, gedragsmatige en sociale factoren (pijn)klachten of verminderd functioneren zijn ontstaan en een chronisch beloop krijgen. Hierbij is het niet duidelijk wat 'de kip of het ei is' bij het ontregeld raken en waarom iemand hulp gaat zoeken voor zijn/haar problemen. Ook kan het voorkomen dat door een gebeurtenis zowel een fysiek probleem als een psychiatrisch probleem ontstaat. Denk bijvoorbeeld aan een traumatische oorzaak van de klachten, waarbij zowel fysieke problemen en dientengevolge pijnproblematiek, als een posttraumatische stressstoornis (PTSS) is ontstaan. Zo kan iemand die betrokken is bij een kop-staartbotsing, posttraumatische nekklachten en een PTSS ontwikkelen (zie ook ▶ par. 8.4).

8.1 Prevalentie van psychiatrische comorbiditeit bij patiënten met chronische pijn

Er zijn veel studies gedaan naar de prevalentie van psychiatrische comorbiditeit bij patiënten met chronische pijn en naar de prevalentie van chronische pijn bij mensen met psychiatrische problematiek. Vooral is gekeken naar de relatie tussen depressie en chronische pijn, maar ook associaties tussen chronische pijn en andere psychiatrische problematiek zijn onderzocht (onder anderen Annagür et al. 2014; Bair et al. 2003; Tunks et al. 2008). Hierbij is de etiologische relatie veelal niet duidelijk.

In 2017 is een review van Velly en Mohit verschenen die een goede samenvatting geeft van de prevalentie van depressie, angstproblematiek, verhoogd middelengebruik en suïcide bij patiënten met chronische pijn. Een overzicht wordt gegeven in ◘ tab. 8.1.

Zoals al eerder gesteld, is bij patiënten met een psychiatrische stoornis de kans op chronische pijn verhoogd. Scott et al. (2016) vonden in een studie in 17 landen, waaronder Nederland, dat het hebben van een psychiatrische stoornis de kans op ontwikkeling van chronische pijn verhoogt met een factor 1.9. Een gedetailleerd overzicht van hun bevindingen wordt gegeven in ◘ tab. 8.2.

8.2 Diagnostiek van chronische pijn en psychiatrische comorbiditeit

Het belang van multidisciplinaire diagnostiek bij chronische pijn, het in kaart brengen van somatische, sociale en psychiatrische problematiek vanuit een biopsychosociaal model en het maken van een analyse van predisponerende, uitlokkende en onderhoudende factoren worden beschreven in ▶ H. 5 en 6. Voor de patiënt met chronische pijn geldt in het algemeen dat begrijpen hoe de klachten tot stand zijn gekomen en welke factoren hierop van invloed zijn, kan helpen om de zoektocht naar een zuiver somatische verklaring los te laten en de wending te maken naar verbetering van welbevinden en functioneren. Voorts geeft de analyse concrete aanknopingspunten voor psychiatrische behandeling en/of revalidatiebehandeling en voor adviezen op het gebied van anders omgaan met de pijn. Wanneer behandelaars begrijpen wie de patiënt met chronische pijn is en welke beïnvloedende factoren een rol spelen in de klachten, kan zowel in de keuze van behandelaanbod als in de bejegening en samenwerking

○ **Tabel 8.1** Prevalenties van psychiatrische problematiek bij de normale populatie en bij chronische musculoskeletale pijnklachten; odds ratio's (OR) voor verhoogde kans op psychiatrische problematiek bij chronische pijnklachten ten opzichte van de normale populatie. Naar: Velly en Mohit (2017)

psychiatrische problematiek	volwassenen in normale populatie	volwassen patiënten met chronische musculoskeletale pijnklachten		
	prevalentie in geïncludeerde onderzoeken, in %	type pijnklachten	prevalentie in geïncludeerde onderzoeken, in %	OR
angstproblematiek	4–38	nek- en/of rugpijn	3–27	1,5–2,3
		fibromyalgie	32–60	4,7–6,7
		artritis	6–31	1,5–2,2
		bekkenpijn	6–39	
		wijdverspreide pijn		2,9
depressie	3–4	nek- en/of rugpijn	3–56	1,4, 2,3
		fibromyalgie	10–83	2,7, 8,4
		artritis	7–18	1,4–2,0
		bekkenpijn	12–17	
		wijdverspreide pijn		3,3
overmatig middelengebruik (o.a. opioïden, alcohol)		rugpijn	0,4–14	
		nek- en/of rugpijn		1,6
		fibromyalgie	10, 26	2,7, 3,3
suïcidegerelateerde problematiek				
– suïcidegedachten		niet specifiek	5–50	
– suïcidepoging		niet specifiek	5–14	
– suïcide		rugpijn		1,1[a]
schizofrenie en/of psychose	0,6, 1,1	niet specifiek	2	
		fibromyalgie	1	

[a] Hazard Ratio.

hiermee rekening gehouden worden. Bij vermoeden van een psychiatrische stoornis in engere zin, zoals een stemmingsstoornis, angststoornis, ontwikkelingsstoornis of persoonlijkheidsstoornis is nadere psychiatrische diagnostiek van wezenlijk belang. Immers, zoals reeds eerder gesteld, kan een psychiatrische stoornis de pijnklachten uitlokken of onderhouden en daarmee effectieve revalidatiebehandeling verhinderen. De nadere diagnostiek wordt bij voorkeur door of onder leiding van een psychiater verricht. Vervolgens kan, afhankelijk van de uitkomst, in overleg met patiënt en andere bij de patiënt betrokken hulpverleners de juiste behandelsetting en behandelvorm worden gekozen.

Tabel 8.2 Odds ratio's (OR) voor verhoogde kans op het ontstaan van artritis of een andere vorm van chronische pijn bij de algemene bevolking na een psychiatrische diagnose ten opzichte van mensen zonder psychiatrische diagnose. Naar: Scott et al. (2016)

psychiatrische problematiek	OR	
	artritis	chronische pijn, niet-gespecificeerd
stemmingsproblematiek		
– ernstige depressie/dysthyme stoornis	1,6	1,7
– bipolaire stoornis	1,7	1,8
angststoornis		
– paniekstoornis	1,5	1,9
– gegeneraliseerde angststoornis	1,8	1,9
– sociale fobie	1,5	1,8
– andere specifieke fobie	1,5	1,8
– agorafobie (zonder paniekstoornis)	1,4	1,8
– posttraumatische stressstoornis	1,8	1,9
– obsessief-compulsieve stoornis	1,4	2,1
impulsregulatiestoornis		
– intermitterende explosieve stoornis	1,6	2,3
– bulimia nervosa	1,5	2,1
– eetbuistoornis	1,7	2,0
overmatig middelengebruik		
– alcoholmisbruik	1,6	1,4
– alcoholverslaving	1,7	1,6
– medicatiemisbruik	1,9	1,6
– medicatieverslaving	2,1	1,8
totaal stemmingsproblematiek	1,4	1,8
totaal angststoornis	1,4	1,8
totaal impulsregulatie stoornis	1,3	1,7
totaal overmatig middelengebruik	1,4	1,2

Classificatiesystemen kunnen bij patiënten met chronische pijn en psychiatrische comorbiditeit behulpzaam zijn in het bepalen van de optimale behandelfocus en behandelsetting. In de revalidatiegeneeskunde wordt de International Classification of Functioning, Disability and Health (ICF) toegepast als classificatiemethode (▶ H. 7). Binnen de psychiatrie wordt de Diagnostic and Statistical Manual of Mental Disorders (DSM) als classificatiemethode gebruikt. De DSM kent inmiddels de vijfde versie en geldt als het toonaangevend internationaal psychiatrisch classificatiesysteem (Hengeveld et al. 2014). Er zijn strikte diagnostische criteria voor een veelheid aan psychiatrische stoornissen, waaronder de bij patiënten met chronische pijn veel voorkomende depressie, bipolaire stoornis, gegeneraliseerde angststoornis (piekerstoornis), PTSS en persoonlijkheidsstoornissen.

Binnen de DSM-5 zal een patiënt met chronische pijn zonder specifieke andere psychiatrische stoornis geregeld gediagnosticeerd worden met een somatisch-symptoomstoornis. Voor deze diagnose moet sprake zijn van somatische klachten waar de patiënt onder lijdt of die het dagelijks leven in ernstige mate verstoren, met daarbij disproportionele en persisterende gedachten over de klachten en/of een persisterende hoge mate van ongerustheid erover en/of het excessief veel tijd en energie besteden aan de klachten of aan zorgen over de gezondheid. Waar in eerdere versies van de DSM het nog een criterium was dat de klachten niet (volledig) konden worden verklaard vanuit een somatische aandoening, is het onderscheid tussen somatisch verklaarde en onverklaarde klachten vervallen. Daarmee zijn voortaan niet de oorzaak of de ernst van de somatische klachten maar de wijze waarop de patiënt ermee omgaat bepalend voor de diagnose en ligt de nadruk nu op excessieve gedachten, gevoelens of gedragingen. De diagnose somatisch-symptoomstoornis behelst een combinatie van de vroegere ongedifferentieerde somatoforme stoornis, somatoforme pijnstoornis en somatisatiestoornis, die onderling te veel overlap en gezamenlijk voorkomen kenden om als gescheiden entiteiten te kunnen gelden.

8.3 Behandeling van patiënten met chronische pijn bij psychiatrische comorbiditeit

Wanneer sprake is van een psychiatrisch toestandsbeeld, zoals een ernstige depressie, ernstige angststoornis/PTSS of psychose, dan zal dit doorgaans eerst behandeld moeten worden alvorens de patiënt in staat is te profiteren van revalidatiebehandeling. Starten met pijnrevalidatie terwijl een patiënt sterk gespannen is, zeer passief en moedeloos of onvoldoende in staat om informatie op te nemen en te verwerken, is doorgaans niet zinvol en wel belastend. Vervolgens is de ervaring dat een intensief behandeltraject dat niet effectief is of zelfs versterking van klachten geeft, op zichzelf weer een bekrachtiger van catastroferen en klachtgerichtheid en daarmee een onderhoudende factor voor zowel de psychiatrische stoornis als de chronische pijn vormt. Anderzijds wordt een veranderingsgericht psychiatrisch/psychotherapeutisch behandeltraject veelal als zeer intensief ervaren en kunnen sommige patiënten beter eerst door middel van revalidatie met (begrensde) psychologische interventies komen tot fysiek gezien voldoende belastbaarheid om de beoogde psychiatrische behandeling aan te kunnen.

Wanneer de somatische klachten primair gerelateerd zijn aan een psychiatrische stoornis, dan kan het diagnosticeren en behandelen van de onderliggende psychiatrische problematiek mogelijk afdoende zijn. Voorbeelden hiervan zijn vermoeidheid bij een ernstige depressie, en pijn bij een gegeneraliseerde angststoornis of PTSS. Bij het opklaren van stemming of angst en daarmee gepaard gaande verbetering van voedings- en beweegpatroon zullen veelal de somatische klachten en beperkingen eveneens verminderen.

Bij patiënten met ernstige, vroegkinderlijke en/of langdurige traumatisering moet zorgvuldig worden geëxploreerd in hoeverre fysieke en/of emotionele nabijheid van behandelaars voor de patiënt hanteerbaar is. Dit geldt eveneens voor patiënten met een hechtingsstoornis of persoonlijkheidspathologie. Bij deze patiënten kan de nabijheid associaties oproepen met eerdere negatieve ervaringen of, ingeval van positieve beleving, het verlangen bewerkstelligen een vroeger gemis in te halen. In beide gevallen kan de patiënt ontregeld raken. Ook wanneer het lukt om deze ontregeling om te buigen naar een positieve emotionele ervaring, zal dit een spanningsveld vormen met het bereiken van de revalidatiedoelstellingen. De revalidatie is immers gericht op het leren eigen regie te nemen in het omgaan met (de gevolgen van) de pijn, niet op de behandeling van vroegere trauma's of van hechtingsstoornissen. Behandelduur, emotionele intensiteit en vooral de eindigheid van de behandeling – en dit juist bij een positieve ervaring – kunnen bij deze patiënten problematisch zijn.

Enkele persoonlijkheidsstoornissen vragen om een specifieke bejegening. Zo zullen bijvoorbeeld vermijdend gehechte patiënten, bij wie ontwijkende of obsessief-compulsieve persoonlijkheidskenmerken aanwezig kunnen zijn, geneigd zijn tot schijnautonomie, moeilijk hulp vragen en over hun grenzen blijven gaan. Ambivalent-angstig gehechte mensen, met veelal afhankelijke of borderlinepersoonlijkheidskenmerken, zullen vaak juist met hun claimend gedrag veel tact van de hulpverleners vragen en geneigd zijn hun eigen afwijzing te creëren. Wanneer het team zich hiervan bewust is, kan dit richting geven aan een passend plan van aanpak.

Bij patiënten met een ontwikkelingsstoornis zoals ADHD of ASS is wezenlijk dat voldoende structuur in de behandeling wordt aangebracht. Voor mensen met ADHD geldt daarnaast dat ze binnen hun fysieke mogelijkheden voldoende uitdaging en bezigheden moeten vinden om psychische onrust en chaos in hun denken te voorkómen. Specifiek bij mensen met ASS is het van belang om bij ervaringsgerichte behandeling goed aan te sluiten bij de mogelijkheden van de patiënt en deze niet te overvragen. Zo zullen concrete en praktische aanwijzingen effectiever zijn dan metaforen of abstract taalgebruik en zal herkenning van oplopende spanning via fysieke signalen beter haalbaar zijn dan via stilstaan bij emoties.

8.4 Chronische pijn en PTSS

Gezien de hoge prevalentie en de complexiteit van de combinatie van chronische pijn en PTSS gaan we hier in een aparte paragraaf op in. De prevalentie van PTSS bij patiënten met chronische pijn varieert in de literatuur van 9 tot 57 % (Velly en Mohit 2017; Lichtenstein et al. 2018; Siqveland et al. 2017a, b). In de algemene bevolking is de prevalentie naar schatting 7 % (▶ www.volksgezondheidenzorg.info). Mensen met een combinatie van pijn en PTSS kunnen bij dezelfde prikkel meer pijn ervaren dan mensen zonder deze combinatie; zo rapporteren mensen met fibromyalgie en PTSS een hogere pijnintensiteit dan zij die wel fibromyalgie maar geen PTSS hebben (Coppens et al. 2017; Siqveland et al. 2017a, b). De pijn en de PTSS kunnen tegelijkertijd zijn ontstaan, maar de PTSS kan ook voorafgegaan zijn aan het ontstaan van de pijn. In beide situaties geven onder andere de permanente hoge spanning en de slaapproblemen bij PTSS een verhoogd risico op een chronisch beloop van pijnklachten. Wanneer chronische PTSS is ontstaan, bijvoorbeeld ten gevolge van (meervoudige) traumatisering in de kindertijd, heeft de PTSS invloed op zowel de persoonlijkheidsontwikkeling als op het neuro-endocriene systeem, waarbij de invloed op de hypothalamus-hypofyse-bijnieras (HPA-as) het meest is onderzocht (Handwerger 2009; Meewisse et al. 2007). Door de invloed op de HPA-as en het stresssysteem is er een veranderde reactie op stress en daarmee op pijn. PTSS kent naast de bekendste symptomen als herbelevingen, nachtmerries en vermijding ook een permanente alertheid met hoge (spier)spanning, controlebehoefte, prikkelbaarheid en in- en doorslaapproblemen. Patiënten met PTSS kunnen daardoor doorgaans zowel emotioneel als fysiek heel moeilijk tot ontspanning komen.

Een actuele PTSS zal veelal de revalidatie bemoeilijken om voornoemde redenen. Het is daarom belangrijk dat behandeling van de PTSS plaatsvindt voorafgaande aan de revalidatie of meegenomen wordt in de revalidatiebehandeling. Echter, behandeling van PTSS wordt vaak gehinderd door de pijn, die tijdelijk versterkt kan worden door de opgeroepen emotionele spanning in de behandeling. Essentieel is dan ook dit tevoren met de patiënt te bespreken en het kunnen verdragen van de traumabehandeling te ondersteunen. Dit kan bijvoorbeeld door, voorafgaand aan de traumabehandeling, emotioneel stabiliserende behandeling te bieden, gericht op het aanleren van stressmanagement- en affectregulatievaardigheden en op cognitief herstructureren van schuld- en angstgedachten. Ook kan medicatie gericht op het ondersteunen van stabilisatie of de slaap, bijvoorbeeld in de vorm van antidepressiva, atypische antipsychotica of topiramaat, helpend zijn. De bekendste vormen van traumabehandeling zijn *eye movement desensitization and reprocessing* (EMDR), imaginaire exposure en narratieve exposure.

Alleen indien sprake is van een beperkt enkelvoudig trauma, gerelateerd aan het ontstaan van de pijn, is het zinvol om traumabehandeling binnen de revalidatiesetting te overwegen. Bij meervoudige traumatisering, trauma's die geen verband houden met het ontstaan van de pijn en/of bij premorbide persoonlijkheidsproblematiek is traumabehandeling binnen de GGZ geïndiceerd.

8.5 Keuze van behandelsetting bij chronische pijn met psychiatrische comorbiditeit

8.5.1 Behandeling in de eerstelijn

Chronische pijn in combinatie met milde psychische problematiek, zoals een lichte depressie, angststoornis of slaapproblemen, kan veelal in de eerstelijn worden behandeld (▶H. 5). Bepalend hiervoor zijn onder meer de ernst van de klachten en beperkingen, zelfinzicht, copingstijl en verandermogelijkheid van de patiënt en complicerende factoren als systeemproblematiek. Eerstelijnsbehandeling bestaat doorgaans uit een combinatie van pijneducatie, lichaamsgerichte en cognitief gedragstherapeutische onderdelen. Een dergelijke behandeling kan een positief effect hebben op zowel de pijn, de beperkingen als de psychische klachten.

Lichaamsgerichte behandeling betreft onder andere herkenning van fysiologische reacties op lichamelijke en mentale inspanning, verbeteren van ademhaling, aanleren ontspanningstechnieken en verkrijgen van een adequaat beweegpatroon. Cognitieve gedragstherapie (CGT) richt zich op herkennen van disfunctionele cognities, relativering en verminderen van catastroferen. Deze behandelonderdelen kunnen geboden worden door bijvoorbeeld een psychosomatisch fysiotherapeut of -oefentherapeut die beide invalshoeken combineert. Andere mogelijkheden in de eerstelijn zijn een combinatie van fysiotherapie of oefentherapie met hetzij een POH-GGZ, hetzij een psycholoog in een eerstelijnspraktijk. De POH-GGZ biedt ondersteuning en coaching in het toepassen van basale leefregels, de psycholoog biedt CGT, oplossingsgerichte individuele psychotherapie of eventueel ACT. Ook eerstelijns ergotherapie kan bijdragen aan het omgaan met chronische klachten. In ontwikkeling is een landelijk onlineprogramma onder de naam 'Grip op Klachten' met modules voor zelfhulp en eerstelijns ondersteuning, waaronder psycho-educatie, CGT en ACT.

8.5.2 Behandeling in de tweede en derdelijn

Wanneer voor behandeling van patiënten met chronische pijn tweedelijnsbehandeling noodzakelijk is, hangt de keuze voor de setting af van behandeldoelen/hulpvraag, de ernst van de somatische klachten en beperkingen, de ernst en stabiliteit van de psychiatrische klachten en het mentaliserend vermogen van de patiënt. Mentaliseren is het opmerken en begrijpen van emoties, sensaties, stemmingen ook in relatie tot lichaamservaringen (►H. 2).

Hoe ernstiger de somatische functiestoornissen en hoe meer hulpvragen er liggen op het terrein van activiteiten en/of participatie, hoe meer de voorkeur zal uitgaan naar behandeling binnen de revalidatiegeneeskunde. Daarbij geldt als voorwaarde de verwachting dat de patiënt psychiatrisch gezien stabiel genoeg is om behandeling binnen de revalidatiesetting mogelijk te maken en de psychiatrische problematiek niet zal verergeren door de revalidatiebehandeling (Boonstra et al. 2008). Een somatisch-symptoomstoornis zoals beschreven in de DSM-5 is op zichzelf geen contra-indicatie, maar vaak juist een goede indicatie voor revalidatiebehandeling. Essentieel is de vraag of de patiënt voldoende in staat is om stil te staan bij en te reflecteren over disfunctionele patronen in denken, voelen en doen om binnen de revalidatiesetting te komen tot verbetering van activiteiten- en participatieniveau en psychisch welbevinden.

Indien de mate van somatische functiestoornissen beperkt is en de beperkingen in activiteiten gering zijn, kan gekozen worden voor behandeling binnen de geestelijke gezondheidszorg in een zorgprogramma somatoforme stoornissen. Hoe geringer het mentaliserend vermogen en hoe ernstiger de psychische problematiek, hoe meer de voorkeur zal uitgaan naar een (start met) behandeling binnen de psychiatrie. Dit geldt zowel bij een psychiatrisch toestandsbeeld zoals een depressie, paniekstoornis of PTSS als bij een patiënt die psychiatrisch gezien laag belastbaar is vanwege emotieregulatieproblemen of ernstige persoonlijkheids- of verslavingsproblematiek. Behandeling binnen de reguliere geestelijke gezondheidszorg wordt soms bemoeilijkt door de fysieke klachten en beperkingen, waarop veel GGZ-instellingen beperkt zijn toegerust. In Nederland zijn enkele psychiatrische afdelingen van algemene ziekenhuizen (PAAZ) of psychiatrische universiteitsklinieken (PUK) die behandeling bieden aan mensen met een combinatie van ernstige somatische en psychiatrische problematiek.

Tot slot zijn er drie derdelijnscentra voor consultatie en diagnostiek bij patiënten met zowel somatische functiestoornissen als een somatisch-symptoomstoornis en eventueel andere psychiatrische comorbiditeit. Hiervan bieden GGZ Breburgh en Amsterdam Universitair Medisch Centrum (Amsterdam UMC) ook ambulante behandeling en Altrecht Psychosomatiek Eikenboom zowel ambulante als klinische behandeling. Met dit alles is voor patiënten met chronische pijn een samenhangend aanbod voorhanden voor diagnostiek en behandeling in de eerstelijn, revalidatie en psychiatrie.

Literatuur

Annagür, B. B., Uguz, F., Apiliogullari, S., Kara, I., & Gunduz, S. (2014). Psychiatric disorders and association with quality of sleep and quality of life in patients with chronic pain: A SCID-based study. *Pain Medicine, 15*(5), 772–781.

Bair, M. J., Robinson, R. L., Katon, W., & Kroenke, K. (2003). Depression and pain comorbidity: A literature review. *Archives of Internal Medicine, 163*(20), 2433–2445.

Boonstra, A. M., Bühring, M., Brouwers, M., Bosma, F., & Schiphorst Preuper, H. R. (2008). Patiënten met chronische pijnklachten op het grensvlak van revalidatiegeneeskunde en psychiatrie. *NTPP, 27*(34), 5–9.

Brünahl, C., Dybowski, C., Albrecht, R., Riegel, B., Höink, J., Fisch, M., et al. (2017). Mental disorders in patients with chronic pelvic pain syndrome (CPPS). *Journal of Psychosomatic Research, 98*(7), 19–26.

Coppens, E., Wambeke, P. van, Morlion, B., Weltens, N., Giao Ly, H., Tack, J., et al. (2017). Prevalence and impact of childhood adversities and post-traumatic stress disorder in women with fibromyalgia and chronic widespread pain. *European Journal of Pain, 21*(9), 1582–1590.

Handwerger, K. (2009). Differential patterns of HPA activity and reactivity in adult posttraumatic stress disorder and major depressive disorder. *Harvard Review of Psychiatry, 17*(3), 184–205.

Hengeveld, M. W. (Red.). (2014). *Handboek voor de classificatie van psychische stoornissen (DSM-5), American Psychiatric Association, Nederlandse vertaling van diagnostic and statistical manual of mental disorders* (5th ed.). Amsterdam: Boom uitgevers. ISBN 9789089532220.

Hysing, E. B., Smith, L., Thulin, M., Karlsten, R., Butler, S., & Gordh, T. (2017). Identifying characteristics of the most severely impaired chronic pain patients treated at a specialized inpatient pain clinic. *Scandinavian Journal of Pain, 12*(17), 178–185.

Lichtenstein, A., Tiosano, S., & Amital, H. (2018). The complexities of fibromyalgia and its comorbidities. *Current Opinion in Rheumatology, 30*(1), 94–100.

Mangerud, W. L., Bjerkeset, O., Lydersen, S., & Indredavik, M. S. (2013). Chronic pain and pain-related disability across psychiatric disorders in a clinical adolescent sample. *BMC Psychiatry, 21*(13), 272.

Meewisse, M., Reitsma, J. B., Vries, G. de, Gersons, B. P. R., & Olff, M. (2007). Cortisol and post-traumatic stress disorder in adults: Systematic review and meta-analysis. *British Journal of Psychiatry, 191*(11), 387–392.

Scott, K. M., Lim, C., Al-Hamzawi, A., Alonso, J., Bruffaerts, R., Caldas-de-Almeida, J. M., et al. (2016). Association of mental disorders with subsequent chronic physical conditions. *JAMA Psychiatry, 73*(2), 150–158.

Siqveland, J., Hussain, A., Lindstrøm, J. C., Ruud, T., & Hauff, E. (2017a). Prevalence of posttraumatic stress disorder in persons with chronic pain: A Meta-analysis. *Front Psychiatry, 14*(8), 164.

Siqveland, J., Ruud, T., & Hauff, E. (2017b). Post-traumatic stress disorder moderates the relationship between trauma exposure and chronic pain. *European Journal of Psychotraumatology, 19;8*(1), 1375337.

Tunks, E. R., Crook, J., & Weir, R. (2008). Epidemiology of chronic pain with psychological comorbidity: Prevalence, risk, course, and prognosis. *Canadian Journal of Psychiatry, 53*(4), 224–234.

Velly, A. M., & Mohit, S. (2017). Epidemiology of pain and relation to psychiatric disorders. *Progress in Neuropsychopharmacology & Biological Psychiatry.* ▶ http://dx.doi.org/10.1016/j.pnpbp.2017.05.012.

Deel III Verbeteren van participatie

Hoofdstuk 9   Sociale rollen – 109
J.L. Swaan en M. de Craen

Hoofdstuk 10   Arbeid – 119
M.F. Reneman en T. Beemster

Hoofdstuk 11   School – 131
S.C. Remerie en T. Westendorp

Hoofdstuk 12   Vrije tijd en sport – 141
P. de Haan, R. Soer en B.F. Evers

Sociale rollen

J.L. Swaan en M. de Craen

Samenvatting

In dit hoofdstuk wordt beschreven welke gevolgen chronische pijn kan hebben op iemands sociale rollen. Het hebben van chronische pijn beïnvloedt ook de interactie met anderen. We bespreken de partnerrelatie, gezinsrelaties en relaties met vrienden, zowel vanuit het perspectief van de degene met pijn als van de omgeving en de interactie tussen beiden. Hierbij wordt aandacht besteed aan de verschillende leeftijdsfasen. De patiënt heeft eigen copingstrategieën in relatie tot de pijn en tegelijkertijd ontstaat er met de omgeving een gezamenlijke coping waarin onderlinge gedragingen, gevoelens en gedachten zich ontwikkelen tot een patroon. Als degene met pijn gaat revalideren en geleidelijk anders leert omgaan met de pijn, vraagt dat een flexibiliteit van de omgeving om zich aan te passen zodat er een nieuwe dynamiek in de onderlinge verhoudingen kan ontstaan. Hoe het herstel van sociale rollen verloopt, is afhankelijk van uiteenlopende factoren die we met voorbeelden uit de praktijk behandelen.

9.1 Gevolgen van pijn voor sociale rollen – 110

9.2 Een jongere met chronische pijn in het gezin – 110

9.3 De volwassene met chronische pijn in het gezin – 112

9.4 De partnerrelatie van de volwassene met chronische pijn – 113

9.5 Jongeren en volwassenen met pijn in relatie tot hun vrienden – 115

9.6 Uitgangspunten voor behandeling – 115

9.7 Ketenpartners – 116

9.8 Do's en don'ts – 116

Literatuur – 117

© Bohn Stafleu van Loghum is een imprint van Springer Media B.V., onderdeel van Springer Nature 2019
J. A. Verbunt, J. L. Swaan, H. R. Schiphorst Preuper en K. M. G. Schreurs (Red.), *Handboek pijnrevalidatie*,
https://doi.org/10.1007/978-90-368-2230-5_9

In dit hoofdstuk kiezen we ervoor om enkele belangrijke sociale rollen te belichten, waarbij we ons realiseren dat we hierdoor andere rollen onbesproken laten. We concentreren ons op de jongere met pijn in relatie tot zijn ouders; op de volwassene met pijn in relatie tot zijn kinderen; op partners waarvan een van beide pijn heeft; en op de vriendenkring van de patiënt met pijn. We gaan niet in op de sociale rol van een patiënt met pijn in een geloofsgemeenschap, bij de (sport)vereniging, op het werk met collega's en leidinggevende en in grotere familieverbanden. In de volgende hoofdstukken komt een aantal van deze onderwerpen wel ter sprake, zoals arbeid in ▶H. 10, school in ▶H. 11 en vrije tijd en sport in ▶H. 12.

9.1 Gevolgen van pijn voor sociale rollen

Chronische pijn beïnvloedt, naast het leven van degene met pijn, ook het leven van de omgeving (Craig 2015). Dat geldt zowel voor een partnerrelatie als voor gezinsrelaties, familierelaties, relaties tussen vrienden en werkrelaties. Behalve de individuele coping met pijn ontstaat er ook een gezamenlijke coping, waarin onderlinge gedragingen zich ontwikkelen rondom de patiënt met pijn. Als degene met pijn dan gaat revalideren en geleidelijk een nieuwe copingstrategie aanleert, vergt dat flexibiliteit van zowel degene met pijn als van de ander, in alle rollen. Toenemende autonomie van de patiënt vraagt aanpassing van de omgeving. Hoe het herstel van sociale rollen verloopt hangt mede af van de ander; past het nieuwe gedrag van degene met pijn nog in de oude dynamiek van de relatie, of mag en kan er iets nieuws ontstaan. De pijn kan een onderliggend probleem bij de patiënt blijken te overdekken zoals sociale angst of autisme. Zolang de pijn op de voorgrond staat, kan de confrontatie hiermee vermeden worden. Maar als de pijn meer op de achtergrond raakt en participatie logischerwijs toeneemt door een geslaagde revalidatie, dan wordt het onderliggende probleem zichtbaar in de sociale context. Systeemproblematiek kan ook het primaire probleem zijn. Van Houdenhove spreekt van de 'psychosomatische familie' (Lemmens en Houdenhove 1998). Een andere belemmering bij herstel van sociale rollen kan duidelijk worden als een patiënt met pijn in de revalidatie leert om de eigen grenzen te (h)erkennen en aan te geven, en dat dat weerstand geeft bij de omgeving. Een ander veelvoorkomend patroon is het goedbedoeld overnemen van taken door de omgeving, om zo te willen helpen. De patiënt kan daar bijna geen nee op zeggen, maar dit patroon is belemmerend voor herstel van sociale participatie. De situatie normaliseren – met het risico de ander 'af te wijzen' – vereist veel vaardigheden van de patiënt, waarbij een hulpverlener kan helpen door dit uit te leggen.

9.2 Een jongere met chronische pijn in het gezin

Het hebben van een kind met chronische pijnklachten is ingrijpend voor ouders: er zijn vaak grote zorgen, gevoelens van onmacht, schuldgevoel, angst en soms ook de neiging te catastroferen. Zoals beschreven in ▶H. 2 betekent dit het hebben van een mix aan emoties als piekeren, uitvergroting, hulpeloosheid, angstige verwachtingen en pessimisme ten aanzien van pijn. Bekend is dat dit een negatief effect heeft op de pijnklachten van een individu en op het functioneren (Sinclair et al. 2016). Goubert beschrijft dat ook bij de ouders een cirkel van angst en vermijding kan ontstaan (◘fig. 9.1).

Ouders kunnen door hun eigen spanning en angst rond de pijn van het kind inflexibel in hun ouderlijke gedrag worden (bijvoorbeeld alleen nog beschermend) en via *modeling* een

9.2 · Een jongere met chronische pijn in het gezin

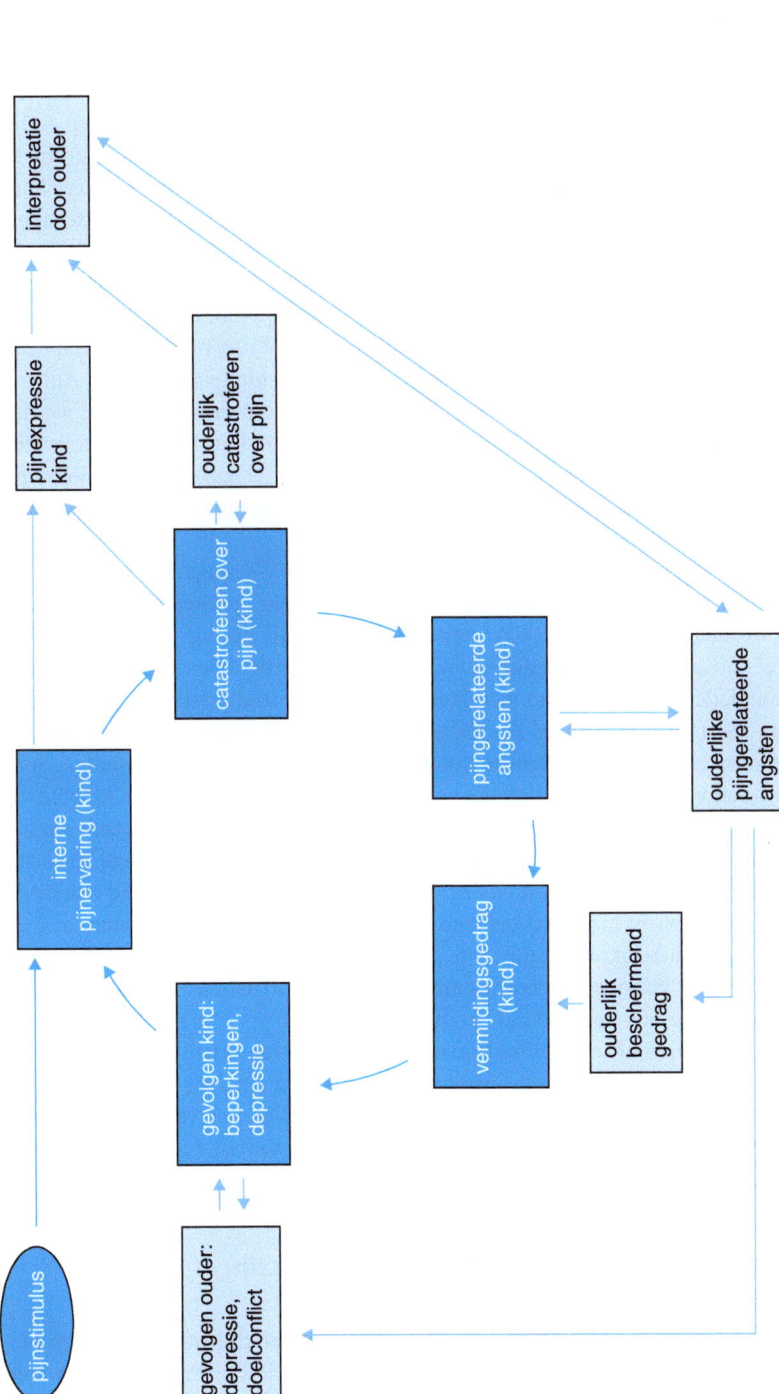

Figuur 9.1 Interpersoonlijk model van pijngerelateerde vrees (aangepast naar Goubert en Simons 2013). (Uit: Verbunt JA & Smeets RJEM (red.) (2016). Graded Exposure. Houten: Bohn Stafleu van Loghum)

voorbeeld geven dat niet helpend is (Goubert et al. 2011). Dat pleit ervoor om ook de ouders bij de behandeling uit te nodigen. Als de ouders de cirkel kunnen doorbreken, vormt dat een gunstige situatie voor het kind om te komen tot functioneren dat passend is bij de leeftijd.

In samenhang met voorgaande is het voor ouders nodig om hun opvoeding te herijken, vooral bij een kind in de adolescentiefase: hoe stel je grenzen aan de jongere met pijn, welke eisen zijn realistisch? Vaak moeten ouders zorg bieden die niet past bij de levensfase van de jongere; bijvoorbeeld brengen en halen naar school met de auto en helpen met persoonlijke verzorging. Het (gezins)leven komt in het teken van het kind met klachten te staan, ouders zijn genoodzaakt (een deel van) hun behoeften en eigen leven op te geven, juist als dit weer meer binnen bereik komt. Als het lang duurt kunnen ouders in een isolement raken. Soms is het houden van een baan niet meer te combineren met de zorg, krijgen vriendschappen onvoldoende aandacht en heeft de ouder geen ruimte meer om activiteiten voor zichzelf te doen. Verschillende opvoedstijlen en verschillende copingstijlen van de ouders in relatie tot de pijn kunnen tot conflicten leiden met elkaar en/of de jongere. Sommige ouders labelen de klachten als aanstellerij en zien als remedie dat de jongere vooral niet moet zeuren en doorgaan, zeker als ze zelf die boodschap hebben meegekregen van hun eigen ouders. Anderen maken zich zulke grote zorgen dat ze te veel uit handen nemen en overbeschermend worden. Voor gescheiden ouders kan dit een moeilijke fase zijn, omdat ze hun houding ten aanzien van de klachten moeten afstemmen en hierdoor meer met elkaar te maken krijgen. Revalidatieprogramma's voor jongeren met pijn voorzien vaak in ondersteuning van de ouders door het bieden van een ouderprogramma (Dekker et al. 2016).

Jongeren raken vaak in hun sociaal-emotionele ontwikkeling gestagneerd omdat ze niet met leeftijdgenoten, die juist dan zo belangrijk zijn, de ervaringen opdoen die nodig zijn om te groeien en worden/blijven afhankelijker van ouders dan past bij hun leeftijd (Eccleston et al. 2008). Het natuurlijke separatie-individuatieproces kan hierdoor bemoeilijkt worden.

Na pijnrevalidatie gaat de jongere zich weer verhouden tot alle taken in zijn wereld: school, werken, sport en sociaal leven. Als het goed gaat komt de gestagneerde ontwikkeling weer op gang, maakt de jongere zich meer los en verwerft een passende autonomie. Soms gaat dat versneld en vergt dat na een periode van grote zorgen het weer kunnen loslaten van de jongere door de ouders (Law et al. 2017). Daarnaast staan de ouders voor de taak om hun eigen leven weer op te pakken, wat niet vanzelfsprekend is als de baan is opgezegd en sociale participatie is geminimaliseerd. Het kan ook zo zijn dat achteraf blijkt dat het kind met klachten het systeem in evenwicht hield. Als het kind leeftijdsadequaat gaat functioneren, met een grotere mate van onafhankelijkheid, kunnen de problemen naar voren komen omdat de 'bliksemafleider' weg is. Dat kunnen relatieproblemen zijn of andere (onbewuste) redenen waardoor ouders niet goed zonder het kind kunnen functioneren.

Terugkeer van jongeren naar leeftijdsadequaat functioneren kan behalve door de pijn ook belemmerd worden door onderliggende psychische problemen en door chronische stress, zoals gepest worden of geen aansluiting kunnen vinden. Als daarin geen verandering is gekomen, bijvoorbeeld door therapie, kunnen deze factoren – die even uit beeld waren door de pijn – opnieuw een probleem vormen.

9.3 De volwassene met chronische pijn in het gezin

Voor kinderen met een ouder met chronische pijn maakt het verschil wanneer de pijn ontstaan is. Was dat al voor de komst van het kind, dan maakt het deel uit van zijn/haar wereld en dan zijn ouders meestal meer bedreven in het omgaan met hun pijn in het proces van ouderschap. Zijn de klachten later ontstaan, dan heeft het kind eerst een 'gezonde' ouder gehad en maakt het vervolgens de fase mee waarin de ouder worstelt met de klachten, met het zoeken naar de oorzaak, de spanning van behandelingen, de veranderende balans in het gezin en alle emoties die hier inherent aan zijn. Het kind moet zich aanpassen aan een veranderende situatie. De ene situatie is niet altijd (on)gunstiger dan de andere en de sociaal-emotionele gevolgen voor het kind verschillen. Sommige kinderen nemen allerlei taken/verantwoordelijkheden op zich waarvoor ze nog niet zijn toegerust, gezien hun leeftijd. Ze doen dat omdat hetzij de ouders dit direct vragen, hetzij impliciet een appel doen, of omdat kinderen willen helpen de situatie op te lossen. Kinderen hebben een grote loyaliteit naar hun ouders en dat impliceert het risico op parentificatie (Kamphuis 2015). Met parentificatie wordt het verschijnsel bedoeld dat kinderen de ouderrol op zich nemen waar ouders dat zelf niet kunnen. Het kind gaat voor de ouders zorgen in plaats van andersom, waarin het zorgen zowel praktische hulp betreft als emotionele ondersteuning. In alle gevallen wordt er onevenredig veel van de kinderen gevraagd. Vanzelfsprekend maakt het helpen van een ander ook deel uit van de sociale ontwikkeling; er is dan ook geen scherp afgebakende grens tussen gezond sociaal gedrag en parentificatie. Dat wordt medebepaald door sociaal-culturele aspecten en de tijdgeest.

De copingstrategie van de ouder met pijn is van belang voor het kind: is de ouder passief, inflexibel en volledig gericht op de pijn? Of actief, flexibel en met interesse voor de omgeving ondanks de pijn? Dat laatste is gunstiger; het helpt ook als de ouder verantwoordelijk blijft voor de eigen beperking en het kind deze niet hoeft te 'compenseren'. Het stimuleren van de autonomie van de kinderen en het toestemming geven te mogen genieten van activiteiten die de ouder zelf niet kan, is wezenlijk voor de persoonlijke groei en ontwikkeling van het kind.

Een situatie die ontstaan is tijdens een periode van beperkingen bij de ouder is niet vanzelfsprekend omkeerbaar als de ouder herstelt. Kinderen die een deel van hun kind-zijn opgegeven hebben, kunnen dat niet inhalen. Er kunnen in het kind patronen zijn verinnerlijkt, waarbij ze bovenmatig sensitief zijn geworden voor het welzijn van de ander, en daarbij niet goed eigen wensen, grenzen en behoeften voelen en een hoge (fysieke) alertheid en spanning ervaren, wat een risico inhoudt om later zelf chronische pijn te krijgen. Bovendien blijkt uit onderzoek dat ouders met chronische pijn vaker pijn herkennen bij hun kinderen, gaan catastroferen en overbeschermend opvoeden, wat ook maakt dat deze kinderen meer gepredisponeerd kunnen zijn voor het zelf ontwikkelen van chronische klachten (Wilson en Fales 2015).

Sociaal gezien blijven jongeren van ouders met chronische pijn vaak langer thuis wonen of meer aan thuis gebonden omdat het proces van separatie belemmerd is. Als de ouder fysieke mogelijkheden herwint, kan dat leiden tot het verliezen van de zorg en aandacht van het kind, gezelschap en verbondenheid. Waar de ouder weer taken en verantwoordelijkheden op zich neemt die voorheen uitbesteed werden, moeten kinderen taken weer loslaten. Vaak ontstaat er na verloop van tijd een nieuw evenwicht dat bevredigend is voor ouder en kind. Maar het kan ook een ingewikkeld proces zijn waarin inflexibele intrapsychische en interpersoonlijke patronen verandering bemoeilijken. Dit is iets om rekening mee te houden in de behandeling.

9.4 De partnerrelatie van de volwassene met chronische pijn

Engelstalige literatuur spreekt van *dyadic coping*: de manier van omgaan met de pijn van een koppel (*dyad*) waarvan één van beide chronische pijn heeft (Prenevost en Reme 2017; Weingarten 2013). De partner kan op verschillende manieren reageren, zowel verbaal als in gedrag. Veelvoorkomend zijn bezorgde, steunende en straffende responsen. In het algemeen zullen straffende responsen van de partner het pijngedrag van de patiënt versterken, omdat degene met pijn zich niet gehoord voelt. In een hechte partnerrelatie geldt dat ook voor bezorgde en steunende responsen, passend bij operante conditionering (▶H. 2). Voor een minder hechte partnerrelatie gaat dit niet op (Flor et al. 1987). Als partners een inadequate gezamenlijke coping hebben, is er een verhoogde kans op een depressie – niet alleen bij de patiënt, maar ook bij de partner (Kindt et al. 2016). Ook schaamte, schuldgevoel en onmacht komen vaak voor, bij beide partners. Financiële problemen, doordat degene met pijn in inkomen achteruitgaat door verlies aan werkvermogen, zetten de relatie extra onder druk. Het maakt verschil of de partnerrelatie pas is ontstaan na het ontstaan van de pijn, of dat de relatie al bestond voordat de pijn ontstond. Een hypothese is dat als de relatie die is ontstaan toen de pijn er al was, de pijn een belangrijke functie heeft omdat de partner gekozen heeft voor iemand met klachten. De partner ontleent waarde aan het verlenen van zorg of vermijdt, mogelijk vanuit een oud onbewust patroon, zelf confrontaties door het leven met iemand met chronische pijn. Als de pijn in een geslaagde revalidatie een minder grote rol gaat spelen verliest de ander zijn oude rol – dan hangt het ervan af of er voldoende intra- en interpersoonlijke flexibiliteit is of de relatie standhoudt. Als er een nieuw evenwicht ontstaat tot tevredenheid van beide partners, dan is de homeostase hersteld (Lemmens en Houdenhove 1998). Als de relatie er eerder was dan de pijn, dan is de partner vaak hulpelozer; die kent de ander niet met pijn. Relatieproblemen als gevolg van de pijn treden eerder op en het is makkelijker terugkeren naar de sociale rol die er voordien was. Als de pijn een langer bestaand relatieprobleem heeft overdekt, dan betekent een geslaagde revalidatie het onder ogen moeten zien van het relatieprobleem.

Een belangrijk aspect van een partnerrelatie is fysieke intimiteit. Het seksueel functioneren kan door verschillende factoren worden belemmerd. De partner is bang om de pijn te verergeren door de ander aan te raken, wat bij sterke sensitisatie en allodynie zeker het geval is (Swaan en Goethals 2014). Daardoor wordt er ook niet meer geknuffeld, wat beide partners in het algemeen een sterk gemis vinden. Degene met pijn is bang om meer pijn te krijgen door seks en durft geen lichamelijke toenadering te zoeken uit angst dat dit kan leiden tot seks. Ook is het libido bij chronische pijn vaak verlaagd door vermoeidheid, depressie en medicatie. Tegenstrijdig genoeg is bij vrouwen aangetoond dat seksuele vaginale stimulans leidt tot een hogere pijndrempel. Beide partners kunnen aannames hebben, zoals: 'Ze heeft al zo veel pijn, ik wil het niet erger maken'. Of: 'Ik moet maar toegeven, anders is het zo erg voor hem'. Of: 'Ze vindt me vast geen echte man meer', vaak zonder te checken of de aannames kloppen. Wat iemand wél prettig vindt wordt evenmin besproken. Een rolverandering van partner naar verzorgende is niet bevorderlijk voor de seksuele aantrekkingskracht, nog een belemmering voor een bevredigend seksleven. Met betrekking tot hulpverlening bij seksuele problemen is *stepped care* volgens het PLISSIT-model van toepassing. Het eerste niveau *Permission* staat voor toestemming geven om het probleem te bespreken; dit geldt voor alle betrokken behandelaars. *Limited Information* wil zeggen beknopte informatie geven op biopsychosociaal gebied; dit geldt bijvoorbeeld voor de huisarts, de psycholoog en de fysiotherapeut, ieder vanuit hun eigen vakgebied en deskundigheid. *Specific Suggestions* kunnen door de meer gespecialiseerde behandelaar gegeven worden en *Intensive Therapy* gebeurt door een seksuoloog (Gianotten et al. 2008). Herstel van seksuele rollen vraagt experimenteren van beide partners, wat niet altijd vanzelf lukt, zeker als het mensen betreft met seksuele trauma's in de voorgeschiedenis. Aangezien dit bij mensen met chronische pijn meer dan gemiddeld voorkomt, is dit een complicatie om rekening mee te houden en eventueel een doorverwijzing naar een seksuoloog te realiseren.

9.5 Jongeren en volwassenen met pijn in relatie tot hun vrienden

In elke levensfase is het verschillend hoe iemand na een periode van pijn en beperkingen vriendschappen weer vorm kan geven. Jongeren merken vaak dat ze een belangrijke fase gemist hebben: leeftijdgenoten gaan inmiddels uit, bezoeken festivals, hebben eerste seksuele ervaringen, een bijbaantje en veel met elkaar beleefd waar de jongere met pijnklachten buiten heeft gestaan (Rosenbloom et al. 2017). Dat kan het idee geven 'achter te lopen'. Aan de andere kant kan de jongere met pijn ervaren dat hij zijn leeftijd juist vooruit is, vanwege de confrontatie met verdriet, frustratie en beperkingen en daarmee hebben leren omgaan (Hadders-Algra 2015). Daar hebben leeftijdgenoten minder ervaring mee en het opnieuw aansluiting vinden is niet vanzelfsprekend. Daarbij komen (sociale) angst en depressie vaker voor bij jongeren met chronische pijn dan bij gezonde jongeren, wat het onderhouden van vriendschappen compliceert (Kashikar-Zuck 2007). Ook in andere levensfasen heeft de patiënt vaak aan de zijlijn gestaan terwijl anderen zijn doorgegaan met hun leven: getrouwd, kinderen gekregen, carrière gemaakt. Ook dan moet er opnieuw aansluiting gezocht worden bij oude vriendschappen of nieuwe contacten aangegaan.

Als iemand chronische pijn krijgt, kan dat vriendschappen onder spanning zetten; de rollen worden anders. Patiënten kunnen een gebrek aan belangstelling en hulp ervaren terwijl ze zelf altijd klaarstonden voor anderen om bijvoorbeeld een luisterend oor te bieden, op te passen of te helpen met klussen. Er zijn dan (impliciete) verwachtingen die niet realistisch blijken te zijn en waarover communiceren moeilijk is. Dat leidt tot boosheid, teleurstelling en afgewezen voelen als anderen activiteiten blijven ondernemen waar degene met pijn niet meer aan kan meedoen. In de communicatie met vrienden kan degene met pijn zich belemmerd voelen in het mogen uiten van de klachten; andersom kunnen vriendschappen vervagen als vrienden de centrale en negatieve rol die de klachten hebben in de interactie niet meer tolereren. Ook kan het zijn dat patiënten moeite hebben met hun toegenomen afhankelijkheid en hun vrienden op afstand houden vanuit de gedachte 'ze hebben niks meer aan me'.

Nieuwe vriendschappen met lotgenoten kunnen ontstaan tijdens een periode van beperkingen, juist vanwege het elkaar begrijpen in een gemeenschappelijke beleving, het kunnen delen van ervaringen en het wederzijds tot steun zijn. De rol van patiënt is dan de bindende factor. Herstel betekent het verliezen van een gedeelde beleving en dan is het afwachten wat er aan contact overblijft. In veel gevallen moeten vriendschappen herijkt worden.

9.6 Uitgangspunten voor behandeling

Pijn als biopsychosociaal fenomeen vraagt om een systemische benadering. In de analyse van het probleem en het zoeken naar aangrijpingspunten voor behandeling is het van belang om de dynamiek in de belangrijkste relaties rond de patiënt mee te nemen. Dit vereist doorvragen bij zowel de patiënt als bij belangrijke anderen naar gedachten, emoties en concreet gedrag met betrekking tot de pijn en het dagelijks functioneren. Als een revalidatiebehandeling succesvol is voor het individu, zal het systeem mee moeten veranderen voor een nieuw evenwicht. Educatie over de rol van angst, bezorgdheid, zorgzaamheid, vermijding, frustratie, teleurstelling, schaamte, schuldgevoel – allemaal bij zowel de patiënt als bij de omgeving – kan veel inzicht geven. In het algemeen zijn naasten gemotiveerd om een bijdrage te leveren aan het herstel van sociale rollen, maar voelen zich onmachtig. Een veelvoorkomende valkuil voor zowel de patiënt als voor naasten is het denken voor de ander, met het risico de plank mis te slaan. Het acroniem NIVEA, 'Niet Invullen Voor Een Ander', kan helpen om dit gedrag te herkennen. Voor hulpverleners geldt dit net zo goed: iemand iets leren wat niet in de context van de patiënt toepasbaar of gebruikelijk is, zal niet lukken. Een hoge mate van autonomie van het individu en van assertiviteit is niet universeel.

9.7 Ketenpartners

De huisarts kent behalve de patiënt meestal ook de partner en eventueel de familie. Ook de POH-GGZ kan meedenken over wat nodig is in de fase van terugkeer naar sociale participatie. Bij complexe problematiek kan een systeemtherapeut of een seksuoloog ingezet worden. Kinderen van een ouder met chronische pijn die door het probleem van de ouder in hun ontwikkeling worden bedreigd, verdienen extra aandacht van jeugdarts, schoolmaatschappelijk werker en in extreme gevallen is een melding bij Veilig Thuis nodig. Bij jongeren met schoolverzuim door chronische pijn is de zorgcoördinator of vergelijkbare functionaris van school van belang (▶H. 11). De psychosociale aspecten van chronische pijn die in relaties een rol kunnen spelen, zijn niet voor iedere (systeem)therapeut bekend terrein. Een goede overdacht ingeval van vervolgbehandeling is daarom van groot belang.

9.8 Do's en don'ts

Do's:
- Probeer zicht te krijgen op relaties tussen de patiënt en de naasten; expliciteer gedachten en aannames.
- Betrek de belangrijkste personen bij de behandeling, geef in elk geval educatie.
- Denk aan vervolgbegeleiding na de eigen interventie, indien nodig.
- Maak samen met de patiënt haalbare, kleine stappen.
- Denk aan de Kindcheck bij een volwassene met pijn met de zorg voor minderjarige kinderen.
- Grijp alleen in als je de gevolgen van je interventies kunt overzien.
- Bedenk samen met de patiënt een verklaring voor de vooruitgang om zonder gezichtsverlies ('het was dus niks') te kunnen herstellen.
- Stimuleer goede zelfzorg voor alle betrokkenen, zowel de patiënt als de omgeving.
- T.a.v. seksualiteit: hanteer het PLISSIT-model en ken je eigen deskundigheid.

Don'ts:
- Wees niet te optimistisch: herstel van sociale rollen is niet vanzelfsprekend na een overigens geslaagde behandeling.
- Ga niet uit van je eigen achtergrond, met je eigen normen en waarden, maar sluit aan bij de (culturele) context van de patiënt en zijn omgeving.

Literatuur

Blécourt, A. C. de, Craen, M. de, Gabriëls, E., Beusekom, B. van, & Moor, J. de (2015). Somatisch Onvoldoende verklaarde Lichamelijke Klachten SOLK. In M. Hadders-Algra, K. Maathuis, R. F. Pangalila, J. G. Becher & J. de Moor (Red.), *Kinderrevalidatie*. Assen: Van Gorcum. ISBN 9789023250807.

Craig, K. D. (2015). Social communication model of pain. *Pain, 156*(7), 1198–1199.

Dekker, C., Goossens, M. E., Bastiaenen, C. H., & Verbunt, J. A. (2016). Study protocol for a multicentre randomized controlled trial on effectiveness of an outpatient multimodal rehabilitation program for adolescents with chronic musculoskeletal pain (2B Active). *BMC Musculoskeletal Disorders, 28*(17), 317.

Eccleston, C., Wastell, S., Crombez, G., & Jordan, A. (2008). Adolescent social development and chronic pain. *European Journal of Pain, 12*, 765–774.

Flor, H., Turk, D. C., & Scholtz, O. B. (1987). Impact of chronic pain on the spouse: Marital, emotional and physical consequences. *Journal of Psychosomatic Research, 31*(1), 63–71.

Gianotten, W. L., Meihuizen-de Regt, M. J., & Son-Schoones, N. van (Red.). (2008). *Seksualiteit bij ziekte en lichamelijke beperking*. Assen: Van Gorcum.

Goubert, L., Vlaeyen, J. W., Crombez, G., & Craig, K. D. (2011). Learning about pain from others: An observational learning account. *The Journal of Pain, 12*(2), 167–174.

Kamphuis, M. (2015). *Te vroeg volwassen, over parentificatie*. Amsterdam: Boom. ISBN 9789089532459.

Kashikar-Zuck, S., Lynch, A. M., Graham, T. B., Swain, N. F., Mullen, S. M., & Noll, R. B. (2007). Social functioning and peer relationships of adolescents with juvenile fibromyalgia syndrome. *Arthritis & Rheumatism (Arthritis Care & Research), 57*(3), 474–480.

Kindt, S., Vansteenkiste, M., Loeys, T., & Goubert, L. (2016). Helping motivation and well-being of chronic pain couples: A daily diary study. *Pain, 157*(7), 1551–1562.

Law, E. F., Fisher, E., Howard, W. J., Levy, R., Ritterband, L., & Palermo, T. M. (2017). Longitudinal change in parent and child functioning after internet-delivered cognitive-behavioral therapy for chronic pain. *Pain, 158*, 1992–2000.

Lemmens, G., & Houdenhove, B. van (1998). *Chronische pijn en de familie*. Pijn Info. Houten: Bohn Stafleu van Loghum.

Prenevost, M. H., & Reme, S. E. (2017). Couples with chronic pain: How do intercouple interactions relate to coping? *Scandinavian Journal of Pain, 16*, 150–157.

Rosenbloom, B. N., Rabbitts, J. A., & Palermo, T. M. (2017). A developmental perspective on the impact of chronic pain in late adolescence and early adulthood: Implications for assessment and intervention. *Pain, 158*(9), 1629–1632.

Sinclair, C. M., Meredith, P., & Strong, J. (2016). Personal and contextual factors affecting the functional ability of children and adolescents with chronic pain: A systematic review. *Journal of Developmental & Behavioral Pediatrics, 37*, 327–342.

Swaan, J. L., & Goethals, W. G. L. (2014). Seksueel functioneren van patiënten met chronische musculoskeletale pijn binnen de revalidatiegeneeskunde. *Nederlandstalig Tijdschrift voor Pijn en Pijnbestrijding, 33*(57), 10–14.

Weingarten, K. (2013). The 'Cruel radiance of what is': Helping couples live with chronic illness. *Family Process, 52*, 83–101.

Wilson, A. C., & Fales, J. L. (2015). Parenting in the context of chronic pain: A controlled study of parents with chronic pain. *Clinical Journal of Pain, 31*, 689–698.

Arbeid

M.F. Reneman en T. Beemster

Samenvatting

Mensen met chronische pijn hebben een verminderde arbeidsparticipatie. Revalidatie kan een positieve invloed hebben op het arbeidsvermogen en -participatie. In dit hoofdstuk wordt op hoofdlijnen ingegaan op de gevolgen van chronische pijn voor arbeidsparticipatie, de evidentie voor revalidatiebehandelingen die zijn gericht op het verbeteren van arbeidsparticipatie, wetenschappelijk uitdagingen en uitgangspunten voor een effectieve behandeling. Specifieke arbeidsgerelateerde onderdelen van de sociale context worden besproken. Relevante wetgeving wordt kort behandeld, waarbij er wordt voornamelijk verwezen naar actuele websites. Het hoofdstuk wordt afgesloten met een beschrijving van ketenpartners.

10.1 Gevolgen van chronische pijn voor arbeidsparticipatie – 120

10.2 Uitgangspunten voor behandeling – 121
10.2.1 Effectiviteit – 121
10.2.2 Werkzame principes in de arbeidsrevalidatie – 122
10.2.3 Return to Work (RTW-)coördinator – 122
10.2.4 Graded activity en geleidelijke blootstelling aan werk – 123
10.2.5 Biopsychosociale oriëntatie van de professionals – 123

10.3 Uitdagingen – 124
10.3.1 Wetenschappelijk – 124
10.3.2 Financiering – 125

10.4 Wetgeving – 125

10.5 Ketenpartners – 126

Literatuur – 127

© Bohn Stafleu van Loghum is een imprint van Springer Media B.V., onderdeel van Springer Nature 2019
J. A. Verbunt, J. L. Swaan, H. R. Schiphorst Preuper en K. M. G. Schreurs (Red.), *Handboek pijnrevalidatie*,
https://doi.org/10.1007/978-90-368-2230-5_10

Dit hoofdstuk richt zich op het verbeteren van de arbeidsparticipatie van werkende volwassenen met chronische pijn. Arbeidsparticipatie betreft betaald werk, en kan verwijzen naar eigen werk, aangepast werk, tijdelijk werk, terugkeer naar werk (*return to work*, RTW) en een combinatie van deze. De principes beschreven in dit hoofdstuk zijn van toepassing voor de eerste-, tweede- en derdelijnszorg. De toepassing van deze principes zal verschillen per casus en per setting. In geval van multi- of interdisciplinaire toepassing, is ervan uitgegaan dat patiënten reeds eerstelijnszorg hebben gehad of waarbij het is overwogen (meer informatie over de eerste-, tweede- en derdelijnszorg in ▶H. 21). Verder is er uitgegaan van een situatie waarbij de patiënt minder dan twee jaar verzuimt – aangezien dit het meeste voorkomt – en een dienstverband heeft. In dat geval heeft de patiënt te maken met de Wet Verbetering Poortwachter (WVP; ▶par. 10.4). De principes van arbeidsrevalidatie gelden ook voor werkende patiënten zonder dienstverband, bijvoorbeeld voor zzp'ers, maar de WVP geldt niet voor hen.

10.1 Gevolgen van chronische pijn voor arbeidsparticipatie

Mensen met chronische pijn hebben een verminderde arbeidsparticipatie in vergelijking met de gemiddelde Nederlandse beroepsbevolking en in vergelijking met een aantal andere chronische aandoeningen zoals diabetes, hartziekten en kanker. Een verminderde arbeidsparticipatie uit zich op drie gebieden: arbeidsverzuim, productiviteitsverlies en arbeidsongeschiktheid. De gemiddelde Nederlandse werknemer verzuimt gemiddeld 4,9 dagen per jaar, terwijl mensen met een chronische aandoening tussen de 7 en 42 dagen verzuimen (Steenbeek et al. 2010). Mensen met chronische rugklachten verzuimen gemiddeld 29 dagen per jaar (Graaf et al. 2012). Productiviteitsverlies, vaak *presenteïsme* genoemd, betekent dat iemand aanwezig is op het werk, maar door ziekte of een aandoening minder productief is. Presenteïsme komt regelmatig voor. Geschat wordt dat Nederlanders met chronische rugklachten gemiddeld 12 werkdagen per jaar verliezen door presenteïsme (Graaf et al. 2012). Van alle mensen die van het Uitvoeringsinstituut Werknemersverzekeringen (UWV) een arbeidsongeschiktheidsuitkering (WAO of WIA) ontvangen, heeft 25 % dit vanwege gevolgen van een primaire diagnose 'bewegingsapparaat'. Van de mensen die pijnrevalidatie starten heeft 48 % betaald werk (Köke et al. 2017). Bij start van de revalidatie rapporteren zij hun werkvermogen als gemiddeld 4,3 op een schaal van 0–10 (0 = niet in staat om te werken, 10 = werkvermogen in beste periode).

De gevolgen van verzuim, presenteïsme en arbeidsongeschiktheid als gevolg van klachten aan het bewegingsapparaat leiden tot enorme maatschappelijke kosten, berekend op 4.1 miljard euro per jaar in Nederland (Steenbeek et al. 2010). Deze kosten zijn veel hoger dan bij andere chronische aandoeningen, zoals hart- en vaatziekten (1.5 miljard euro) en diabetes (680 miljoen euro) (Steenbeek et al. 2010). Naast de maatschappelijke kosten zijn de gevolgen van het niet (volledig) kunnen werken voor mensen met chronische pijn groot. Mensen hechten veel waarde aan het kunnen werken vanwege diverse redenen: werk zorgt voor een inkomen, vergroot de kwaliteit van leven, geeft de mogelijkheid om zich te ontplooien en om sociale contacten op te bouwen, geeft structuur aan het bestaan en het gevoel maatschappelijk zinvol of nuttig bezig te zijn, en bovendien geeft werk een bepaalde sociale status. Mensen met een chronische aandoening die werken, ervaren een betere gezondheid en maken minder gebruik van zorg dan mensen met een chronische aandoening die niet werken. Verder heeft werk een positieve invloed op welzijn en herstel (Waddell et al. 2013; Willems et al. 2014). Een belangrijk behandeldoel voor mensen met chronische pijn en een verminderde arbeidsparticipatie is daarom om hun werk duurzaam te hervatten en/of vol te houden.

10.2 Uitgangspunten voor behandeling

Om redenen die in ▶par. 10.1 zijn genoemd, kan het hervatten, uitbreiden of behouden van werk een behandeldoel zijn voor patiënten met chronische pijn. Wanneer de patiënt zich meldt met een primair arbeidsgericht revalidatiedoel, is arbeidsrevalidatie mogelijk een effectievere interventie dan 'reguliere' pijnrevalidatie. Indien er meerdere revalidatiedoelen zijn, waarvan arbeid er één is, kunnen werkzame principes uit de arbeidsrevalidatie in de pijnrevalidatie of in een andere setting (eerstelijns fysio- of oefentherapie, psychologie) worden ingebouwd. Deze principes worden in deze paragraaf beschreven.

Arbeidsrevalidatie kan worden gedefinieerd als een interventie die iemand met een gezondheidsprobleem helpt om aan het werk te blijven, of er naar terug te keren (Waddell et al. 2013). Deze definitie is van toepassing voor de eerste, tweede en derdelijn. Het 'stepped care'-principe (▶H. 21) en de WPN-classificatie (▶H. 7) kunnen richting geven welke setting het meest recht doet gezien de complexiteit van de casus en de behandeldoelen van de patiënt. Zoals eerder vermeld, wordt in dit hoofdstuk uitgegaan van een situatie waarbij reeds eerstelijnszorg is geprobeerd, maar niet voldoende effectief is gebleken, of waarbij de complexiteit van de casus zodanig is dat een monodisciplinaire interventie niet toereikend is.

Een duidelijk afgebakende grens tussen arbeidsrevalidatie voor mensen met chronische pijn enerzijds en pijnrevalidatie gericht op arbeidsparticipatie anderzijds, is niet beschikbaar. De overeenkomsten zijn groter dan de verschillen. Belangrijke overeenkomsten zijn het revalidatiemodel (International Classification of Functioning, Disability and Health (ICF)), een biopsychosociale visie en werkwijze (multi- en interdisciplinair) in algemene zin. De (graduele) verschillen zijn: focus, verwijzers, complexiteit, wetgeving, financiering en ketenpartners (zie een uitwerking van de twee laatstgenoemde aspecten in ▶par. 10.5). Met een verschil in focus wordt bedoeld dat er bij arbeidsrevalidatie een arbeidsgerelateerd hoofddoel is. Bij pijnrevalidatie kunnen er meerdere doelen zijn, op verschillende participatiedomeinen, bijvoorbeeld arbeid, sport, hobby en zelfverzorging. Met complexiteit wordt het WPN-niveau bedoeld (▶H. 7).

10.2.1 Effectiviteit

Uit een systematische review over effectiviteit van pijnrevalidatie voor arbeidsparticipatie bleek dat pijnrevalidatie effectiever is dan fysiek gerichte behandelingen, maar niet effectiever is dan de gebruikelijke zorg (Kamper et al. 2015). Ook zijn er diverse reviews over arbeidsrevalidatie voor werknemers met chronische pijn aan het bewegingsapparaat, waarin er sterke aanwijzingen zijn dat de arbeidsrevalidatie voor werknemers met chronische pijn effectief is ten aanzien van arbeidsparticipatie (Airaksinen et al. 2006; Cullen et al. 2017; Hoefsmit et al. 2012; Meijer et al. 2005; Palmer et al. 2012; Vilsteren et al. 2015; Waddell et al. 2013). Uit de literatuur is niet bekend of en in welke mate er relevante verschillen zijn tussen de onderzochte populaties in pijnrevalidatie en in arbeidsrevalidatie (mogelijk is bijvoorbeeld de duur van het arbeidsverzuim bij de patiënten behandeld in de arbeidsrevalidatie aanmerkelijk korter). Hierdoor vallen niet met zekerheid conclusies omtrent effectiviteitsverschillen ten aanzien van arbeidsparticipatie tussen beide behandelingen te trekken. Wel is er is sterk bewijs dat multidisciplinaire arbeidsrevalidatie effectief is voor werkgerelateerde uitkomsten (Airaksinen et al. 2006; Waddell et al. 2013). Voor werknemers met chronische pijn met meer dan 3-6 maanden arbeidsverzuim wordt multidisciplinaire arbeidsrevalidatie aanbevolen (Airaksinen et al. 2006; Waddell et al. 2013). Jarenlang was het sterkste bewijsmateriaal afkomstig uit de groep mensen met lage rugpijn, en uit recentere gegevens blijkt dat dezelfde beginselen ook gelden voor de meeste mensen met nekpijn en klachten van nek, schouders, armen (Palmer et al. 2012; Vilsteren et al. 2015). Het is ook aangetoond dat, vanuit een maatschappelijk perspectief, arbeidsrevalidatie bij patiënten met chronische pijn een goede *return on investment* heeft, die aangeeft dat de samenleving als geheel van investeringen in arbeidsrevalidatie kan profiteren. De schattingen lopen uiteen van een verhouding van 1:4 tot 1:10; voor elke munteenheid geïnvesteerd in arbeidsrevalidatie, is het maatschappelijke rendement vier- tot tienvoudig (McAnaney en Wynne 2016). Ook in een eerstelijns setting (bedrijfsarts, arbeidsfysiotherapeut) is aangetoond dat interventies met op basis van de principes van de 'participatieve ergonomie' effectief en kosteneffectief zijn bij mensen met rugpijn (Lambeek et al. 2010).

10.2.2 Werkzame principes in de arbeidsrevalidatie

Omgevingsfactoren, zoals familie, werk, gezondheidszorg, wetten en regels en cultuur, kunnen een belangrijke invloed hebben op het functioneren van werkende mensen (en dus ook patiënten) (Bartys et al. 2017). Onderzoeken uit landen met andere wet- en regelgeving, een andere sociaal systeem, anders georganiseerde gezondheidszorg of andere cultuur, zijn daardoor soms beperkt of indirect generaliseerbaar naar de Nederlandse situatie. In verband met verschillen in wetgeving zijn Nederlandse studies met patiënten in dienstverband (WVP van toepassing) ook niet direct generaliseerbaar naar Nederlandse patiënten zonder dienstverband (zzp'ers). Gedetailleerde aanbevelingen over effectieve onderdelen van arbeidsrevalidatie in Nederland zijn daardoor niet te geven; werkzame principes kunnen er wel uit worden afgeleid. Het belangrijkste en overkoepelend principe is dat het gaat om zorg én werk. Alleen op arbeid gerichte zorg is op zichzelf onvoldoende effectief; ook (tijdelijke) werkaanpassingen dienen overwogen en uitgevoerd te worden. Aanpassingen kunnen nodig zijn in arbeidsvoorwaarden, -inhoud, -omstandigheden en -verhoudingen. Het is van belang dat de onderdelen zorg en werk gecoördineerd worden ingezet. Effectieve op arbeid gerichte revalidatie bestaat bij voorkeur uit drie hoofdonderdelen: op arbeid gerichte revalidatie, aangepast werk en coördinatie. Hiervan afgeleid zijn de drie toepassingsprincipes (Main et al. 2008): de aanwezigheid van een terugkeer naar het werk (RTW-)coördinator, blootstelling aan (aangepast) werk en een biopsychosociale oriëntatie van de revalidatieprofessionals.

10.2.3 Return to Work (RTW-)coördinator

Veel arbeidsrevalidatieprogramma's maken gebruik van een 'Return to Work'-coördinator; andere benamingen zijn: re-integratiebegeleider, werkcoach, casemanager, arbeidsconsulent. In de eerstelijn kan een arbeidsfysiotherapeut een dergelijke rol (mede) vervullen. Deze persoon kan dienen als spin in het web tussen de patiënt/werknemer, het werk (inclusief leidinggevende en personeelszaken), (bedrijfs)gezondheidszorg en casemanagers. De effectiviteit van de communicatie tussen de betrokken gezondheidsprofessionals en de betrokkenen vanuit de werkplek is duidelijk aangetoond (Cullen et al. 2017; Franche et al. 2005; Hamer et al. 2013; Palmer et al. 2012; Vilsteren et al. 2015). De competenties van de RTW-coördinator zijn belangrijker dan zijn professionele achtergrond. Essentieel zijn relevante kennis op het gebied van wet- en regelgeving, het kunnen beoordelen van arbeidsvaardigheden, communicatieve vaardigheden, vaardigheden in conflicthantering en probleemoplossende vaardigheden (Gardner et al. 2010). Om arbeidsparticipatie te faciliteren voor de werkende met chronische pijn, worden deze competenties ingezet voor het samen met de patiënt opstellen, monitoren en eventueel bijsturen van een RTW-plan, voor het zorg dragen dat dit plan door alle betrokkenen wordt onderschreven, en het 'aan boord houden' van iedereen tijdens dit proces. Ook kan de RTW-coördinator een rol spelen bij de nazorg. Nazorg kan in verschillende vormen plaatsvinden, bijvoorbeeld door een (eerstelijns)ketenpartner, de bedrijfsarts, arbeidsdeskundige, re-integratie bureau, casemanager, of door de RTW-coördinator zelf. In een Noors onderzoek werden mensen gedurende een jaar na afloop van het programma een aantal keren gebeld om eventuele knelpunten te bespreken. Deze vorm van nazorg bleek in de Noorse setting gemiddeld kosteneffectief te zijn (Hara et al. 2018).

10.2.4 Graded activity en geleidelijke blootstelling aan werk

Volgens het tweede principe van (arbeids)revalidatie gaat de patiënt werkactiviteiten geleidelijk opstarten en/of uitbreiden. Een start- en opbouwschema komt primair tot stand in overleg tussen werknemer en leidinggevende, zo nodig daarin geadviseerd door de RTW-coördinator of de bedrijfsarts. In het schema zijn taken, uren en dagen opgenomen (Lambeek et al. 2010). Het is van belang dat iedere betrokkene de doelstelling, inhoud en timing van dit plan kent en hier actief aan bijdraagt. Overleg en afstemming tussen betrokkenen is hiervoor een vereiste (zie vorige paragraaf). Voor afstemming van revalidatie- en re-integratieplannen kan het nuttig zijn om (telefonisch) te overleggen met de bedrijfsarts (Vooijs et al. 2016), bij voorkeur met actieve deelname van de patiënt.

Het gemeenschappelijke plan voorziet in een geleidelijke voortgang van activiteiten, ongeacht de dagelijkse schommelingen in intensiteit van de pijn (▶H. 16). Activiteiten kunnen betrekking hebben op oefeningen, fysieke activiteiten en sportieve activiteiten, maar ook gesimuleerde werkzaamheden. Bij voorkeur, als het werk dat toelaat, gebeurt dit op het werk in aangepaste vorm of duur (Franche et al. 2005). Dit heet 'werken op arbeidstherapeutische basis (ATB)'. Wanneer aangepast werk geen optie is, kunnen werkzaamheden gesimuleerd worden in de revalidatiesetting. Hoe snel werkopbouw kan plaatsvinden is onbekend; er zijn geen studies naar verricht en er zijn geen richtlijnen voor. Er is slechts een indicator met enige bewijskracht, en dat is de inschatting van de patiënt zelf (Verbeek et al. 2006). Dit betekent dat de werkende een inschatting maakt van inhoud en kwantiteit van het opstarten van werk en van de snelheid van opbouw van werkzaamheden. Ook in het model van de participatieve ergonomie is een centrale rol voor de werkende zelf in het proces van RTW. Deze benadering is gebleken effectief en kosteneffectief (Lambeek et al. 2010).

10.2.5 Biopsychosociale oriëntatie van de professionals

Als derde principe geldt de biopsychosociale oriëntatie van de professionals tijdens diagnostiek en behandeling (Waddel et al. 2008). Er is brede overeenstemming dat ziekte en beperkingen (in arbeid) samen kunnen hangen met biologische, psychologische en sociale dimensies: een biopsychosociaal model (▶H. 6 en 8). Deze dimensies, of onderdelen daarvan, zijn vaak beschreven en afzonderlijk onderzocht. In werkelijkheid betreffen dit echter complexe interacties tussen het individu en diens omgeving, die dynamisch verlopen in de tijd (Waddel et al. 2008). Psychologische en sociale factoren kunnen werkgerelateerd of niet-werkgerelateerd zijn. Niet (direct) aan werk gerelateerde factoren zijn elders in dit handboek uitgebreid beschreven (▶H. 3, 5 en 6).

Contextuele factoren die specifiek zijn voor arbeidsgerelateerde zorg:

- Wettelijk systeem: de belangrijkste wet die betrekking heeft op alle Nederlanders die werken in een loondienstverband is de Wet Verbetering Poortwachter (WVP, ▶par. 10.4). In Nederland geldt dat iedere werknemer recht heeft op (gedeeltelijke) loondoorbetaling bij ziekte. Er is beperkt bewijs dat het ontvangen van een dergelijke uitkering op zichzelf een obstakel zou vormen richting werkhervatting (Bartys et al. 2017). Er is robuust bewijs dat specifieke ongunstige kenmerken van een compensatiesysteem arbeidsparticipatie kan belemmeren: strikte en rigide systemen of toepassingen van deze systemen, de dreiging van inkomensverlies, een langzame of onbevredigend werkend *case management*, of een uitkering die even hoog of hoger is dan inkomen door werk (Bartys et al. 2017).
- Werksysteem: naast de reeds genoemde mogelijkheid voor (tijdelijk) aangepast werk passend bij de capaciteiten van de patiënt, is de rol van de leidinggevende van groot belang. Het trainen van een leidinggevende in het adequaat omgaan met een (dreigend) verzuimende medewerker kan bevorderend werken voor arbeidsparticipatie (Linton et al. 2016).
- Persoonlijke systeem: er is adequaat bewijs dat gebrek aan goede ondersteuning van een partner een obstakel kan vormen voor arbeidsparticipatie (Bartys et al. 2017).
- Gezondheidzorgsysteem: zorgprofessionals moeten worden beschouwd als een omgevingsfactor die de loop van terugkeer naar werk positief kunnen beïnvloeden. Echter het tegenovergestelde kan ook het geval zijn. De houding van de zorgverlener is ook zeer relevant, en zorgverleners moeten zich bewust zijn dat zij een belemmering kunnen vormen voor de vooruitgang in arbeidsparticipatie. Werknemers verzuimen vaker en langer wanneer artsen zelf *fear-avoidance beliefs* hebben ten aanzien van activiteiten en werk (Werner et al. 2012). Er zijn sterke aanwijzingen dat gezondheidswerkers met hoge fear-avoidance beliefs geassocieerd zijn met hoge fear-avoidance beliefs van hun patiënten; dit suggereert een nocebo-effect. Er is bovendien bewijs van matige kwaliteit dat professionals met hoge fear-avoidance beliefs vaker adviseren om activiteiten en werk te beperken (Darlow et al. 2012) (▶H. 6).

10.3 Uitdagingen

10.3.1 Wetenschappelijk

De uitdagingen in de arbeidsrevalidatie zijn sterk gelijkend op die in de pijnrevalidatie. Hoewel de effectiviteit van arbeidsrevalidatie is aangetoond, is de gemiddelde omvang van het effect bescheiden (Waddel et al. 2008). Dit betekent dat de gemiddelde werknemer met chronische pijn enigszins van arbeidsrevalidatie zal profiteren, maar ook dat er een grote verscheidenheid rondom dit gemiddelde is: sommigen profiteren niet of weinig, terwijl anderen volledig het werk weer kunnen hervatten. De belangrijkste uitdaging betreft het verder verhogen van de effectiviteit en efficiëntie, alsmede het correct positioneren van de principes in de keten van *stepped care*. De effectiviteit zou verbeterd kunnen worden door betere personalisatie, zodat het aangeboden programma qua inhoud en dosis past bij de persoon en zijn situatie. Theoretisch zou het gemiddelde effect moeten toenemen wanneer werknemers die niet van deze programma's profiteren ook niet aan zo'n programma gaan beginnen, of dat zij een ander, voor hen wel werkzaam programma kunnen krijgen. Dit vereist een set diagnostische instrumenten die op individueel niveau relevante barrières kunnen diagnosticeren en werkzame behandelelementen kunnen voorspellen ('wat werkt voor wie'). Betrouwbare en valide diagnostische hulpmiddelen zijn hiervoor echter momenteel beperkt beschikbaar. Een uitzondering voor een deelaspect is de Functional Capacity Evaluation (FCE), en de tiltesten in het bijzonder (Kuijer et al. 2012). Deze tests zijn betrouwbaar, op individueel niveau te interpreteren aan de arbeidsbelasting (criterium normering) (Soer et al. 2009) en hebben een relatie met functioneren in werk (Kuijer et al. 2012).

Zowel voor de pijn- als voor de arbeidsrevalidatie wordt een grote verscheidenheid aan inhoud, disciplines en dosering beschreven. Echter, de optimale onderdelen van deze elementen voor elke individuele deelnemer zijn niet bekend (Hoefsmit et al. 2012; Meijer et al. 2005; Palmer et al. 2012; Schaafsma et al. 2010; Waddell et al. 2013; Waterschoot et al. 2014). Er is momenteel geen sterk bewijs op basis waarvan aanbevelingen voor specifieke inhoud (Tulder et al. 2006) of dosering (Waterschoot et al. 2014) kan worden gegeven. Ten aanzien van de dosis blijkt uit vijf Scandinavische studies en een Franse studie dat uitgebreide programma's niet aangetoond betere resultaten behalen dan kortere programma's (Aasdahl et al. 2017; Haldorsen et al. 2002; Harris et al. 2017; Jensen et al. 2012; Moll et al. 2017; Ronzi et al. 2017; Skouen et al. 2002).

10.3.2 Financiering

Enkele effectieve elementen van arbeidsrevalidatie bevinden zich op de grens tussen *zorg* en *arbeid*, zoals de inzet van een RTW-coördinator, een werkbezoek (inclusief gesprek met werkgever, werknemer, personeelszaken en bedrijfsarts), coaching en casemanagement. Het *zorg*deel van de arbeidsrevalidatie/MSR (medisch-specialistische revalidatie) wordt door de zorgverzekeraar gefinancierd, maar aanvullende onderdelen *arbeid* meestal niet. Deze moeten dan worden gefinancierd door de werkgever, inkomensverzekeraar, of aanvullende collectiviteiten vanuit de zorgverzekering. In de praktijk komt het voor dat alleen het *zorg*deel kan worden aangeboden. Dit is zorgwekkend, aangezien het *werk*deel van de arbeidsrevalidatie als kernelement van (kosten)effectieve arbeidsrevalidatie wordt gezien (Cullen et al. 2017; Hamer et al. 2013; Palmer et al. 2012; Vilsteren et al. 2015).

10.4 Wetgeving

In dit hoofdstuk is slechts plaats voor een beschrijving op hoofdlijnen van de twee bekendste wetten rondom arbeid: de Wet verbetering poortwachter (WVP; zie ▶ box 1) en de Wet werk en inkomen naar arbeidsvermogen (WIA). Voor details, uitzonderingen en updates, alsmede voor overige wetgeving, verwijzen wij naar publiek toegankelijke websites. Een selectie van deze websites:
- Ministerie voor Sociale Zaken en Werkgelegenheid: ▶www.arboportaal.nl.
- UWV: ▶www.uwv.nl.
- Fit for Work Nederland geeft tips, tools, en checklists voor zorgprofessionals, werknemers en werkgevers uit: ▶www.fitforworknederland.nl.

> **Wet verbetering Poortwachter**
> *Tekst overgenomen uit SER-rapport 'Werk: van belang voor iedereen. Een advies over werken met een chronische ziekte'* (SER 2016).
> 'Bij ziekteverzuim is de werkgever verplicht om maximaal 104 weken het loon voor ten minste 70 % door te betalen. In die periode hebben werkgever en werknemer op grond van de *Wet verbetering poortwachter* en de *Regeling procesgang eerste en tweede ziektejaar* verschillende verplichtingen om de re-integratie te bevorderen. Zo moet de arbodienst of bedrijfsarts worden ingeschakeld bij dreigend langdurig verzuim. De arbodienst of bedrijfsarts moet binnen 6 weken na de eerste ziektedag een probleemanalyse maken en op basis daarvan een concept plan van aanpak opstellen. Dat concept gaat naar de werkgever die, samen met de werknemer, binnen 8 weken na de eerste ziektedag een definitief plan van aanpak moet maken, waarin zij afspraken maken over de activiteiten die ze zullen ondernemen om de re-integratie te bevorderen. Een casemanager ziet toe op de uitvoering daarvan. Het plan wordt in principe elke 6 weken geëvalueerd. De verslagen zijn onderdeel van het re-integratiedossier. Als duidelijk is dat de werknemer niet kan terugkeren naar de oude functie, moeten werkgever en werknemer uitkijken naar een andere functie in de organisatie. Is ook dat niet haalbaar, dan schrijft de wet voor dat gezocht moet worden naar een passende functie buiten de organisatie, de zogenaamde re-integratie in het tweede spoor. Het tweede spoor moet in elk geval worden ingezet als bij de eerstejaarsevaluatie blijkt dat er geen reëel perspectief is op de terugkeer naar het eigen werk. Bij het vormen van een oordeel hierover kan de arbodienst of bedrijfsarts worden betrokken, maar het is ook mogelijk hierover een deskundigenoordeel te vragen bij het UWV.'

Van belang voor sommige patiënten zijn private arbeidsongeschiktheidsverzekeringen (voor zzp'ers en zelfstandigen), wetten en uitvoeringsregelingen van pensioenen, cao-specifieke regelingen, transitievergoedingen, beroepsziekten, en bijstandsregelingen. Het valt buiten de doelstelling van dit handboek om dit inhoudelijk te beschrijven. Maar aangezien deze wetten relevant zijn voor de patiënten, zijn deze ook relevant voor zorgprofessionals. Zij kunnen namelijk, net als de WVP en de WIA, de voortgang van de revalidatie belemmeren of faciliteren. Een belangrijk moment in de WVP is bijvoorbeeld gelegen na 6 weken verzuim; dan dient een probleemanalyse te worden opgesteld. Bij dreigend langdurig verzuim kunnen werkgever, werknemer en bedrijfsarts overwegen gebruik te maken van een eerstelijns professional of multidisciplinair revalidatieteam.

In de WVP zijn de rol van de werknemer en zijn leidinggevende van groot belang, maar ook de rol van de bedrijfsarts, arbeidsdeskundigen en anderen zijn vastgelegd. De WIA komt in beeld bij het naderen van twee jaar arbeidsverzuim. De WIA is een inkomensdervingsverzekering, waarbij verlies aan inkomen tot een maximum van 70 % wordt gecompenseerd. Theoretische verdiencapaciteit wordt vastgesteld door de arbeidsdeskundige, gebruikmakend van de Functionele Mogelijkheden Lijst die door de verzekeringsarts is opgesteld. Bij veel patiënten is het niet duidelijk dat de WIA niet uitsluitend te maken heeft met de beperkingen die hij of zij heeft of ervaart.

10.5 Ketenpartners

Voor een uitgebreide beschrijving van en samenwerking tussen de verschillende ketenpartners wordt verwezen naar ▶ H. 21. Derhalve zal in deze paragraaf alleen de bij werk betrokken ketenpartners worden besproken. Coördinatie van zorg en re-integratie vindt plaats op macro-, meso- en microniveau. Het UWV is de instantie die op macroniveau de coördinatie uitvoert, maar komt pas bij langdurig verzuim in beeld. De bedrijfsarts en de afdeling personeelszaken voeren op mesoniveau de coördinatie. Op microniveau is leidinggevende een belangrijke actor in het ondersteunen en begeleiden van de zieke werknemer. Allen kunnen betrokken zijn bij een individuele patiënt en kunnen dus, in meer of mindere mate, ook relevante partijen zijn voor het revalidatieteam.

Binnen het domein arbeid kunnen de volgende aanbieders/ketenpartners worden onderscheiden: arbodiensten, eerstelijns zelfstandigen (huisartsen, fysiotherapeuten, oefentherapeuten, ergotherapeuten, psychologen), tweede- en derdelijns revalidatiecentra, zelfstandige behandelcentra (ZBC's), UWV (bijvoorbeeld voor persoonsgebonden voorzieningen), re-integratiebedrijven (bijvoorbeeld voor het uitvoeren van tweedespoor trajecten), gemeenten, WSW-bedrijven en Stichting MEE.

Literatuur

Aasdahl, L., Pape, K., Vasseljen, O., Johnsen, R., Gismervik, S., Halsteinli, V., et al. (2017). Effect of inpatient multicomponent occupational rehabilitation versus less comprehensive outpatient rehabilitation on sickness absence in persons with musculoskeletal- or mental health disorders: A randomized clinical trial. *Journal of Occupational Rehabilitation, 28*(1), 70–179.

Airaksinen, O., Brox, J. I., Cedraschi, C., Hildebrandt, J., Klaber-Moffett, J., Kovacs, F., et al. (2006). Chapter 4. European guidelines for the management of chronic nonspecific low back pain. *European Spine Journal, 15*(Suppl 2), S192–S300.

Bartys, S., Frederiksen, P., Bendix, T., & Burton, K. (2017). System influences on work disability due to low back pain: An international evidence synthesis. *Health Policy, 121*(8), 903–912.

Cullen, K. L., Irvin, E., Collie, A., Clay, F., Gensby, U., Jennings, P. A., et al. (2017). Effectiveness of workplace interventions in return-to-work for musculoskeletal, pain-related and mental health conditions: An update of the evidence and messages for practitioners. *Journal of Occupational Rehabilitation*, 1–15.

Darlow, B., Fullen, B. M., Dean, S., Hurley, D. A., Baxter, G. D., & Dowell, A. (2012). The association between health care professional attitudes and beliefs and the attitudes and beliefs, clinical management, and outcomes of patients with low back pain: A systematic review. *European Journal of Pain, 16*(1), 3–17.

Franche, R. L., Cullen, K., Clarke, J., Irvin, E., Sinclair, S., & Frank, J. (2005). Workplace-based return-to-work interventions: a systematic review of the quantitative literature. *Journal of Occupational Rehabilitation, 15*(4), 607–631.

Gardner, B. T., Pransky, G., Shaw, W. S., Hong, Q. N., & Loisel, P. (2010). Researcher perspectives on competencies of return-to-work coordinators. *Disability and Rehabilitation, 32*(1), 72–78.

Graaf, R. de, Tuithof, M., Dorsselaer, S. van, & Have, M. ten (2012). Comparing the effects on work performance of mental and physical disorders. *Social Psychiatry and Psychiatric Epidemiology, 47*(11), 1873–1883.

Haldorsen, E. M., Grasdal, A. L., Skouen, J. S., Risa, A. E., Kronholm, K., & Ursin, H. (2002). Is there a right treatment for a particular patient group? Comparison of ordinary treatment, light multidisciplinary treatment, and extensive multidisciplinary treatment for long-term sick-listed employees with musculoskeletal pain. *Pain, 95*(1–2), 49–63.

Hamer, H., Gandhi, R., Wong, S., & Mahomed, N. N. (2013). Predicting return to work following treatment of chronic pain disorder. *Occupational Medicine (London), 63*(4), 253–259.

Hara, K. W., Bjorngaard, J. H., Brage, S., Borchgrevink, P. C., Halsteinli, V., Stiles, T. C., et al. (2018). Randomized controlled trial of adding telephone follow-up to an occupational rehabilitation program to increase work participation. *Journal of Occupational Rehabilitation, 28*(2), 265–278.

Harris, A., Moe, T. F., Eriksen, H. R., Tangen, T., Lie, S. A., Tveito, T. H., et al. (2017). Brief intervention, physical exercise and cognitive behavioural group therapy for patients with chronic low back pain (The CINS trial). *European Journal of Pain, 21*(8), 1397–1407.

Hoefsmit, N., Houkes, I., & Nijhuis, F. J. (2012). Intervention characteristics that facilitate return to work after sickness absence: A systematic literature review. *Journal of Occupational Rehabilitation, 22*(4), 462–477.

Jensen, C., Jensen, O. K., & Nielsen, C. V. (2012). Sustainability of return to work in sick-listed employees with low-back pain. Two-year follow-up in a randomized clinical trial comparing multidisciplinary and brief intervention. *BMC Musculoskeletal Disorders, 13*, 156.

Kamper, S. J., Apeldoorn, A. T., Chiarotto, A., Smeets, R. J., Ostelo, R. W., Guzman, J., et al. (2015). Multidisciplinary biopsychosocial rehabilitation for chronic low back pain: Cochrane systematic review and meta-analysis. *British Medical Journal, 350*, h444.

Köke, A. J., Smeets, R. J., Schreurs, K. M., Baalen, B. van, Haan, P. de, Remerie, S. C., et al. (2017). Dutch dataset pain rehabilitation in daily practice: Content, patient characteristics and reference data. *European Journal of Pain, 21*(3), 434–444.

Kuijer, P. P., Gouttebarge, V., Brouwer, S., Reneman, M. F., & Frings-Dresen, M. H. (2012). Are performance-based measures predictive of work participation in patients with musculoskeletal disorders? A systematic review. *International Archives of Occupational and Environmental Health, 85*(2), 109–123.

Lambeek, L. C., Bosmans, J. E., Royen, B. J. van, Tulder, M. W. van, Mechelen, W. van, & Anema, J. R. (2010). Effect of integrated care for sick listed patients with chronic low back pain: Economic evaluation alongside a randomised controlled trial. *British Medical Journal, 341*, c6414.

Linton, S. J., Boersma, K., Traczyk, M., Shaw, W., & Nicholas, M. (2016). Early Workplace communication and problem solving to prevent back disability: Results of a randomized controlled trial among high-risk workers and their supervisors. *Journal of Occupational Rehabilitation, 26*(2), 150–159.

Main, C., Sullivan, M. J. L., & Watson, P. J. (2008). *Pain management; Practical applications of the biopsychosocial perspective in clinical and occupational settings* (2nd ed.). London: Elsevier Limited.

McAnaney, D., & Wynne, R. (2016). *International good practice in vocational rehabilitation: Lessons for Ireland. Report.* Dublin: Work Research Centre.

Meijer, E. M., Sluiter, J. K., & Frings-Dresen, M. H. (2005). Evaluation of effective return-to-work treatment programs for sick-listed patients with non-specific musculoskeletal complaints: A systematic review. *International Archives of Occupational and Environmental Health, 78*(7), 523–532.

Moll, L. T., Jensen, O. K., Schiottz-Christensen, B., Stapelfeldt, C. M., Christiansen, D. H., Nielsen, C. V., et al. (2017). Return to work in employees on sick leave due to neck or shoulder pain: A randomized clinical trial comparing multidisciplinary and brief intervention with one-year register-based follow-up. *Journal of Occupational Rehabilitation, 28*(2), 346–356.

Palmer, K. T., Harris, E. C., Linaker, C., Barker, M., Lawrence, W., Cooper, C., et al. (2012). Effectiveness of community- and workplace-based interventions to manage musculoskeletal-related sickness absence and job loss: A systematic review. *Rheumatology (Oxford), 51*(2), 230–242.

Ronzi, Y., Roche-Leboucher, G., Begue, C., Dubus, V., Bontoux, L., Roquelaure, Y., et al. (2017). Efficiency of three treatment strategies on occupational and quality of life impairments for chronic low back pain patients: Is the multidisciplinary approach the key feature to success? *Clinical Rehabilitation, 31*(10), 1364–1373.

Schaafsma, F., Schonstein, E., Whelan, K. M., Ulvestad, E., Kenny, D. T., & Verbeek, J. H. (2010). Physical conditioning programs for improving work outcomes in workers with back pain. *Cochrane Database of Systematic Reviews*, (1), CD001822.

Skouen, J. S., Grasdal, A. L., Haldorsen, E. M., & Ursin, H. (2002). Relative cost-effectiveness of extensive and light multidisciplinary treatment programs versus treatment as usual for patients with chronic low back pain on long-term sick leave: Randomized controlled study. *Spine (Phila Pa 1976), 27*(9), 901–909.

Sociaal-Economische Raad (2016). *Werk: Van belang voor iedereen. Een advies over werken met een chronische ziekte.*

Soer, R., Schans, C. P. van der, Geertzen, J. H., Groothoff, J. W., Brouwer, S., Dijkstra, P. U., et al. (2009). Normative values for a functional capacity evaluation. *Archives of Physical Medicine and Rehabilitation, 90*(10), 1785–1794.

Steenbeek, R., Hooftman, W., Geuskens, G., & Wevers, C. (2010). Objectiveren van gezondheidsgerelateerde nonparticipatie en de vermijdbare bijdrage van de gezondheidszorg hieraan. In TNO (Red.).

Tulder, M. van, Becker, A., Bekkering, T., Breen, A., Real, M. T. del, Hutchinson, A., et al. (2006). Chapter 3. European guidelines for the management of acute nonspecific low back pain in primary care. *European Spine Journal, 15*(Suppl 2), S169–S191.

Verbeek, J. H. A. M., Anema, J. R., Everaert, C. P. J., Foppen, G. M., Heymans, M., Hloblil, H., et al. (2006). Richtlijn Rugklachten. In NVAB (Red.).

Vilsteren, M. van, Oostrom, S. H. van, Vet, H. C. de, Franche, R. L., Boot, C. R., & Anema, J. R. (2015). Workplace interventions to prevent work disability in workers on sick leave. *Cochrane Database of Systematic Reviews, 10*, CD006955.

Literatuur

Vooijs, M., Heide, I. van der, Leensen, M., Hoving, J., Wind, H., & Frings-Dresen, M. (2016). Richtlijn chronisch zieken en werk. In Academisch Medisch Centrum (AMC) Coronel Instituut voor Arbeid en Gezondheid (Red.). Amsterdam: AMC.

Waddel, G., Burton, K., & Aylward, M. (2008). *A biopsychosocial model of sickness and disability*. (Vol. The guides newsletter).

Waddell, G., Burton, AK., & Kendall, NAS. (2013). Vocational rehabilitation: What works, for whom, and when? In *Report for the vocational rehabilitation task group*. Londen: TSO (Ed.).

Waterschoot, F. P., Dijkstra, P. U., Hollak, N., Vries, H. J. de, Geertzen, J. H., & Reneman, M. F. (2014). Dose or content? Effectiveness of pain rehabilitation programs for patients with chronic low back pain: A systematic review. *Pain, 155*(1), 179–189.

Werner, E. L., Cote, P., Fullen, B. M., & Hayden, J. A. (2012). Physicians' determinants for sick-listing LBP patients: A systematic review. *Clinical Journal of Pain, 28*(4), 364–371.

Willems, H., Timmermans, H., & Voogdt, H. (2014). Zorgmodule arbeid 1.0. Begeleiding rondom arbeidsparticipatie van chronisch zieken. In CBO (Red.). Utrecht.

School

S.C. Remerie en T. Westendorp

Samenvatting

Pijn heeft veel gevolgen voor het dagelijks leven van de kinderen/jongeren. Ten aanzien van het functioneren op school is bekend dat pijn leidt tot meer schoolverzuim, een lager niveau van presteren en een slechter sociaal functioneren. In dit hoofdstuk wordt een visie gegeven op de behandeling die gericht is op een optimale terugkeer naar school. Hierbij is het van belang om het schoolfunctioneren in brede zin in kaart te brengen en aandacht te hebben voor factoren die mee kunnen spelen bij kind, ouders en school. Adviezen ten aanzien van opbouw en communicatie worden gegeven. De taken en rollen van partners in de keten met betrekking tot de terugkeer naar school worden besproken.

11.1 Gevolgen van pijn voor schoolfunctioneren – 132
11.1.1 Factoren van invloed op schoolfunctioneren – 133
11.1.2 Meten van schoolfunctioneren – 133

11.2 Uitgangspunten voor behandeling/visie op behandeling – 133
11.2.1 Inzicht verkrijgen in schoolfunctioneren – 133
11.2.2 Stimuleren, opbouw en afbouw van activiteiten, communicatie en afspraken – 134
11.2.3 Andere factoren met gevolgen voor schoolfunctioneren – 135
11.2.4 De rol van de ouders – 136
11.2.5 Voorbereiding op toekomstig schoolfunctioneren – 136

11.3 Ketenpartners – 136
11.3.1 Rol van de school – 136
11.3.2 Rol van de leerplichtambtenaar – 137
11.3.3 Taakverdeling met betrekking tot schoolparticipatie – 137

11.4 Do's en don'ts – 138

Literatuur – 139

© Bohn Stafleu van Loghum is een imprint van Springer Media B.V., onderdeel van Springer Nature 2019
J. A. Verbunt, J. L. Swaan, H. R. Schiphorst Preuper en K. M. G. Schreurs (Red.), *Handboek pijnrevalidatie*,
https://doi.org/10.1007/978-90-368-2230-5_11

Zoals in ▶H. 3 is beschreven, komt chronische pijn veel voor in Nederland, ook bij kinderen en jongeren. Hierbij worden percentages genoemd van 4–40 % (Dommisse-van Berkel et al. 2012; Haraldstad et al. 2011; King et al. 2011; Konijnenberg et al. 2005; Perquin et al. 2000). De klachten worden het meest aangegeven door pubermeisjes (45 %) en het klachtenpatroon lijkt te verschuiven van buikpijn bij jonge kinderen naar hoofdpijn en pijn aan het houdings-en bewegingsapparaat bij oudere kinderen (Perquin et al. 2000). De klachten kunnen voortduren: in 24–60 % van de adolescenten was de chronische pijn 2–4 jaar later nog aanwezig (El-Metwally et al. 2004; Perquin et al. 2003; Picavet et al. 2016). Ook lijken klachten in de adolescentie geassocieerd met klachten in volwassenheid en met mindere actieve participatie in de maatschappij (Westendorp et al. 2016).

De pijn kan veel gevolgen hebben voor het dagelijks leven van de kinderen/jongeren, bijvoorbeeld ten aanzien van school, sport en hobby's en sociale contacten (Konijnenberg et al. 2005; Logan et al. 2008; Palermo 2000; Roth-Isigkeit et al. 2005). Chronische pijnklachten hebben gevolgen voor het gezin, de financiële situatie in het gezin en uiteindelijk de maatschappij (Groenewald et al. 2014; Missen et al. 2012; Sleed et al. 2005).

In Nederland worden jongeren met pijnklachten aan het houdings- en bewegingsapparaat gezien in de eerste en tweedelijn, onder andere door jeugdartsen en kinderartsen. Indien de pijn veel gevolgen heeft op biopsychosociaal gebied, kan er behandeld worden binnen de medisch-specialistische revalidatie: in dit geval de kinderrevalidatie (Blécourt et al. 2008). Deze behandeling wordt gegeven door gespecialiseerde teams, die kennis en ervaringen uitwisselen in een landelijke werkgroep Chronische pijn en vermoeidheid binnen de kinderrevalidatie. Sommige centra bieden ook intensieve, klinische revalidatie voor deze doelgroep. Deze klinische groep bestaat vooral uit meisjes (85 %), van gemiddeld 16 jaar oud. De klachten zijn ernstig (gemiddeld 68,7 op een schaal van 0–100), langdurig (gemiddeld 3 jaar) en leiden tot ernstig schoolverzuim (Westendorp et al. 2017).

11.1 Gevolgen van pijn voor schoolfunctioneren

Uit het onderzoek van Vervoort et al. (2014) blijkt dat meer pijn samenhangt met meer schoolverzuim, een hogere ervaren schooldruk, minder motivatie/satisfactie en minder goede resultaten (Vervoort et al. 2014). Ook gaat pijn samen met een slechter sociaal functioneren. Het blijkt dat jongeren met pijn meer worden gepest (Dommisse-van Berkel et al. 2012; Vervoort et al. 2014), minder vrienden hebben en minder leuk worden gevonden door leeftijdsgenoten (Forgeron et al. 2011, 2015). Tevens geven kinderen met meer pijn meer emotionele klachten aan. Jonge kinderen die én veel pijn én veel emotionele klachten hebben, hebben vaker een leerachterstand (Kosola et al. 2017).

In de periode tussen 2008 en 2012 hebben Logan en collegae het schoolfunctioneren onderzocht in een groep van jongeren die een derdelijns pijncentrum bezochten in Boston (80 % meisjes, gemiddeld 14 jaar en 2 jaar pijn, waarvan ruim 1/3 in het houdings- en bewegingsapparaat, ernst 5.6–5.9 op een 0–10 schaal) (Logan en Simons 2010; Logan et al. 2008, 2009, 2012). Volgens kinderen, ouders en de school was het schoolverzuim 22 % (over 1–3 maanden). Daarnaast werden aan begin en eind van de dag uren gemist. De pijn had volgens de jongeren en de ouders invloed op de schoolresultaten. Meer dan een kwart gaf aan minstens twee punten gezakt te zijn in het gemiddelde cijfer. Opvallend is dat de jongeren en leraren de academische competentie wel als bovengemiddeld inschatten. Bij twee derde van de jongeren waren er aanpassingen gedaan in uren, taken, tijdsdruk, een rustplek op school en ondersteuning van leren binnen of buiten school; 8.7 % studeerde zelfs volledig thuis.

11.1.1 Factoren van invloed op schoolfunctioneren

Pijn lijkt meer invloed te hebben op het schoolfunctioneren als er sprake is van hoofd- of buikpijn, depressieve gevoelens bij het kind en catastroferende gedachten bij ouders. Dit laatste werkt waarschijnlijk via beschermend gedrag van de ouders. Bijvoorbeeld: een moeder denkt dat het niet goed is voor het kind om met pijn op school te zijn en houdt het kind daarom thuis (Logan et al. 2012). Het effect van de pijn op het schoolfunctioneren lijkt minder sterk wanneer leraren een jongere stimuleren in hun autonomie en gevoel van competentie (Vervoort et al. 2014).

11.1.2 Meten van schoolfunctioneren

Zoals uit voorgaande blijkt is het functioneren op school breder dan de aan- of afwezigheid op school. Naast mate van schoolverzuim wordt regelmatig een andere manier gekozen om schoolfunctioneren in kaart te brengen (Gorodzinsky et al. 2011). Een vragenlijst die hiervoor gebruikt kan worden, is de Pediatric Quality of Life Inventory (PedsQL) (Varni et al. 2006) met de subschaal schoolfunctioneren. Dit zijn vijf vragen (met een vijfpuntschaal) over bijvoorbeeld opletten in de klas, bijzijn met schoolwerk. Hiervoor is een ouder- en een kindversie, waarbij de scores sterk correleren (Logan et al. 2012). Deze lijst is ook in het Nederlands beschikbaar en wordt adequaat beoordeeld op psychometrische eigenschappen (Engelen et al. 2009).

11.2 Uitgangspunten voor behandeling/visie op behandeling

Hier wordt de visie op behandeling in de context van de terugkeer naar school gegeven vanuit het perspectief van de revalidatie. We gaan ervan uit dat de benoemde aspecten in meer of mindere mate ook een rol spelen in de eerste en tweedelijn. Hoe eerder en hoe meer compleet de informatie beschikbaar is, hoe sneller het kind terug kan keren naar een wenselijke schoolsituatie.

11.2.1 Inzicht verkrijgen in schoolfunctioneren

Er wordt binnen de pijnrevalidatie altijd gevraagd naar de gevolgen van de klachten en biopsychosociale aspecten hiervan. Vragen die betrekking hebben op school worden veelal breed ingestoken (Logan et al. 2012). In Nederland is hier nog geen standaardvragenlijst voor beschikbaar. Met de huidige kennis en ervaring, gecombineerd met inzicht vanuit de literatuur, doen we binnen de context van de behandeling het volgende voorstel om inzicht te krijgen in het schoolfunctioneren in brede zin.

Schoolaanwezigheid
Het aantal uren dat een jongere op school is delen door het aantal uren dat hij op school had moeten zijn (zoals klasgenoten), gedurende de afgelopen 4 schoolweken (20 dagen). Daarnaast het totale verzuim over het schooljaar. Dit is opvraagbaar bij de school.

Onderwijskundige aspecten en aanpassingen in rooster en toetsen

In hoeverre is de jongere bij in lesstof, opdrachten en toetsen? Inzicht in aanpassingen ten opzichte van het gebruikelijke programma, zoals geoorloofd verlof van uren of bepaalde lessen (bijvoorbeeld gymles, stage), extra tijd voor opdrachten en toetsen, extra inhaalmomenten voor toetsen, individuele begeleiding ten aanzien van lesstof of planning, les via videoverbinding.

Fysiek functioneren aanpassingen daarin

Het in kaart brengen van het fysieke functioneren met de Vragenlijst Lichamelijke Beperkingen (Crombez et al. 2003), waarover in ▶H. 14 verder wordt uitgeweid, is van belang. Daarnaast is het wenselijk om inzicht te krijgen in deelname aan de gymles, ander vervoer van en naar school, liftgebruik in plaats van de trap, gebruik van loophulpmiddelen en rolstoel, speciaal meubilair, tweede boekenpakket, rustmomenten, rustruimte et cetera.

Cognitief functioneren

Voor het in kaart brengen van het cognitief functioneren raden we aan om de vijf schoolvragen van de subschaal schoolfunctioneren van de Pediatric Quality of Life Inventory (PedsQL) af te nemen (Rajmil et al. 2004). Daarnaast inzicht in het gemiddelde rapportcijfer en het CITO-niveau (actueel ten opzichte van eerder), doublures, verandering van schoolniveau en uitslag van IQ-testen.

Sociaal-emotioneel functioneren

Om een beeld te krijgen van het sociaal-emotioneel functioneren zijn diverse vragenlijsten beschikbaar, waaronder de Child Behaviour Checklist (CBCL) (Verhulst et al. 1996). Ook hierover wordt meer informatie gegeven in ▶H. 14. Het ervaren stressniveau op school kan inzichtelijk gemaakt worden met een NRS-schaal van 0–10. Daarnaast is het van belang te vragen naar reacties van leraren, klasgenoten en omgeving, gepest worden, zichzelf onbegrepen of onzeker voelen, verlies aan hobby's, en contacten binnen en buiten schooltijd.

11.2.2 Stimuleren, opbouw en afbouw van activiteiten, communicatie en afspraken

Het is aan te raden om kind en ouders te stimuleren actief bezig te zijn en te blijven met school en daarmee niet te wachten totdat een medische oorzaak van de pijn is uitgesloten en het hele medische circuit is afgerond. Het revalidatieteam kan hierin een adviserende en/of coachende rol spelen.

Net als de Wet Verbetering Poortwachter voor werknemers (▶H. 10) hoort er bij schoolverzuim snel contact tussen school en ouders/kind te zijn. Hierbij nemen allen de verantwoordelijkheid voor 'wat kan er wel?' en 'wat is daarvoor nodig?'. Dit om achterstanden zo veel mogelijk te voorkomen en aansluiting te behouden, met inachtneming van wat nodig is voor de gezondheid van de jongere. Onze ervaring is dat verwachtingen tussen school en kind/ouders goed afgestemd moeten worden om teleurstelling te voorkomen. Voorbeelden hiervan zijn: 'Vanuit school lieten ze niets meer horen'. En: 'Ze gaven het huiswerk niet door'. Aan scholen is het advies om hier ruimte voor te maken en zich te realiseren dat de attitude van de leraren bij jongeren met chronische pijn invloed kan hebben op het schoolfunctioneren (Vervoort et al. 2014).

Als er toch sprake is van langer of meer verzuim, dan adviseren we een stapsgewijze opbouw in uren van aanwezigheid of het aantal vakken dat volgens jongere en ouders haalbaar is. *Graded Activity* kan hiervoor handvatten geven (▶H. 16). De school bepaalt wat onderwijskundig verantwoord is: soms wordt gekozen voor opbouw in uren, soms in vakken. Pauzes zijn van belang, op een voor de jongere prettige manier. Voor sommige jongeren werkt een minimum-maximumschema, met een afgesproken minimum en maximum aantal uren (vakken), beter dan een vast rooster. Op deze manier krijgt de jongere meer eigen regie. Voor aanpassingen, zoals tussenuren, liftsleutel, verzuim van gymles, wordt een stapsgewijze afbouw geadviseerd, vast te leggen in afspraken.

In het geval van bewegingsangst kan dit belemmerend zijn voor vervoer naar school en bewegen in het schoolgebouw (zoals lopen op een drukke trap of de gymles). Exposure in vivo speelt hier specifiek op in (▶H. 17). Generalisatie naar de schoolsituatie is belangrijk en moet goed met school worden afgestemd.

Er is regelmatig evaluatie en bijstelling van het behandelplan nodig op afgesproken momenten, met duidelijkheid over de rolverdeling van alle partijen. Communicatie met betrokken leraren en met klasgenoten is essentieel. De volgende vragen kunnen gesteld worden om leraren en klasgenoten meer te betrekken: 'Wat er aan de hand (wat wil je daarover kwijt)?', 'Wat mogen we wel en niet van je verwachten?', 'Wat heb je nodig?', 'Welke rol kan school spelen ten aanzien van sociale gevolgen, zowel negatief (pesten) als positief (aandacht en verzorging)?'.

Met name op de middelbare school kunnen problemen ontstaan ten aanzien van het inhalen van lesstof en toetsen. Tijdens afwezigheid is er én een achterstand ontstaan én de nieuwe stof moet bijgehouden worden. Door het grote aantal vakken is het overzicht houden steeds moeilijker, waarbij er met meerdere leraren afspraken gemaakt moeten worden. Ook de fase in het schooljaar is van belang: aan het begin van het schooljaar is inhalen nog mogelijk, halverwege het schooljaar is een lange afwezigheid vaak niet meer in te halen. Op dat punt is het nadenken over opbouwen en gemotiveerd blijven voor de jongere van belang. Dit kan bijvoorbeeld door het maken van werkstukken die 'blijven staan' bij doublure of re-integreren in een lager jaar, waarbij de stof bekend is en de jongere alvast went aan de nieuwe klas.

Op de basisschool is van belang dat enerzijds de leerachterstand beperkt blijft, en anderzijds de inhoud van de gevolgde vakken pedagogisch in balans is (niet alleen rekenen en taal is belangrijk voor de algemene ontwikkeling van een kind).

11.2.3 Andere factoren met gevolgen voor schoolfunctioneren

Chronische pijn gaat vaak gepaard met andere klachten, zoals moeheid, slaapproblemen, depressie, angst, posttraumatische stressstoornis. Deze factoren zijn ook van invloed op het schoolfunctioneren en hebben behandeling nodig (▶H. 2 en 8).

Onze eigen ervaring is dat wanneer jongeren al niet met plezier naar school gingen, bijvoorbeeld omdat ze gepest werden, het met ADHD of ASS lastig hadden op school, of door perfectionisme of faalangst school spannend vonden, de chronische pijn vaak als reden genoemd wordt voor het verzuim. Die andere aspecten zijn echter ook van belang, omdat deze de drempel voor terugkeer naar school verhogen.

Opvallend is dat uit het onderzoek van Logan et al. (2008) blijkt dat jongeren zichzelf wel mentaal competent voelen voor school. Onze ervaring is dat een enkele keer het intelligentieniveau van belang is. Dit is het geval bij een te laag schoolniveau, waardoor de jongere zich verveelt, of bij een te hoog schoolniveau, waarbij de jongere op de tenen loopt. Ook een disharmonisch intelligentieprofiel of leerproblemen (zoals dyslexie), kunnen meespelen.

11.2.4 De rol van de ouders

Goubert et al. (2005) hebben laten zien hoe de gedachten, gevoelens en gedragingen van ouders interacteren met die van jongeren (Goubert et al. 2005). In ander onderzoek (Logan et al. 2012) wordt een verband aangetoond tussen catastroferende gedachten en protectief gedrag van ouders ten aanzien van schoolfunctioneren. Daarom stellen we dat ook ouders begeleiding nodig hebben bij het gebied van terugkeer naar school van hun kind.

Door de chronische pijn kunnen er spanningen ontstaan binnen het gezin. Er kan sprake zijn van te veel pushen of te veel beschermen. Of er zijn tegenstellingen binnen het gezin wanneer ouders het niet met elkaar eens zijn of er onduidelijkheid is over wie wat met school communiceert.

Er is nog weinig onderzoek verricht op dit gebied. Logan et al. (2012) hebben een interventie onderzocht, bestaande uit een cognitieve gedragsgeoriënteerde groepsbehandeling voor jongeren en hun ouders van in totaal 8 uur. Deze groepsbehandeling was gericht op schoolfunctioneren, waarin ook de interactie tussen ouder en jongere werd meegenomen. De behandeling werd slechts door een deel van de patiënten gevolgd, maar de waardering voor de behandeling was goed, en pijn en verzuim namen af.

11.2.5 Voorbereiding op toekomstig schoolfunctioneren

Uit diverse onderzoeken blijkt dat klachten kunnen voortduren en terugkeren in de toekomst. Ook in het vervolgonderwijs worden eisen gesteld aan aanwezigheid en het uitvoeren van praktijkstages. Bij deze levensfase hoort meer autonomie in bijvoorbeeld vervoer en wonen. Het is van belang om jongeren hierop voor te bereiden in de behandeling, of een 'opfriscursus' tegen de tijd dat dit gaat spelen (Westendorp et al. 2016).

11.3 Ketenpartners

In de wet is de leerplicht vastgelegd. Hierin staat dat een kind volledig leerplichtig is vanaf zijn 5e levensjaar tot met het schooljaar waarin hij 16 jaar wordt. Jongeren tussen 16 en 18 jaar die geen startkwalificatie hebben, hebben de plicht om volledig dagonderwijs te volgen. Een startkwalificatie is (minimaal) een diploma havo, vwo of mbo niveau 2 of hoger. Deze maatregel is ingesteld om schooluitval van jongeren tegen te gaan. Er zijn enkele uitzonderingen ten aanzien van de startkwalificatie bij praktijkonderwijs en speciaal onderwijs.

11.3.1 Rol van de school

De verantwoordelijkheid voor de aanpak van schoolverzuim ligt in eerste instantie bij de school. Deze maakt afspraken met de gemeente over registratie, melding en aanpak. Scholen zijn wettelijk verplicht om ongeoorloofd verzuim van 16 uur in 4 weken te melden aan de leerplichtambtenaar van de gemeente. Afwezigheid in verband met ziekte is geoorloofd. Dit wordt wel geregistreerd, maar niet gemeld. Als het ziekteverzuim bovengemiddeld lijkt, meldt de school dit bij het Centrum Jeugd en Gezin (CJG) voor begeleiding.

11.3.2 Rol van de leerplichtambtenaar

Bij kort of ongeoorloofd verzuim kan de leerplichtambtenaar de ouders en de leerling preventief oproepen, om ze te wijzen op de mogelijke consequenties van hiervan. Bij langer ongeoorloofd verzuim doet de leerplichtambtenaar onderzoek en kan uiteindelijk een proces-verbaal opmaken voor de jongere (vanaf 12 jaar) en/of ouders, en de Raad voor de Kinderbescherming inschakelen. De raad adviseert over hulp en/of straf. De officier van justitie en/of de rechter beslist over bijvoorbeeld begeleiding door jeugdreclassering, werk- en/of leerstraf, geldboete (maximaal 3.700 euro), gevangenisstraf voor ouders (maximaal een maand) en het stoppen van de kinderbijslag.

11.3.3 Taakverdeling met betrekking tot schoolparticipatie

Schoolparticipatie bij klachten is primair de verantwoordelijkheid van de jongere, de ouders en de school, net zoals arbeidsparticipatie een verantwoordelijkheid is van de werknemer en werkgever. De primaire taakverdeling is als volgt:

Kind/ouders doen wat nodig is voor de gezondheid en gelijktijdig voldoen ze aan de leerplicht en het volgen van een schoolcarrière. Ouders en kind zijn samen verantwoordelijk, waarbij het kind geleidelijk meer verantwoordelijkheid hierin kan nemen en vanaf 12 jaar daar ook officieel op aanspreekbaar is.

School maakt duidelijk wat onderwijskundig voorrang heeft. Dit gebeurt vanuit een interne coördinatie (mentor, zorgteam) en wordt idealiter ondersteund vanuit een samenwerkingsverband van scholen en een expertteam. Daarnaast draagt school zorg voor het op tijd bespreken met het Centrum voor Jeugd en Gezin (CJG) en schakelt eventueel de leerplichtambtenaar in.

Kind/ouders en school samen maken heldere afspraken, nemen verantwoordelijkheid in dit proces en spreken verwachtingen naar elkaar uit.

Leerplichtambtenaar wijst de jongere op de nadelen van verzuim en stimuleert tot de opbouw van schoolse activiteiten.

Centrum voor Jeugd en Gezin (CJG) ondersteunt kind/ouders en school. Daarnaast kan het CJG de link met de gezondheidszorg leggen (met jeugdarts en schoolverpleegkundige).

De gezondheidszorg geeft helderheid over wat een kind medisch gezien mag/kan. Op dit moment is er voor kinderen geen school re-integratieprogramma beschikbaar, zoals voor volwassenen en de terugkeer naar arbeid.

Veilig Thuis (▶ www.vooreenveiligthuis.nl) beschermt de jongere bij het vermoeden van mishandeling of bedreiging in de ontwikkeling (zoals bij onnodig thuishouden van school). School, leerplichtambtenaar en zorgmedewerkers kunnen advies vragen aan Veilig Thuis (waarbij de leerling anoniem blijft) en een melding doen.

> **Projecten ketensamenwerking**
>
> *M@ZL* (Medische Advisering Ziekgemelde Leerling): effectieve methodiek voor integrale aanpak ziekteverzuim scholieren, ▶ www.ggdwestbrabant.nl/mazl.
>
> *RoM* (Recon op Maat): ontwikkeld door een middelbare school voor chronisch zieken in Rotterdam samen met Rijndam Revalidatie, voor jongeren met chronische vermoeidheid die vanwege verzuim een indicatie kregen voor speciaal onderwijs (cluster III). Het bestaat uit stapsgewijze opbouw van schooltaken, rustmogelijkheid op school, persoonlijke schoolcoach en ouderbegeleiding in groepsverband vanuit een GGZ-organisatie (Vliet en Assemberg 2018). Een vergelijkbare aanpak is mogelijk voor jongeren met chronische pijn in regulier onderwijs met veel verzuim.

11.4 Do's en don'ts

In dit hoofdstuk zijn aspecten vanuit wetenschappelijk onderzoek, regelgeving en ervaring weergegeven als het gaat om de terugkeer naar school door jongeren met chronische pijn. Hieronder tot slot enkele praktische tips:

- Vanuit het perspectief van de jongere met pijn en de ouders:
  - Er bestaat geen 'echte' pijn en 'onechte' pijn. Pijn betekent echter niet dat je niets kan of mag doen.
- Vanuit zorgperspectief:
  - Geef pijneducatie en bespreek welke belasting medisch gezien mogelijk is (en de opbouw hierin). Betrek beide ouders hierbij en vraag goed door naar hun gedachten hierover.
  - Vraag door op het schoolfunctioneren in brede zin, stimuleer om hier actief mee aan de slag te gaan.
  - Heb aandacht voor andere beïnvloedende factoren behalve pijn.
- Vanuit schoolperspectief:
  - Maak heldere afspraken over uren, aanpassingen en toetsen. Zorg voor de evaluatie van deze afspraken en een opbouw die volgens iedereen haalbaar is.
  - Bekijk of en welke begeleiding hierin nodig is voor kind en/of ouders.
  - Vraag tips aan de betrokken zorgprofessionals, maar verwacht daarbij geen exacte uitspraak over de belastbaarheid. De zorg is geen scheidsrechter, maar een mede-coach.
  - Wees beducht op terugval bij piekbelasting, zoals een schoolreis of toetsweek. Anticipeer hierop met duidelijke afspraken.
  - Wees alert op terugval bij een verandering van omstandigheden, zoals klaswisseling en vervolgopleiding.
  - Let op andere factoren die het schoolfunctioneren beïnvloeden en schakel hier hulp voor in.

Literatuur

Blécourt, A. C. de, Schiphorst Preuper, H. R., Schans, C. P. van der, Groothoff, J. W., & Reneman, M. F. (2008). Preliminary evaluation of a multidisciplinary pain management program for children and adolescents with chronic musculoskeletal pain. *Disability and Rehabilitation, 30,* 13–20.

Crombez, G., Bijttebier, P., Eccleston, C., Mascagni, T., Mertens, G., Goubert, L., et al. (2003). The child version of the pain catastrophizing scale (PCS-C): A preliminary validation. *Pain, 104,* 639–646.

Dommisse-van Berkel, A. A. M., Looij-Jansen, P. M. van de, Waart, F. G. de, Voerman, J. S., Elderen, L. J. van, Passchier, J., et al. (2012). Signalering en doorverwijzing van adolescenten met chronische pijn door de jeugdgezondheidszorg: een pilot studie. *Tijdschrift voor Jeugdgezondheidszorg, 44,* 4.

El-Metwally, A., Salminen, J. J., Auvinen, A., Kautiainen, H., & Mikkelsson, M. (2004). Prognosis of non-specific musculoskeletal pain in preadolescents: A prospective 4-year follow-up study till adolescence. *Pain, 110,* 550–559.

Engelen, V., Haentjens, M. M., Detmar, S. B., Koopman, H. M., & Grootenhuis, M. A. (2009). Health related quality of life of Dutch children: Psychometric properties of the PedsQL in the Netherlands. *BMC Pediatrics, 9,* 68.

Forgeron, P. A., MacLaren Chorney, J., Carlson, T. E., Dick, B. D., & Plante, E. (2015). To befriend or not: Naturally developing friendships amongst a clinical group of adolescents with chronic pain. *Pain Management Nursing, 16,* 721–732.

Forgeron, P. A., McGrath, P., Stevens, B., Evans, J., Dick, B., Finley, G. A., et al. (2011). Social information processing in adolescents with chronic pain: My friends don't really understand me. *Pain, 152,* 2773–2780.

Gorodzinsky, A. Y., Hainsworth, K. R., & Weisman, S. J. (2011). School functioning and chronic pain: A review of methods and measures. *Journal of Pediatric Psychology, 36,* 991–1002.

Goubert, L., Craig, K. D., Vervoort, T., Morley, S., Sullivan, M. J., Williams, A. C. de, et al. (2005). Facing others in pain: The effects of empathy. *Pain, 118,* 285–288.

Groenewald, C. B., Essner, B. S., Wright, D., Fesinmeyer, M. D., & Palermo, T. M. (2014). The economic costs of chronic pain among a cohort of treatment-seeking adolescents in the United States. *The Journal of Pain, 15,* 925–933.

Haraldstad, K., Sorum, R., Eide, H., Natvig, G. K., & Helseth, S. (2011). Pain in children and adolescents: Prevalence, impact on daily life, and parents' perception, a school survey. *Scandinavian Journal of Caring Science, 25,* 27–36.

King, S., Chambers, C. T., Huguet, A., MacNevin, R. C., McGrath, P. J., Parker, L., et al. (2011). The epidemiology of chronic pain in children and adolescents revisited: A systematic review. *Pain, 152,* 2729–2738.

Konijnenberg, A. Y., Uiterwaal, C. S., Kimpen, J. L., Hoeven, J. van der, Buitelaar, J. K., & Graeff-Meeder, E. R. de (2005). Children with unexplained chronic pain: Substantial impairment in everyday life. *Archives of Disease in Childhood, 90,* 680–686.

Kosola, S., Mundy, L. K., Sawyer, S. M., Canterford, L., Windt, D. A. van der, Dunn, K. M., et al. (2017). Pain and learning in primary school: A population-based study. *Pain, 158,* 1825–1830.

Logan, D. E., & Simons, L. E. (2010). Development of a group intervention to improve school functioning in adolescents with chronic pain and depressive symptoms: A study of feasibility and preliminary efficacy. *Journal of Pediatric Psychology, 35,* 823–836.

Logan, D. E., Simons, L. E., & Carpino, E. A. (2012). Too sick for school? Parent influences on school functioning among children with chronic pain. *Pain, 153,* 437–443.

Logan, D. E., Simons, L. E., & Kaczynski, K. J. (2009). School functioning in adolescents with chronic pain: The role of depressive symptoms in school impairment. *Journal of Pediatric Psychology, 34,* 882–892.

Logan, D. E., Simons, L. E., Stein, M. J., & Chastain, L. (2008). School impairment in adolescents with chronic pain. *The Journal of Pain, 9,* 407–416.

Missen, A., Hollingworth, W., Eaton, N., & Crawley, E. (2012). The financial and psychological impacts on mothers of children with chronic fatigue syndrome (CFS/ME). *Child: Care, Health and Development, 38,* 505–512.

Palermo, T. M. (2000). Impact of recurrent and chronic pain on child and family daily functioning: A critical review of the literature. *Journal of Developmental & Behavioral Pediatrics, 21,* 58–69.

Perquin, C. W., Hazebroek-Kampschreur, A. A., Hunfeld, J. A., Bohnen, A. M., Suijlekom-Smit, L. W. van, Passchier, J., et al. (2000). Pain in children and adolescents: A common experience. *Pain, 87,* 51–58.

Perquin, C. W., Hunfeld, J. A., Hazebroek-Kampschreur, A. A., Suijlekom-Smit, L. W. van, Passchier, J., Koes, B. W., et al. (2003). The natural course of chronic benign pain in childhood and adolescence: A two-year population-based follow-up study. *European Journal of Pain, 7,* 551–559.

Picavet, H. S., Berentzen, N., Scheuer, N., Ostelo, R. W., Brunekreef, B., Smit, H. A., et al. (2016). Musculoskeletal complaints while growing up from age 11 to age 14: The PIAMA birth cohort study. *Pain, 157,* 2826–2833.

Rajmil, L., Herdman, M., Fernandez de Sanmamed, M. J., Detmar, S., Bruil, J., Ravens-Sieberer, U., et al.; Kidscreen Group (2004). Generic health-related quality of life instruments in children and adolescents: A qualitative analysis of content. *Journal of Adolescent Health, 34*(1), 37–45.

Roth-Isigkeit, A., Thyen, U., Stoven, H., Schwarzenberger, J., & Schmucker, P. (2005). Pain among children and adolescents: Restrictions in daily living and triggering factors. *Pediatrics, 115,* e152–e162.

Sleed, M., Eccleston, C., Beecham, J., Knapp, M., & Jordan, A. (2005). The economic impact of chronic pain in adolescence: Methodological considerations and a preliminary costs-of-illness study. *Pain, 119,* 183–190.

Varni, J. W., Burwinkle, T. M., & Seid, M. (2006). The PedsQL 4.0 as a school population health measure: Feasibility, reliability, and validity. *Quality of Life Research, 15,* 203–215.

Verhulst, F. C., Koot, J. M., Akkerman, P. L., & Veerman, J. W. (1996). *De child Behaviour Checklist/4–18 jaar.* Rotterdam: Sophia Kinderziekenhuis, Academisch Ziekenhuis.

Vervoort, T., Logan, D. E., Goubert, L., Clercq, B. de, & Hublet, A. (2014). Severity of pediatric pain in relation to school-related functioning and teacher support: An epidemiological study among school-aged children and adolescents. *Pain, 155,* 1118–1127.

Vliet, T. van der, & Assenberg, E. (2018). *Langdurig en verborgen verzuim, van vroege signalering naar maatwerk binnen het voortgezet (speciaal) onderwijs.* Amsterdam: SWP.

Westendorp, T., Verbunt, J. A., Groot, I. J. de, Remerie, S. C., Steeg, A. ter, & Smeets, R. J. (2017). Multidisciplinary treatment for adolescents with chronic pain and/or fatigue: Who will benefit? *Pain Practice, 17*(5), 633–642.

Westendorp, T., Verbunt, J. A., Remerie, S. C., Blecourt, A. C. de, Baalen, B. van, & Smeets, R. J. (2016). Social functioning in adulthood: Understanding long-term outcomes of adolescents with chronic pain/fatigue treated at inpatient rehabilitation programs. *European Journal of Pain, 20*(7), 1121–1130.

Vrije tijd en sport

P. de Haan, R. Soer en B.F. Evers

Samenvatting

Bewegen is gezond. Echter, patiënten met chronische pijn ervaren vaak problemen met het uitvoeren van vrijetijdsactiviteiten waaronder sport en bewegen. Mensen vinden vrije tijd belangrijk; het draagt bij aan geluk, helpt stress te verminderen en het vermindert de negatieve beleving van pijn. Bij gezonde personen en bij bepaalde patiënten met chronische pijn heeft bewegen een pijndempend effect, wat wordt verklaard door activatie van het endogene pijndempende systeem. Echter, bij andere patiënten met chronische pijn blijkt dat bewegen juist eerder en meer pijn genereert. Stimuleer mensen met chronische pijn tot een actieve leefstijl met voldoende herstelmomenten. Stem de vorm en de inhoud van deze actieve leefstijl af op de wensen en behoeftes van de patiënt en vermijd verboden ten aanzien van bewegen. Een behandeling op maat is onontbeerlijk, waarbij de nadruk ligt op het (weer) vinden en uitvoeren van de voor de patiënt belangrijke vrijetijdsactiviteiten en het stimuleren van een duurzame actieve levensstijl.

12.1 Wat is vrije tijd – 143

12.2 Uitgangspunten voor behandeling – 144
12.2.1 Opvattingen en verboden – 144
12.2.2 Anticiperen op pijntoename – 144
12.2.3 Inventarisatie van problemen en wensen – 144
12.2.4 Bewegen – 145
12.2.5 Overuse en underuse – 146
12.2.6 Herstel – 146

12.3 Plan van aanpak – 147
12.3.1 Opbouw en balans – 148
12.3.2 Betekenisvolle activiteiten – 148
12.3.3 Gebruik van hulpmiddelen – 149

© Bohn Stafleu van Loghum is een imprint van Springer Media B.V., onderdeel van Springer Nature 2019
J. A. Verbunt, J. L. Swaan, H. R. Schiphorst Preuper en K. M. G. Schreurs (Red.), *Handboek pijnrevalidatie*,
https://doi.org/10.1007/978-90-368-2230-5_12

12.4 Ketenpartners – 149

12.5 Do's en don'ts – 149

Literatuur – 150

Chronische pijn kan gevolgen hebben op alle levensdomeinen, ook op vrijetijdsbesteding zoals het beoefenen van sport. Een prettige en zinvolle vrijetijdsbesteding draagt in hoge mate bij aan levensgeluk en vermindering van negatieve pijnbeleving (Sonnentag 2001). Nederlanders van 20–74 jaar hebben gemiddeld ruim 5 uur vrije tijd per dag te besteden (Naab 2011) en vinden het, na het sociale leven, ontspanning en hobby's, het belangrijkste in het leven (Cloin et al. 2011). Vrije tijd kan worden gedefinieerd als elke tijd die vrij is van de noodzakelijke levensbehoeften en verplichtingen die worden opgelegd door beroeps- of huishoudelijke werkzaamheden (Sellar en Stanley 2010). Vrije tijd helpt mensen hun stress te verminderen, het draagt bij aan de identiteit en het biedt mogelijkheden voor balans en welzijn (Bona 2000). Naast focus op vrije tijd geven richtlijnen aan dat lichaamsbeweging een onderdeel moet zijn van de behandeling voor chronische pijn, waarbij over het algemeen lage tot matige niveaus van fysieke activiteit worden geadviseerd, die stapsgewijs verhoogd kunnen worden (Foster et al. 2018). Het is aangetoond dat voldoende lichaamsbeweging, gecombineerd met educatie, preventief werkt voor het ontwikkelen van chronische pijn (Grace et al. 2016; Lima et al. 2017). Bewegen resulteert ook in minder pijn en verbetering van functioneren bij verschillende vormen van chronische pijn (Foster et al. 2018; Geneen et al. 2017), maar de effecten waren op zijn best klein tot matig inconsistent in verschillende studies (Geneen et al. 2017). Voor patiënten met chronische pijn kunnen vrijetijdsactiviteiten zowel doel als middel zijn. Doel, aangezien zij een belangrijk onderdeel van participatie zijn, zoals ook gedefinieerd in de International Classification of Functioning, Disability and Health (World Health Organization 2001). Middel, omdat vrijetijdsactiviteiten en bewegen bij uitstek geschikt zijn om door middel van ervaring te leren adequaat met chronische pijnklachten om te gaan. In dit hoofdstuk wordt getracht handvatten aan te reiken op welke manier de zorgprofessional patiënten met chronische pijn kan helpen de negatieve cirkel van inefficiënt beweeg- en handelingsgedrag effectief aan te pakken.

12.1 Wat is vrije tijd

Vijf thema's spelen een rol bij hoe mensen vrije tijd ervaren (Granse et al. 2017):
1. *Het geeft vrijheid.* Het biedt mensen de ruimte om hun eigen keuzes te maken ten aanzien van wat ze willen doen en hoe ze dat willen doen. Mensen blijken over het algemeen pas echt te genieten van hun vrije tijd als de activiteiten die ze ondernemen een doel dienen of ergens toe bijdragen (Sellar en Boshoff 2006).
2. *Het is een innerlijke ervaring.* Resultaten van vrije tijd – zoals een gemaakt schilderij, een gezonder lichaam of opgedane kennis – zijn uitkomsten van schilderen, sporten of lezen. Echter, de ervaring van het proces geeft de waarde aan van de innerlijke ervaring van de vrijetijdsbesteding (Sellar en Stanley 2010).
3. *Het is aangenaam.* Het levert plezier op en men kan ervan genieten. Dit wil niet zeggen dat vrijetijdsbesteding alleen maar leuk is. Het kan ook afzien betekenen, maar de inspannende ervaring kan dermate bevredigend zijn dat de activiteit met plezier ondernomen wordt (Sellar en Stanley 2010).
4. *Het is ontspannend.* Ontspanning wordt vaak gerelateerd aan een meer inactieve manier om vrije tijd door te brengen (lezen, een film kijken), maar ontspanning kan ook in actieve vormen gevonden worden.
5. *Het kan een positieve flow opleveren.* Hierbij wordt geappelleerd aan gevoelens van inspiratie, aan heerlijk bezig zijn, waarbij alles om je heen vergeten wordt. De basis van het menselijk welzijn is gelegen in de ervaring van geconcentreerd werken aan een taak die de (volle) aandacht vasthoudt. Voldoende evenwicht tussen de eisen die de taak stelt en de eigen bekwaamheden is daarbij van belang (Csikszentmihahly 1990).

12.2 Uitgangspunten voor behandeling

- '*Exercise is medicine*' (Lobelo et al. 2014).
- De neurofysiologische mechanismen met betrekking tot pijn (▶H. 1): is er sprake van nociceptieve, neuropathische of nociplastische pijn?
- Psychosociale factoren en maladaptieve aanpassingen in het bewegingssysteem (bijvoorbeeld antalgische bewegingspatronen op basis van angst voor pijn) (Chimenti et al. 2018).
- *Stepped care* (DPS en SWP 2017).

12.2.1 Opvattingen en verboden

Zorgprofessionals die een te zeer somatisch gerichte benadering hanteren, kunnen een negatieve bijdrage leveren aan het ontwikkelen van een biopsychosociale visie van de patiënt op zijn functioneren (Nijs et al. 2013a). Dit kan bijdragen aan het in stand houden van het pijnprobleem (Darlow et al. 2012; Simmonds et al. 2012). Patiënten ontwikkelen vaak angst om inspanning te leveren (Nijs et al. 2013b). Ze verliezen vertrouwen en raken verstrikt in goed bedoelde adviezen zoals 'stop maar met volleyballen, dat is slecht voor je rug, je kunt beter gaan zwemmen'. Patiënten kunnen echter weinig invloed ervaren op hun klachten en leven (Burke et al. 2015), waardoor opbouw van bewegen en andere vrijetijdsactiviteiten pijncontingent uitgevoerd worden. Dit kan zich uiten in overmatig piekeren en doemdenken over hun klachten, wat vaak weer inactiviteit tot gevolg heeft (Lukkatahai en Saligan 2013). Het is aan de zorgprofessional om de patiënt krachtig gerust te stellen en vooral niet te spreken in verboden. Over het algemeen zijn er weinig vormen van beweging die de patiënt niet zou mogen doen, echter zal de patiënt vaak moeten leren hoe adequater met chronische pijn om te gaan. Verbetering in functioneren hoeft niet gepaard te gaan met verbetering in fysieke uitkomstmaten; het is aangetoond dat vooral een positievere opvatting over pijn (bukken is niet slecht voor mijn rug) en minder catastroferen geassocieerd zijn met verbetering in functioneren en pijnvermindering na de behandeling (Smeets et al. 2006). De zorgprofessional kan een coachende rol aannemen en de patiënt helpen het niet-efficiënte pijncontingente patroon te doorbreken. De vraag is niet of een patiënt een bepaalde vorm van bewegen mag doen, maar hoe hij dit op een adequate manier kan aanpakken en vooral volhouden op de lange termijn.

12.2.2 Anticiperen op pijntoename

Bewegen is gezond. Echter, de manier en de momenten waarop zijn doorslaggevend om positieve ervaringen te creëren, waardoor vertrouwen en zelfstandigheid kunnen toenemen (Nijs en Ickmans 2014). Bij patiënten met centrale sensitisatie is het van belang als therapeut rekening te houden met het feit dat er sprake is van een ontregeld pijnsysteem (zie ▶H. 1). Het (hernieuwd) ondernemen van activiteiten kan leiden tot pijntoename (Nijs en Ickmans 2014). Dit betekent dat de therapeut anticipeert op verwachte pijntoename en de patiënt geruststelt ('*it hurts, but won't harm*'). Educatie wordt op maat gegeven, zie ook ▶H. 15.

12.2.3 Inventarisatie van problemen en wensen

Om de ervaren problemen in de uitvoering van dagelijkse activiteiten bij patiënten met chronische pijn te achterhalen, zijn verschillende instrumenten beschikbaar, waarvan de

Canadian Occupational Performance Measure (COPM) en de Patiënt Specifieke Klachtenlijst (PSK) worden aanbevolen (zie ▶ H. 13). Voor een gerichtere inventarisatie van wensen op het gebied van vrije tijd kunnen vragenlijsten en checklists ingezet worden. Twee voorbeelden hiervan zijn de Modified Interest Checklist (Matsutsuyu 1969) of de Nottingham Leisure Questionnaire (Drummond et al. 2001). Om het activiteitenpatroon te inventariseren en de bereidheid om het beweegpatroon te veranderen, kan de Physician-based Assessment and Counseling for Exercise (PACE-score) gebruikt worden (Sluijs et al. 2005). Deze lijst is gebaseerd op het 'stages of change'-concept van Prochaska en diClementi (Prochaska et al. 1983). Inspanningstesten kunnen als doel en als middel ingezet worden, zowel om de fysieke belastbaarheid te meten als om een indruk te krijgen hoe de patiënt in een belaste situatie met zijn pijnprobleem omgaat. Testprestaties zijn vaak gerelateerd aan de context en worden mede beïnvloed door psychosociale factoren, waaronder instructie en de attitude van de tester (Lakke et al. 2015; Ansuategui Echeita et al. 2018).

12.2.4 Bewegen

Lichaamsbeweging verlaagt bij volwassenen het risico op hart- en vaatziekten, diabetes en depressieve symptomen (Gezondheidsraad 2017). De beweegrichtlijn voor volwassenen en ouderen luidt als volgt: doe minstens 150 minuten per week aan matig-intensieve inspanning, zoals wandelen en fietsen, verspreid over diverse dagen. Langer, vaker en/of intensiever bewegen geeft extra gezondheidsvoordeel. Doe minstens tweemaal per week spier- en botversterkende activiteiten, voor ouderen gecombineerd met balansoefeningen, en voorkom veel stilzitten (Gezondheidsraad 2017). Inactief zijn heeft negatieve gevolgen voor de gezondheid, en in grotere mate voor mensen met een chronische aandoening (Rimmer et al. 2012). De fysieke conditie van veel patiënten met chronische pijn verslechtert door het vermijden van dagelijkse activiteiten (Verbunt et al. 2010). Het is echter niet aangetoond dat de mate van conditie ook de pijnklachten onderhoudt voor alle patiënten met chronische pijn (Verbunt et al. 2010). Voor het normaal dagelijks functioneren en onderhouden van een gezonde, actieve leefstijl is een minimale fysieke fitheid echter wel noodzakelijk. De beweegrichtlijn is daarom bij uitstek geschikt om patiënten met chronische pijnklachten te motiveren tot een actieve levensstijl, zonder dat iedereen zijn hardloopschoenen aan hoeft te trekken. In de fysiotherapeutische standaard *Beweeginterventie chronische pijn* (KNGF 2014) en de *Zorgstandaard Chronische Pijn* (DPS en SWP 2017) wordt daarom patiënten met chronische pijn geadviseerd te (re)activeren en ze vooral te stimuleren tot gezond beweeggedrag. Het is echter onmogelijk een *'one size fits all'* benadering te gebruiken. Er is namelijk geen consensus over welke vorm, dosis en intensiteit van oefentherapie de voorkeur geniet (KNGF-standaard *Beweeginterventie* 2014).

Patiënten met chronische pijn karakteriseren zich verschillend wat betreft:
- het biologische pijnmechanisme en de persoonlijke klachten en symptomen;
- de mate van centrale sensitisatie en de invloed daarvan op fysieke inspanning;
- de mate en ernst van comorbiditeit en de invloed daarvan op het inspanningsvermogen;
- de medicatie en de invloed daarvan op het inspanningsvermogen;
- de persoonlijke beperkingen ten aanzien van inspanning;
- de preventieve waarde van bewegen voor de aandoening en het te verwachten trainingseffect.

Inspanningsgeïnduceerde pijndemping (IGP)

Bij gezonde personen en bij bepaalde patiënten met chronische pijn heeft bewegen een pijndempend effect, hetgeen wordt verklaard door de activatie van het endogene pijndempende systeem, inspanningsgeïnduceerde pijndemping (IGP). Dit wordt mede verklaard doordat bij aerobe inspanning een reductie ontstaat van de gevoeligheid van het centrale zenuwstelsel en prikkelende neurotransmitters in het ruggenmerg, de middenhersenen en de hersenstam (Brito et al. 2017). Het serotonerge systeem zorgt voor meer serotonine en de productie van anti-inflammatoire cytokinen neemt toe in het ruggenmerg (Bobinski et al. 2018; Sluka et al. 2013). Het is aangetoond dat laag- tot gemiddeld-intensieve beweging het grootste analgetisch effect heeft op pijn. Waarbij hoog-intensieve belasting juist een hyperalgetisch effect lijkt te hebben (Naugle et al. 2012). Daarom is het stimuleren van gezond beweeggedrag bij patiënten met centrale sensitisatie bij uitstek een belangrijke interventie.

Disfunctionele inspanning geïnduceerde pijndemping (DIGP)

Het is aangetoond dat bij verschillende pijnsyndromen de endogene pijndemping (endogene analgesie) verminderd is tijdens inspanning, waardoor bepaalde patiënten met chronische pijn juist meer pijn ervaren na inspanning (Nijs et al. 2012; Oosterwijck et al. 2010, 2012; Meeus et al. 2010). Bij patiënten met centrale sensitisatie blijkt dat algehele beweging eerder en meer pijn genereert dan bij patiënten zonder kenmerken van centrale sensitisatie. Dit wordt verklaard door een disfunctionele inspanningsgeïnduceerde pijndemping (Lima et al. 2017; Oosterwijck et al. 2010, 2012). Het gevolg is dat er een kleiner tolerantiegebied ontstaat, waarbinnen de patiënt zich kan inspannen zonder dat er opvlammingen ontstaan dan wel dat de intensiteit van het bewegen zo laag is dat er geen positieve effecten te verwachten zijn.

12.2.5 Overuse en underuse

Psychosociale factoren dragen bij aan het ontstaan van een inefficiënt, pijncontingent activiteitenpatroon, wat zich kenmerkt door momenten van hetzij *overuse*, hetzij *underuse* ten gevolge van pijn (Andrews et al. 2015; ▶H. 2). Deze momenten van over- en underuse kunnen elkaar afwisselen en verschillen per situatie. Zo kan een patiënt tijdens therapie heel gedoseerd bewegen en handelen, grenzen hanteren en hierover adequaat communiceren. Dit gedrag kan echter veranderen wanneer dezelfde persoon een dag later in de sportschool traint en niet onder wil doen voor zijn omgeving, of in de tuin werkt en de hele heg snoeit zonder pauzes. De negatieve cirkel van overuse en vermijding is lastig te doorbreken (Andrews et al. 2015) als het onduidelijk is waarom de patiënt dit gedrag blijft vertonen. Daarom is het belangrijk dat de patiënt bewuster wordt van lichaamssignalen en leert zijn pijn, zijn gevoel en zijn gedachten te onderscheiden. Patiënten kunnen dan het verzetten tegen pijn loslaten en adequaat leren omgaan met chronische pijn (Devan et al. 2018).

12.2.6 Herstel

Momenten van forse stress of inspanning behoeven geen probleem te zijn, zolang er voldoende herstelmomenten zijn (Daenen et al. 2015). Echter, wanneer de capaciteit en flexibiliteit van het (pijn)systeem langdurig niet kunnen voldoen aan datgene waar de patiënt aan blootgesteld wordt, kunnen er fysiologische disfunctionele veranderingen optreden. In eerste instantie kan men dit herkennen aan verminderde prestaties, waarbij symptomen als pijn en vermoeidheid toenemen. Wanneer de stress (waaronder fysieke inspanning) voortduurt en men weinig lichaamsbewustzijn heeft of signalen onnodig als onveilig worden geïnterpreteerd, kunnen verschillende fysiologische systemen – waaronder het autonome zenuwstelsel (AZS), hormonale en immuunsystemen – ontregeld raken (Oken et al. 2015). Hierdoor kan de modulatie van pijn veranderen (Millan 2002) en het herstelvermogen van het lichaam om na een inspanning weer terug te keren naar een 'baseline'-functioneren wordt verstoord (Oken et al. 2015).

Voldoende herstel tijdens en na activiteiten en inspanning is essentieel. Er is echter aangetoond dat het autonoom zenuwstelsel ontregeld is bij patiënten met chronische rugklachten (Gockel et al. 2008), fibromyalgie (Tak et al. 2009), chronische bekkenpijn (Williams et al. 2015) en chronische pijn in het algemeen. Bij veel patiënten met chronische pijn hoeft 'rust' dus niet vanzelfsprekend herstel te betekenen. Patiënten kunnen bijvoorbeeld overactief zijn om niet stil te hoeven staan bij vervelende gedachten, emoties en lichamelijke gewaarwordingen die opkomen bij rustmomenten tijdens of tussen de activiteiten. Verminderde parasympathische activiteit is geassocieerd met lagere hartritmevariabiliteit (HRV) (Akselrod et al. 1981). Meta-analyses op HRV onthullen een verschil tussen patiënten met chronische pijn en personen zonder klachten (Tracy et al. 2016). Interventies gericht op het herstellen van stress (waaronder inspanning) kunnen zich richten op het stimuleren van de vagus-zenuw om *topdown* pijnfaciliterende paden te deactiveren (Couck et al. 2014). Een interventie die hiervoor gebruikt kan worden en effectief is gebleken voor het verminderen van stress en angst, is HRV-biofeedbacktraining (Goessl et al. 2017). Het aanleren van een rustige en diepe ademhaling verhoogt de parasympathische activiteit op dat moment (Lehrer et al. 2003) en kan bewustwording vergroten. Vanuit deze bewustwording is het van belang om samen met de patiënt te zoeken naar een passende manier van herstel; dit is individueel bepaald. Wat voor de één een ontspannende activiteit is, is voor de ander inspanning. Denk bijvoorbeeld aan een 'leuk' dagje uit met kinderen. Samen met de patiënt wordt een activiteitengericht 'herstelplan' gemaakt, waarin de patiënt leert wat herstel inhoudt en waarin hij activiteiten kan benoemen die herstel bevorderen. Het streven is naar meerdere strategieën, zodat de patiënt flexibel is in het toepassen van geleerde principes in verschillende activiteiten en situaties.

12.3 Plan van aanpak

Patiënten met nociceptieve, nociplastische en/of neuropathische pijn reageren verschillend op bewegen. Het begrijpen van de verschillen kan de zorgprofessional helpen bij het maken van een plan van aanpak (Chimenti et al. 2018). Bij acute nociceptieve pijn volstaat het over het algemeen om op geleide van de klachten het aangedane gebied gradueel meer te belasten (bijvoorbeeld na een voorste-kruisbandlaesie). Ook bij acute nociceptieve pijn is het echter belangrijk oog te hebben voor psychosociale factoren, zoals catastroferen en een irreële angst voor bewegen (Fischerauer et al. 2018). Bij chronische pijnsyndromen is er geen duidelijke relatie (meer) tussen een nociceptieve prikkel en de ervaren pijn (▶H. 1) en leidt pijncontingent functioneren tot vermijding en inactiviteit. De behandelaar zal vanuit de uitgangspunten in ▶par. 12.2 samen met de patiënt een (gedrags)analyse maken van het pijnprobleem en inventariseren welke doelen nagestreefd kunnen worden ten aanzien van vrijetijdsbesteding. Samen met de patiënt worden de wensen en verwachtingen geïnventariseerd en getracht overeenstemming te bereiken over de onderhoudende factoren. Wat hoopt de patiënt te bereiken? Is het nodig? Is de patiënt bereid en in staat zijn gedrag te veranderen? In welk tijdsbestek en met welke verwachtingen over pijn(toename)?

12.3.1 Opbouw en balans

Om de kans van slagen op verbetering in functioneren zo groot mogelijk te maken, is het belangrijk pijncontingente patronen te doorbreken. De timing van interventies is hierbij essentieel. De intensiteit van de inspanning vindt steeds plaats vanuit het perspectief van gedragsverandering. Inspanningsfysiologische principes kunnen daarnaast als educatiemiddel ingezet worden om patiënten bewust te maken van inspanning en herstel. Bij een sterk gesensitiseerde patiënt – met als hulpvraag het weer kunnen hardlopen – is het de overweging waard om deze hulpvraag te plaatsen naast de onderhoudende factoren van het pijnprobleem en eerdere pogingen het hardlopen op te bouwen. Aangezien stress het tolerantiegebied voor inspanning negatief kan beïnvloeden, is het belangrijk om de invloed van stress te minimaliseren, om beter te kunnen bewegen binnen het tolerantiegebied (Daenen et al. 2015). Een concrete planning kan helpen ruimte te bieden aan het daadwerkelijk ondernemen van gerichte acties die passen bij de momentane belastbaarheid. Het is in deze fase gewenst om als therapeut in te steken op deelname en gewenning aan een activiteit in plaats van op het vermijden van pijn, zoals aangetoond bij patiënten met migraine (Goadsby en Silberstein 2013). Dit kan door de patiënt te laten ervaren welke inspanning past binnen zijn persoonlijk tolerantiegebied en hoe te herstellen tijdens en na inspanning. Het monitoren van hartslag kan als feedbackinstrument gebruikt worden naast de feedback van de zorgprofessional om de patiënt bewust te maken wat inspanning en herstel betekenen. Vervolgens is het belangrijk om het nieuwe gedrag te generaliseren naar het beter verdelen en/of uitbreiden van individuele waardevolle activiteiten in het dagelijks leven van de patiënt. Behandelmethoden om dit te bewerkstelligen worden beschreven in deel 5 van dit boek in de ▶H. 15 tot en met ▶H. 19. Bij opbouw van het activiteitenniveau staat het beweeg- en handelingsgedrag en het maken van gezonde en op waarden gerichte keuzes centraal. Verder is het van belang om ervaringen in vrijetijdsactiviteiten op verschillende manieren aan te bieden, zodat generalisatie wordt bevorderd. De patiënt uiteindelijk weer laten blootstellen aan intensievere vormen van inspanning in een uitdagendere context is onontbeerlijk voor het leerproces. Zowel positieve ervaringen als negatieve ervaringen horen bij het ervaringsgericht leren. De eigen regie van de patiënt in het maken van keuzes wordt positief bekrachtigd door de zorgprofessional. De effecten van een beweegprogramma verdwijnen namelijk vaak als het behandelprogramma stopt (Richmond et al. 2009). Therapietrouw is een betere voorspeller voor pijnvermindering en verbetering in functioneren dan frequentie of intensiteit van de training (Beinart et al. 2013). Daarom is het raadzaam om, voordat de therapie eindigt, een plan van aanpak te maken met de patiënt hoe gezond bewegen in het dagelijks leven duurzaam te integreren. Samen met de therapeut kan ook een terugvalpreventieplan worden opgesteld, die de kans op terugval na de therapieperiode verkleint en handvatten biedt hoe de gevolgen van terugval te minimaliseren en de ingezette lijn weer op te pakken (▶H. 19).

12.3.2 Betekenisvolle activiteiten

Zo snel als de behandeling het toelaat worden de (mogelijk uit het oog verloren) levenswaarden opgespoord. Vervolgens kunnen subdoelen worden gesteld die in het verlengde staan van dat wat belangrijk is voor de patiënt; de stip aan de horizon. Wanneer de waardengerichte acties worden uitgevoerd, heeft dit een positieve invloed op het ervaren van plezier en voldoening (▶H. 18). Ook de invloed van zelfgekozen, rustige muziek lijkt een positief effect te hebben op het ervaren van chronische pijn, zoals aangetoond in een studie bij 22 patiënten met fibromyalgie (Garza-Villareal et al. 2014). Een behandeling is succesvol wanneer er een relevante verbetering is opgetreden in de gerapporteerde beperkingen (Steiger et al. 2012).

12.3.3 Gebruik van hulpmiddelen

Hulpmiddelen en voorzieningen kunnen eventueel kortdurend worden ingezet wanneer deze bijdragen tot het (opnieuw) uitvoeren van gewenste vrijetijdsactiviteiten. Tegelijkertijd kunnen externe (hulp)middelen een onderhoudend effect hebben in het vermijdingsgedrag of de communicatie naar de omgeving. Het bespreken van het afbouwen ervan is daarom al in een vroeg stadium van belang. Dit geldt ook voor externe compensatiestrategieën bij prikkelgevoelige mensen.

12.4 Ketenpartners

Soms is de sociale context een belemmerende factor in het uitoefenen van vrijetijdsactiviteiten. Het is wenselijk dat mensen met chronische pijn zo veel mogelijk gebruikmaken van 'normale' sportfaciliteiten. Een laagdrempelige, positieve begeleiding kan helpen de eerste stappen naar participatie op het gebied van vrijetijdsbesteding in de eigen omgeving te zetten. Als toch een vorm van aangepast sporten noodzakelijk is, kunnen NOC*NSF (►www.nocnsf.nl/aangepastsporten), stichting Sportzorg (►www.sportzorg.nl) en stichting MEE (►www.mee.nl) behulpzaam zijn.

Algemene informatie over het belang van bewegen, beleidsvoornemens van de overheid op het gebied van beweegstimulering, de beweegnormen zoals die in Nederland gehanteerd worden en het structureel veranderen van gedrag is opgenomen in de *Inleiding bij de KNGF-standaarden Beweeginterventies*. Deze inleiding is te downloaden via ►www.fysionet.nl.

12.5 Do's en don'ts

Do's:
- Stimuleer mensen met chronische pijn tot een actieve leefstijl die voldoet aan de beweegrichtlijn en tot het handhaven daarvan.
- Stem de vorm en de inhoud van de therapie af op de wensen en behoeftes van de patiënt.
- Kies voor een tijdcontingente benadering vanuit een acceptabele basis; coach in het reactiveren in combinatie met grensbewaking.
- Anticipeer op pijntoename tijdens of na inspanning en stel de patiënt hierin gerust.
- Kies bij trainingstherapie bij voorkeur voor aerobe inspanning.
- Kies voor voldoende herstelmomenten tijdens en na de inspanning.
- Bied zo veel mogelijk verschillende situaties aan waarin ervaringen op het gebied van vrijetijdsbesteding worden opgedaan.
- Help de patiënt om de tijd en de ruimte te creëren in zijn dagelijks leven voor vrijetijdsbesteding; help hem daarbij concreet te plannen.
- Help de patiënt op zoek te gaan naar laagdrempelige mogelijkheden om vrijetijdsactiviteiten in de eigen omgeving uit te voeren.

Don'ts:
- Push niet te veel als hulpverlener, zeker als er nog geen overeenstemming is over gedragsverandering.
- Wees niet restrictief in adviezen over activiteiten: er is weinig 'verboden'.
- Focus niet op de pijnlijke lichaamsdelen; schakel het gehele lichaam in tijdens inspanning.
- Wees niet alleen gericht op opbouw in een therapiesetting; het gaat om betekenisvolle activiteiten in het dagelijks leven.
- Leg niet te zeer nadruk op het resultaat van een activiteit, het gaat om het ondernemen van de vrijetijdsactiviteit op zichzelf.
- Creëer geen afhankelijkheid van externe hulpmiddelen of voorzieningen die vermijding in de hand werken.

Literatuur

Akselrod, S., Gordon, D., Ubel, F. A., Shannon, D. C., Berger, A. C., & Cohen, R. J. (1981). Power spectrum analysis of heart rate fluctuation: A quantitative probe of beat-to-beat cardiovascular control. *Science, 213*(4504), 220–222.

Andrews, N. E., Stronga, J., Mereditha, P. J., Gordonc, K., & Bagraitha, K. S. (2010). "It's very hard to change yourself": An exploration of overactivity in people with chronic pain using interpretative phenomenological analysis. *Pain Research & Management, 15,* 313–322.

Ansuategui Echeita, J., Holland, B. J. van, Gross, D. P., Kool, J., Oesch, P., Trippolini, M. A., et al. (2018). Association between social factors and performance during functional capacity evaluations: A systematic review. *Disability and Rehabilitation, 9,* 1–11.

Beinart, N. A., Goodchild, C. E., Weinman, J. A., Ayis, S., & Godfrey, E. L. (2013). Individual and intervention-related factors associated with adherence to home exercise in chronic low back pain: A systematic review. *The Spine Journal, 13*(12), 1940–1950.

Bobinski, F., Teixeira, J. M., Sluka, K. A., & Santos, A. R. S. (2018). Interleukin-4 mediates the analgesia produced by low-intensity exercise in mice with neuropathic pain. *Pain, 159*(3), 437–450.

Bona, L. di (2000). What are the benefits of leisure? An exploration using the Leisure Satisfaction Scale. *British Journal of Occupational Therapy, 63,* 50–58.

Brito, R. G., Rasmussen, L. A., & Sluka, K. A. (2017). Regular physical activity prevents development of chronic muscle pain through modulation of supraspinal opioid and serotonergic mechanisms. *Pain Reports, 2*(5), e618.

Burke, A. L., Mathias, J. L., & Denson, L. A. (2015). Psychological functioning of people living with chronic pain: A meta-analytic review. *British Journal of Clinical Psychology, 54*(3), 345–360.

Chimenti, R. L., Frey-Law, L. A., & Sluka, K. A. (2018). A mechanism-based approach to physical therapist management of pain. *Physical Therapy, 98*(5), 302–314.

Cloin, M., Kamphuis, C., Schol, M., Tiessen-Raaphorst, A., & Verbeek, D. (2011). *Nederland in een dag: Tijdsbesteding in Nederland vergeleken met die in 15 andere Europese landen*. Den Haag: Sociaal en Cultureel Planbureau.

Couck, M. de, Nijs, J., & Gidron, Y. (2014). You may need a nerve to treat pain: The neurobiological rationale for vagal nerve activation in pain management. *Clinical Journal of Pain, 30*(12), 1099–1105.

Csikszentmihalyi, M. (1990). *Flow: The psychology of optimal experience*. New York: Harper&Row.

Daenen, L., Varkey, E., Kellmann, M., & Nijs, J. (2015). Exercise, not to exercise, or how to exercise in patients with chronic pain? Applying science to practice. *Clinical Journal of Pain, 31*(2), 108–114.

Darlow, B., Fullen, B. M., Dean, S., Hurley, D. A., Baxter, G. D., & Dowell, A. (2012). The association between health care professional attitudes and beliefs and the attitudes and beliefs, clinical management, and outcomes of patients with low back pain: A systematic review. *European Journal of Pain, 16*(1), 3–17.

Devan, H., Hale, L., Hempel, D., Saipe, B., & Perry, M. A. (2018). What works and does not work in a self-management intervention for people with chronic pain? Qualitative systematic review and meta-synthesis. *Physical Therapy, 98*(5), 381–397.

Literatuur

Drummond, A. E. R., Parker, C. J., Gladman, J. R. F., & Logan, P. A. (2001). Development and validation of the Nottingham Leisure Questionnaire (NLQ). *Clinical Rehabilitation, 15,* 647–656.

Dutch Pain Society & Samenwerkende Pijnpatiënten naar een Stem (2017). *Zorgstandaard Chronische Pijn.*

Fischerauer, S. F., Talaei-Khoei, M., Bexkens, R., Ring, D. C., Oh, L. S., & Vranceanu, A. M. (2018). What is the relationship of fear avoidance to physical function and pain intensity in injured athletes? *Clinical Orthopaedics and Related Research, 476*(4), 754–763.

Foster, N. E., Anema, J. R., Cherkin. D., Chou, R., Cohen, S. P., Gross, D. P., et al.; on behalf of the Lancet Low Back Pain Series Working Group (2018). Low Back Pain 2: Prevention and treatment of low back pain: evidence, challenges, and promising directions. *Lancet, 391,* 2368–2383.

Garza-Villarreal, E. A., Wilson, A. D., Vase, L., Brattico, E., Barrios, F. A., Jensen, T. S., et al. (2014). Music reduces pain and increases functional mobility in fibromyalgia. *Frontiers in Psychology, 5,* 90.

Geneen, L. J., Moore, R. A., Clarke, C., Martin, D., Colvin, L. A., & Smith, B. H. (2017). Physical activity and exercise for chronic pain in adults: An overview of Cochrane reviews. *The. Cochrane Database of Systematic Reviews, 1,* CD011279.

Gezondheidsraad (2017). *Beweegrichtlijnen.* Den Haag. Publicatie nummer 2017/08.

Goadsby, P. J., & Silberstein, S. D. (2013). Migraine triggers: Harnessing the messages of clinical practice. *Neurology, 80,* 424–435.

Gockel, M., Lindholm, H., Niemisto, L., & Hurri, H. (2008). Perceived disability but not pain is connected with autonomic nervous function among patients with chronic low back pain. *Journal of Rehabilitation Medicine, 40*(5), 355–358.

Goessl, V. C., Curtiss, J. E., & Hofmann, S. G. (2017). The effect of heart rate variability biofeedback training on stress and anxiety: A meta-analysis. *Psychological Medicine, 47*(15), 2578–2586.

Grace, P. M., Fabisiak, T. J., Green-Fulgham, S. M., Anderson, N. D., Strand, K. A., Kwilasz, A. J., et al. (2016). Prior voluntary wheel running attenuates neuropathic pain. *Pain, 157*(9), 2012–2023.

Granse, M. le, Hartingsveldt, M. van, & Kinébanian, A. (2017). *Grondslagen van de ergotherapie* (5e herziene druk, pag. 303). Houten: Bohn Stafleu van Loghum.

KNGF (2014). *KNGF-standaard Beweeginterventie chronische pijn.* Amersfoort: KNGF.

Lakke, S. E., Soer, R., Krijnen, W. P., Schans, C. P. van der, Reneman, M. F., & Geertzen, J. H. (2015). Influence of physical therapists' kinesiophobic beliefs on lifting capacity in healthy adults. *Physical Therapy, 95*(9), 1224–1233.

Lehrer, P. M., Vaschillo, E., Vaschillo, B., Lu, S. E., Eckberg, D. L., Edelberg, R., et al. (2003). Heart rate variability biofeedback increases baroreflex gain and peak expiratory flow. *Psychosomatic Medicine, 65*(5), 796–805.

Lima, L. V., Abner, T. S. S., & Sluka, K. A. (2017). Does exercise increase or decrease pain? central mechanisms underlying these two phenomena. *The Journal of Physiology, 595*(13), 4141–4150.

Lobelo, F., Stoutenberg, M., & Hutber, A. (2014). The exercise is medicine global health initiative: A 2014 update. *British Journal of Sports Medicine, 48*(22), 1627–1633.

Lukathatai, N., & Saligan, L. N. (2013). Association of catastrophizing and fatigue; A systematic review. *Journal of Psychosomatic Research, 74*(2), 100–109.

Matsutsuyu, J. S. (1969). The interest checklist. *American Journal of Occupational Therapy, 23,* 323–328.

Meeus, M., Roussel, N. A., Truijen, S., & Nijs, J. (2010). Reduced pressure pain thresholds in response to exercise in chronic fatigue syndrome but not in chronic low back pain: An experimental study. *Journal of Rehabilitation Medicine, 42,* 884–890.

Millan, M. J. (2002). Descending control of pain. *Progress in Neurobiology, 66,* 355–474.

Naab, E. (2011). *Nederland beter: Kan het nog beter dan?* Geraadpleegd van ▶ https://plazilla.com/page/4295011889/nederland-beter-kan-het-nog-beter-dan op 12-06-2018.

Naugle, K. M., Fillingim, R. B., & Riley, J. L., 3rd. (2012). A meta-analytic review of the hypoalgesic effects of exercise. *The Journal of Pain: Official Journal of the American Pain Society, 13*(12), 1139–1150.

Nijs, J., & Ickmans, K. (2014). Chronic whiplash-associated disorders: To exercise or not? Comment on: Comprehensive physiotherapy exercise program or advice for chronic whiplash (PROMISE): A pragmatic randomized controlled trial. *Lancet, 12*(384), 109–111.

Nijs, J., Kosek, E., Oosterwijck, J. van, & Meeus, M. (2012). Dysfunctional endogenous analgesia during exercise in patients with chronic pain: To exercise or not to exercise? *Pain Physician, 15*(3 supp), ES205–ES213.

Nijs, J., Roussel, N., Oosterwijck, J. van, Kooning, M. de, Ickmans, K., Struyf, F., & Lundberg, M. (2013a). Fear of movement and avoidance behavior toward physical activity in chronic-fatigue syndrome and fibromyalgia; State of the art and implications for clinical practice. *Clinical Rheumatology, 32,* 1121–1129.

Nijs, J., Roussel, N., Wilgen, C. P. van, Köke, A., & Smeets, R. (2013b). Thinking beyond muscles and joints: Therapists' and patients' attitudes and beliefs regarding chronic musculoskeletal pain are key to applying effective treatment. *Manual Therapy, 18*(2), 96–102.

Oken, B. S., Chamine, I., & Wakeland, W. (2015). A systems approach to stress, stressors and resilience in humans. *Behavioral Brain Research, 1*(282), 144–154.

Oosterwijck, J. van, Nijs, J., Meeus, M., Lefever, I., Huybrechts, L., Lambrecht, L., et al. (2010). Pain inhibition and postexertional malaise in myalgic encephalomyelitis/chronic fatigue syndrome: an experimental study. *Journal of Internal Medicine, 268,* 265–278.

Oosterwijck, J. van, Nijs, J., Meeus, M., Loo, M. van, & Paul, L. (2012). Lack of endogenous pain inhibition during exercise in people with chronic whiplash associated disorders: An experimental study. *The Journal of Pain, 13,* 242–254.

Prochaska, J. O., & DiClemente, C. C. (1983). Stages and processes of self-change of smoking: Toward an integrative model of change. *Journal of Consulting and Clinical Psychology, 51*(3), 390–395.

Richmond, J., Hunter, D., Irrgang, J., Jones, M. H., Levy, B., Snyder-Mackler, L., et al.; American Academy of Orthopaedic Surgeons American Academy of Orthopaedic Surgeons (2009). Treatment of osteoarthritis of the knee (nonarthroplasty). *The Journal of the American Academy of Orthopaedic Surgeons, 17*(9), 591–600.

Rimmer, J. H., Schiller, W., & Chen, M. D. (2012). Effects of disability-associated low energy expenditure deconditioning syndrome. *Exercise and Sport Sciences Reviews, 40*(1), 22–29.

Sellar, B., & Boshoff, K. (2006). Subjective leisure experiences of Australians. *Australian Occupational Therapy, 53,* 211–219.

Sellar, B., & Stanley, M. (2010). Leisure. In M. Curtin, M. Molineux & J. Supyk-Mellson (Eds.). *Occupational therapy and physical dysfunction: Enabling occupation* (6th ed., pp. 357–369). Edinburg: Churchill Livingstone.

Simmonds, M. J., Derghazarian, T., & Vlaeyen, J. W. (2012). Physiotherapists' knowledge, attitudes, and intolerance of uncertainty influence decision making in low back pain. *The Clinical Journal of Pain, 28*(6), 467–474.

Sluijs, E. M. van, Poppel, M. N. van, Twisk, J. W., Chin A Paw, M. J., Calfas, K. J., & Mechelen, W. van (2005). Effect of a tailored physical activity intervention delivered in general practice settings: Results of a randomized controlled trial. *American Journal of Public Health, 95*(10), 1825–1831.

Sluka, K. A., O'Donnell, J. M., Danielson, J., & Rasmussen, L. A. (2013). Regular physical activity prevents development of chronic pain and activation of central neurons. *Journal of Applied Physiology (Bethesda, Md.: 1985), 114*(6), 725–733.

Smeets, R. J., Vlaeyen, J. W., Kester, A. D., & Knottnerus, J. A. (2006). Reduction of pain catastrophizing mediates the outcome of both physical and cognitive-behavioral treatment in chronic low back pain. *The Journal of Pain, 7*(4), 261–271.

Sonnentag, S. (2001). Work, recovery activities, and individual well-being: A diary study. *Journal of Occupational Health Psychology, 6*(3), 196–210.

Steiger, F., Wirth, B., Bruin, E. D. de, & Mannion, A. F. (2012). Is a positive clinical outcome after exercise therapy for chronic non-specific low back pain contingent upon a corresponding improvement in the targeted aspect(s) of performance? A systematic review. *European Spine Journal: Official Publication of the European Spine Society, the European Spinal Deformity Society, and the European Section of the Cervical Spine Research Society, 21*(4), 575–598.

Tak, L. M., Riese, H., Bock, G. H. de, Manoharan, A., Kok, I. C., & Rosmalen, J. G. (2009). As good as it gets? A meta-analysis and systematic review of methodological quality of heart rate variability studies in functional somatic disorders. *Biological Psychology, 82*(2), 101–110.

Tracy Lincoln, M. L. M., Gibson, S. J., Georgiou-Karistianis, N., Ioannou, L., Giummarra, M. J., Baker, K. S., et al. (2016). Meta-analytic evidence for decreased heart rate variability in chronic pain implicating parasympathetic nervous system dysregulation. *Pain, 157*(1), 7–29.

Verbunt, J. A., Smeets, R. J., & Wittink, H. M. (2010). Cause or effect? Deconditioning and chronic low back pain. *Pain, 149*(3), 428–430.

Williams, D. P., Chelimsky, G., McCabe, N. P., Koenig, J., Singh, P., Janata, J., et al. (2015). Effects of chronic pelvic pain on heart rate variability in women. *The Journal of Urology, 194*(5), 1289–1294.

World Health Organization (2001). *International Classification of Functioning, Disability and Health.* Geneva: ICF.

Deel IV Klinimetrie

Hoofdstuk 13 Klinimetrie bij volwassenen – 155
A.J.A. Köke, M.F. Reneman en K.M.G. Schreurs

Hoofdstuk 14 Klinimetrie bij kinderen en adolescenten – 167
J. Verbunt, J.F. van Hoorn en M. Goossens

Klinimetrie bij volwassenen

A.J.A. Köke, M.F. Reneman en K.M.G. Schreurs

Samenvatting

Meetinstrumenten kunnen gebruikt worden om de verschillende biopsychosociale factoren die bijdragen aan het ontstaan of in stand houden van chronische pijn zo goed mogelijk in kaart te brengen. De uitkomsten van meetinstrumenten dragen niet alleen bij aan een goede communicatie tussen patiënt en behandelteam, maar ook aan de communicatie tussen de behandelaars onderling. Impliciete aannames of gedachten worden zichtbaar gemaakt. Dit leidt tot een transparante analyse van het pijnprobleem en maakt keuzes voor een bepaald behandelbeleid inzichtelijk. Er bestaan veel soorten meetinstrumenten die ingezet kunnen worden op het gebied van diagnostiek, het bepalen van een prognose voor wat betreft het behandelsucces en ter evaluatie van behandelresultaten. Bij het kiezen van een meetinstrument is het steeds van belang dat eerst de vraag gesteld wordt wat men wil weten en met welk doel. In dit hoofdstuk wordt ingegaan op geschikte meetinstrumenten die inzetbaar zijn bij volwassen patiënten met chronische pijn.

13.1   Inleiding – 156

13.2   Meten in het algemeen – 156

13.3   Meetinstrumenten pijnrevalidatie – 157
13.3.1   Stoornissen in functies – 158
13.3.2   Activiteiten en participatie – 159
13.3.3   Persoonlijke factoren – 160
13.3.4   Externe factoren – 161

13.4   De Nederlandse Dataset Pijnrevalidatie – 162

13.5   Tot slot – 163

         Literatuur – 163

© Bohn Stafleu van Loghum is een imprint van Springer Media B.V., onderdeel van Springer Nature 2019
J. A. Verbunt, J. L. Swaan, H. R. Schiphorst Preuper en K. M. G. Schreurs (Red.), *Handboek pijnrevalidatie*,
https://doi.org/10.1007/978-90-368-2230-5_13

13.1 Inleiding

Chronische pijn is complex, omdat op individueel niveau meerdere factoren vanuit verschillende domeinen in verschillende mate en relevantie aanwezig kunnen zijn, op verschillende manieren interacteren en ook nog eens in de tijd kunnen veranderen. Deze factoren betreffen de pijn zelf, met specifieke karakteristieken, alsook de gevolgen op fysiek, mentaal, emotioneel en sociaal vlak. Voor een goede communicatie met de patiënt en om samenwerking en afstemming ten aanzien van behandelbeleid in een interdisciplinair behandelteam te realiseren, is het noodzakelijk om een eenduidig beeld te hebben van de aard en de ernst van de factoren. Naast een subjectieve beoordeling of interpretatie van elke behandelaar afzonderlijk is het van belang om ook min of meer objectieve gegevens te verzamelen. Daarvoor kan gebruikgemaakt worden van meetinstrumenten. Deze kunnen de communicatie met de patiënt en tussen hulpverleners onderling verbeteren door het transparant maken op basis waarvan men klinisch redeneert en keuzes gemaakt worden. Het gebruik van meetinstrumenten maakt namelijk zichtbaar wat anders, terecht of onterecht, impliciet gedacht of verondersteld wordt (Beurskens et al. 2012). Er bestaan veel meetinstrumenten, in diverse vormen, variërend van vragenlijsten (door de patiënt zelf in te vullen; zelfrapportage), lichamelijke onderzoek, laboratoriumonderzoek (bloedwaarden, X-foto's, neurofysiologisch onderzoek et cetera), 'performance'-taken (bijvoorbeeld 10-meter-looptest) en observatie (bijvoorbeeld beoordelen van pijngedrag).

Ook in het domein van chronische pijn zijn heel veel meetinstrumenten beschikbaar, waardoor het selecteren van een geschikt meetinstrument of meetinstrumenten op zich al een hele klus is. De inzet van meetinstrumenten bij patiënten met chronische pijn kan zich richten op alleen het meten van de pijn zelf (*pain measurement* of pijnmeting) of het meten van onderdelen van het pijnprobleem als geheel (*pain assessment* of pijnbeoordeling). Een pijnmeting is gericht op de directe aspecten van de pijn, zoals de intensiteit, de aard of het type pijn (nociceptief, neuropatisch, gevolg van centrale sensitisatie), de duur en de frequentie. Bij pijnbeoordeling wordt niet alleen gekeken naar de pijn zelf, maar ook naar factoren die de pijn en de gevolgen van pijn voor het dagelijks functioneren op zowel lichamelijk, psychologisch als sociaal vlak beïnvloeden.

13.2 Meten in het algemeen

In dit hoofdstuk wordt ingegaan op het meten van de pijnbeoordeling. Daarbij is het belangrijk om eerst een aantal vragen te stellen over *wat* men wil weten en met welk *doel* men wil meten (Beurskens et al. 2012). Pijnrevalidatie richt zich op het verbeteren van het dagelijks functioneren met pijn. Meerdere factoren, variërend van stoornissen in functies, beperkingen in activiteiten en participatie, persoonlijke factoren en externe factoren hebben invloed op het dagelijks functioneren met pijn. Voor alle factoren bestaan meerdere meetinstrumenten. Voor het kiezen van een meetinstrument is dan de vraag of het instrument relevant is voor het doel van de meting. Is de meting bedoeld als een diagnostisch hulpmiddel? Of om een prognose te maken van het mogelijke beloop of behandelsucces? Of is het doel om het effect van de revalidatiebehandeling te evalueren? Een diagnostisch instrument wordt ingezet om vast te stellen of een patiënt lijdt aan een bepaalde aandoening. Een screenend meetinstrument geeft (meestal snel) een eerste indicatie dat er mogelijk op een bepaald domein een probleem is, waarna nader diagnostisch onderzoek nodig is. Een prognostisch meetinstrument onderzoekt de kans op een succesvolle behandeling of mogelijk juist een vertraagd herstel. Met een evaluatief meetinstrument worden veranderingen in de tijd gemeten: zijn de klachten verminderd of kan de patiënt bepaalde activiteiten weer (beter) uitvoeren?

Al deze verschillende soorten meetinstrumenten hebben specifieke kwaliteiten en moeten voldoen aan de eisen van validiteit en betrouwbaarheid. Met validiteit wordt bedoeld dat het meetinstrument moet meten wat het beoogt te meten. Bij diagnostische meetinstrumenten wordt dit meestal uitgedrukt in maten zoals terecht-positief (sensitiviteit) en terecht-negatief (specificiteit). Met terecht-positief wordt bedoeld het percentage patiënten dat terecht een positieve testuitslag heeft. Terecht-negatief betekent dat mensen die de aandoening niet hebben ook een negatieve testuitslag hebben. De kwaliteit van een prognostische test is af te leiden aan het vermogen om correct te kunnen voorspellen. Verder moeten meetinstrumenten betrouwbaar zijn: (a) de verschillende items van een schaal of subschaal moeten voldoende samenhang vertonen, zodat ze kunnen worden opgeteld (interne consistentie), (b) de uitkomst van een tweede testafname moet – als de situatie niet veranderd is – min of meer dezelfde zijn (test-hertestbetrouwbaarheid) en (c) de uitkomsten van een test bij dezelfde patiënt afgenomen door twee verschillende personen moet eveneens hetzelfde zijn (interbeoordelaarsbetrouwbaarheid). Voor evaluatieve meetinstrumenten is het belangrijk dat ze veranderingen in de tijd kunnen meten. Het meetinstrument moet voldoende gevoelig zijn om ook kleine, klinisch relevante, veranderingen in de tijd te kunnen meten (responsiviteit). Bij evaluatieve meetinstrumenten wordt vaak een norm of afkapwaarde voor een minimale verschil- of veranderscore weergegeven, welke beschouwd wordt als een 'echte' verandering in de klinische status. Pas als het behandeleffect groter of gelijk is dan deze norm, wordt er gesproken van een succesvolle behandeling. Voor informatie over de psychometrische kwaliteit van meetinstrumenten verwijzen we naar verschillende websites waar deze informatie per meetinstrument geordend is (bijvoorbeeld ▶ www.meetinstrumentenindezorg.nl).

Als het doel duidelijk is, kan er gericht een keuze voor een type meetinstrument gemaakt gaan worden. Daarbij is het van belang om ook goed na te denken over de doelgroep waarvoor het meetinstrument gebruikt gaat worden. Er bestaan generieke meetinstrumenten, die zijn breed inzetbaar voor verschillende doelgroepen. Ziektespecifieke meetinstrumenten richten zich op één bepaalde groep patiënten. Generieke meetinstrumenten hebben het voordeel dat de resultaten tussen verschillende doelgroepen vergeleken kunnen worden.

Alleen het verzamelen van allerlei meetgegevens is uiteraard niet voldoende om de complexiteit van een gezondheidsprobleem zoals chronische pijn inzichtelijk te maken. Het interpreteren van de uitkomsten en de onderlinge samenhang bepalen is een proces dat dient plaats te vinden in het interdisciplinaire overleg. Daarvoor is kennis nodig over de betekenis van scores. Referentiewaarden zijn daarbij essentieel om een criterium te hebben van wat een lage of hoge score is. Voor de referentiewaarden van diverse meetinstrumenten op het gebied van pijn verwijzen we naar de artikelen van Nicholas et al. (2008) (data van patiënten verwezen naar een pijnkliniek in Australië) en een artikel van Köke et al. (2017) (data van de Nederlandse Dataset Pijnrevalidatie). Daarbij is het steeds belangrijk om vast te stellen uit welke populatie de referentiewaarden afkomstig zijn. Referentiewaarden kunnen per populatie of setting verschillen, aangezien patiënten uit bijvoorbeeld eerstelijnssettings een ander klachtenprofiel kunnen hebben dan patiënten onder behandeling in de derdelijn of gegevens uit de algemene bevolking.

13.3 Meetinstrumenten pijnrevalidatie

Om te komen tot een adequate pijnbeoordeling is het International Classification of Functioning, Disability and Diseases (ICF)-model een prima hulpmiddel om de verschillende domeinen te duiden en daarbij passende meetinstrumenten te selecteren (Nederlands

WHO-FIC Collaborating Centre 2002). Achtereenvolgens worden enkele mogelijkheden benoemd en besproken. Uiteraard is het niet mogelijk om alle mogelijke meetinstrumenten op te noemen en te bespreken. De genoemde meetinstrumenten zijn geselecteerd op het feit dat er een gevalideerde Nederlandstalige versie van bestaat en dat deze meetinstrumenten onder andere deel uitmaken van de Nederlandse Dataset Pijnrevalidatie (NDP) (Engers et al. 2007) en/of vaak gebruikt worden in de dagelijkse praktijk of wetenschappelijk onderzoek. Later in dit hoofdstuk wordt de NDP nog besproken. De NDP is een minimale set van meetinstrumenten om op een uniforme manier het gebruik van meetinstrumenten binnen de pijnrevalidatie toe te passen.

13.3.1 Stoornissen in functies

De soort en ernst van de pijn kunnen we ordenen onder dit domein van het ICF-model.

Pijn wordt onderverdeeld in nociceptieve pijn, neuropathische pijn of pijn als gevolg van centrale sensitisatie. Omdat de aanwezigheid van een bepaald pijntype mogelijk een andere behandeling vraagt, is het vaststellen ervan een diagnosticum. Voor nociceptieve pijn bestaan er geen meetinstrumenten. Voor neuropathische pijn bestaan meerdere meetinstrumenten, zoals de Neuropathische Pijn Schaal (NPS), de Leeds Assesment of Neuropathic Pain Schaal (LANSS), de PAINdetect en de Doleur Neuropathique 4 (DN4). Van de verschillende vragenlijsten voor het meten van neuropathische pijn wordt de DN4, naast de NPS, aanbevolen voor klinisch gebruik (Mathieson et al. 2015). De DN4 is een van origine Franstalig, generiek, meetinstrument om neuropathische pijn te meten in diverse patiëntengroepen. De DN4 bestaat uit vier vragen, die betrekking hebben op hoe de pijn aanvoelt (branderig of stekend), of er andere sensaties waarneembaar zijn in het pijngebied (bijvoorbeeld jeuk of tintelingen), of er sprake is van minder gevoel en/of wrijven de pijn verergerd. De schaal loopt van 0–10 en bij een score van 4 of hoger is er sprake van neuropathische pijn (Seventer et al. 2013).

Om de aanwezigheid van centrale sensitisatie te meten, kan gebruikgemaakt worden van de Central Sensitization Inventory (CSI) (Kregel et al. 2016). De CSI bestaat uit 25 vragen, waarmee een totaalscore berekend kan worden die loopt van 0–100. Hoe hoger de score, des te groter de kans op aanwezigheid van een centraal-sensitisatiesyndroom. De score wordt onderverdeeld in vier categorieën: laag 0–26 punten, mild 27–39 punten, matig 40–52 punten en hoog 53 punten en hoger (Noord et al. 2018; Scerbo et al. 2017).

Hoewel pijnvermindering op zichzelf niet het doel is van pijnrevalidatie, maar er dikwijls wel een gevolg ervan is, wordt de intensiteit van de pijn vaak gemeten. Binnen wetenschappelijk onderzoek is de ernst van pijn ook steeds een uitkomstmaat die meegenomen wordt in de evaluatie van de effectiviteit van interventies. Het is dus van belang om ook bij pijnrevalidatie deze uitkomstmaat mee te nemen. De ernst van de pijn heeft niet direct een diagnostische waarde, maar verandering in pijn kan evaluatief gebruikt worden om eventuele veranderingen in het omgaan met pijn zichtbaar te maken. De ernst van pijn kan op verschillende manieren gemeten worden, zoals met een numerieke beoordelingsschaal (de patiënt wordt gevraagd een cijfer te geven tussen de nul en tien punten over hoe intens de pijn wordt ervaren), een visuele analoge schaal (de patiënt moet een streepje zetten op een horizontale lijn van 10 cm) of een verbale beoordelingsschaal (de patiënt geeft aan of de pijn bijvoorbeeld licht, matig of ernstig is) (Boonstra et al. 2016). Al deze meetinstrumenten zijn generiek en kunnen bij diverse patiëntengroepen gebruikt worden. Het doel is in principe om verandering in de tijd te meten, dus evaluatief. De keuze is afhankelijk van de doelgroep. In het algemeen is een numerieke beoordelingsschaal eenvoudiger te begrijpen voor patiënten dan een visuele analoge schaal (Karcioglu et al. 2018). Een bijkomend voordeel is dat de numerieke beoordelingsschaal telefonisch kan worden afgenomen. Een nadeel is echter dat de numerieke beoordelingsschaal minder gevoelig is om kleine veranderingen aan te tonen (Karcioglu et al. 2018). Al deze factoren bepalen mee voor welk meetinstrument men kiest. Bij pijnscores wordt een 'baseline'-afhankelijke afname van 30 % in pijnintensiteit of twee punten minder op een elfpuntenschaal als een klinisch relevant verschil beschouwd (Dworkin et al. 2008; Farrar 2000; Farrar et al. 2001).

13.3.2 Activiteiten en participatie

Dit domein sluit nauw aan op het doel van pijnrevalidatie, namelijk het verbeteren van het dagelijks functioneren. Aan het begin van de behandeling wil men vaststellen wat het huidige en het gewenste activiteiten- of participatieniveau is, om aan de hand daarvan de behandelinhoud en opbouw vast te kunnen stellen. Ideaal zou zijn om precies te meten wat iemand op een dag (van minuut tot minuut) allemaal daadwerkelijk doet. Dit is echter in de dagelijkse praktijk niet mogelijk, vanwege de validiteit van de metingen, de complexiteit van het goed meten en interpreteren, de tijdsinvestering en kosten. Als alternatief kunnen verschillende meetinstrumenten gebruikt worden om een beeld te krijgen van het activiteitenniveau, variërend van zelfrapportagevragenlijsten, die zich richten op de ervaren beperkingen of gericht zijn op het kwantitatief uitvragen van hoeveel tijd die iemand besteedt aan verschillende activiteiten. Daarnaast bestaan er directere manieren van meten van het uitvoeren van activiteiten.

Zelfrapportagevragenlijsten zijn gebaseerd op de ervaring van de patiënt en richten zich op de beperkingen in het dagelijks functioneren. Ook deze meetinstrumenten zijn onder te verdelen in generieke en specifieke meetinstrumenten bijvoorbeeld de Pain Disability Index (PDI) (Soer et al. 2013). De PDI meet zelfgerapporteerde beperkingen in dagelijkse activiteiten voor alle patiënten met chronische pijn, ongeacht oorzaak of locatie. Daarnaast zijn er regiospecifieke meetinstrumenten, bijvoorbeeld de Quebec Back Pain Disability Questionnaire (QBPDQ) (Schoppink et al. 1996). Deze meet zelfgerapporteerde beperkingen alleen voor patiënten met lage rugpijn. En voor patiënten met pijn aan de bovenste extremiteit bestaat de Disabilities of the Arm Shoulder and Hand (DASH) (Palmen et al. 2004). Het nadeel van dergelijke vragenlijsten is dat de uitkomst niet per se iets zegt over hoe actief een patiënt daadwerkelijk is. Er wordt namelijk alleen gevraagd naar hoeveel iemand zich gehinderd of belemmerd voelt in de uitvoering van activiteiten. Maar hoeveel of hoe vaak die activiteiten uitgevoerd worden, wordt niet gemeten. Iemand kan dus heel actief zijn, maar minder dan vroeger. Daardoor voelt deze persoon zich sterk beperkt, terwijl iemand die minder actief is in vergelijking met de vorige persoon, maar dat niet zo ervaart, zich minder beperkt voelt en dus ook zo op de vragenlijst scoort. Om te meten hoe actief iemand is zijn weer aparte vragenlijsten ontwikkeld zoals de Short Questionnaire to Assess Health-enhancing physical activity SQUASH (Wendel et al. 2003) of de Baecke-lijst (Baecke et al. 1982). Er zijn ook patiëntspecifieke vragenlijsten ontwikkeld die de activiteiten en beleving van de individuele patiënt centraal stellen (Stevens et al. 2013). De Patiënt Specifieke Klachten (PSK) (Beurskens et al. 1999) of de Canadian Occupational Performance Measure (COPM) (Nieuwenhuizen et al. 2014) zijn gericht op het identificeren van specifieke problemen/activiteiten van een individuele patiënt. Aan de patiënt wordt gevraagd om de voor hem/haar belangrijkste problemen met dagelijkse activiteiten te benoemen. De patiënt scoort dan van de genoemde activiteiten hoe moeilijk het is om deze activiteiten uit te voeren. Een dergelijk meetinstrument sluit goed aan bij hulpvraaggerichte zorg.

Uit onderzoek blijkt dat patiënten met chronische klachten hun beperkingen of activiteitenniveau op dit soort vragenlijsten vaak niet helemaal correct kunnen schatten. Zelfrapportagelijsten vragen om een inschatting te maken op een bepaald moment of terugkijkend naar een afgelopen periode (bijvoorbeeld de afgelopen week, waarbij gevraagd wordt een soort gemiddelde weer te geven). Een dergelijk terugblik is gevoelig voor vertekening, doordat men zich het werkelijke niveau niet meer adequaat kan herinneren. Daarbij is er tevens de invloed van opvattingen over wat men zou moeten doen of kunnen of willen. Ook kan de inschatting beïnvloed worden door emoties en de stemming op moment van invullen.

Een zelfrapportage geeft daardoor niet altijd een accuraat beeld van wat mensen daadwerkelijk doen. Door alleen zelfrapportageinstrumenten te gebruiken, ontstaat een beperkt beeld van de werkelijkheid. Dit zou gecomplementeerd kunnen worden met meetinstrumenten die *performance-based* meten, dus waar de patiënten daadwerkelijk dingen doen. Binnen ICF wordt onderscheid gemaakt in *capacity* en *performance*. Capacity refereert naar iets wat iemand in een optimale situatie kan doen (bijvoorbeeld een looptest in een testlaboratorium) en performance refereert naar datgene wat iemand daadwerkelijk doet in het dagelijks leven (bijvoorbeeld de intensiteit en het niveau van activiteiten gedurende een dag). Voorbeelden van korte performancetesten zijn de 10-meter-looptest en de 'time up & go'-test (Tyson en Connell 2009; Dobson et al. 2012). Uitgebreidere capaciteiten tests zijn beschikbaar voor het meten van de energetische capaciteit, bijvoorbeeld een 6-minuten-looptest, een fietsergometrietest of een loopbandergometrietest. Voor het meten van activiteiten met meer mechanische componenten zijn gestandaardiseerde testbatterijen beschikbaar onder de verzamelnaam Functional Capacity Evaluation (FCE). Deze capaciteitentests zijn uitgebreid in de literatuur beschreven, getoetst op testeigenschappen, en referentiewaarden zijn beschikbaar (Reneman 2018). Afhankelijk van de door de patiënt geïdentificeerde probleemgebieden kan een keuze gemaakt worden uit de beschikbare tests. Bekend is dat de resultaten van tilcapaciteitentests een sterke voorspeller vormen voor de score op andere tests. Bovendien is de score op een tiltest gerelateerd aan huidig of toekomstig functioneren in werk. Daardoor kan een tiltest een goede keuze zijn (Reneman 2018).

Weer een andere methode is het gebruik van bewegingsregistratie met behulp van multiaxiale accelerometers (Verbunt et al. 2009). Een accelerometer is een klein apparaatje dat de patiënt op het lichaam draagt. Ieder beweging wordt geregistreerd en opgeslagen. Op basis van deze registraties is uit te rekenen hoeveel tijd de persoon bijvoorbeeld heeft gestaan, gezeten en gelopen. Deze uitkomsten kunnen met patiënt besproken worden, waardoor meer inzicht ontstaat (voor zowel behandelaar als patiënt) waarom patiënt bepaalde activiteiten meer of minder uitvoert, wat beweegredenen zijn en welke gedachten de patiënt daarbij heeft. Dit inzicht kan bijdragen aan zelfmanagement van de patiënt. Er zijn momenteel veel van dergelijke accelerometers verkrijgbaar, zowel apart als geïntegreerd in een smartphone.

13.3.3 Persoonlijke factoren

Pijn is een multifactorieel gezondheidsprobleem, waarbij psychologische factoren een belangrijke rol spelen (zie ▶H. 2, 5 en 6). Om deze te meten wordt eveneens vaak gebruikgemaakt van vragenlijsten die de patiënt zelf invult. Sommige meetinstrumenten hebben een screenende functie, zoals bijvoorbeeld de Hospital Anxiety and Depression scale (HADS) (Spinhoven et al. 1997). Aangezien depressie en/of angstklachten vaak voorkomen bij patiënten met chronische pijn, is het wenselijk te achterhalen of deze aanwezig zijn. De HADS bestaat uit een zeven-item depressieschaal en een zeven-item angstschaal. Per subschaal wordt een score berekend tussen de 0 en 21. Ook voor dit meetinstrument bestaan afkappunten om de mogelijke aanwezigheid van een depressieve stoornis of een angststoornis te meten. In het algemeen wordt gesteld dat een score tussen 0 en 7 depressie/angststoornis uitsluit. Een score van 8 tot en met 10 wijst doorgaans op een mogelijke depressie/angststoornis. Een score van 11 tot en met 21 is indicatief voor een vermoedelijke depressie/angststoornis. Op basis van deze afkapwaarden mag echter geen diagnose gesteld worden, maar het meetinstrument helpt wel om aan te geven bij wie nader onderzoek nodig is. De afkappunten verschillen in verschillende groepen en liggen hoger bij patiënten. Zo is de kans dat onterecht de diagnose angst en/of depressie wordt gesteld bij een werknemer die verzuimd vanwege psychische klachten met een score van 11 of hoger 34–43 %. De kans dat terecht een depressie en/of angststoornis wordt uitgesloten wanneer een werknemer een score van 10 of lager heeft, is 85–91 % (Croon et al. 2005). De HADS is dus geschikt om angst/depressie uit te sluiten en ongeschikt om deze aandoeningen vast te stellen. De Symptom Checklist (SCL-90) is een veelgebruikt instrument om een brede range van psychische problemen te detecteren (Arrindell en Ettema 2003). Voor patiënten met chronische pijn moeten de normscores van deze groep worden gebruikt, omdat de gemiddelden hoger liggen dan in de algemene bevolking. Daarnaast leert de klinische praktijk dat scores op subschalen vaak verhoogd zijn door overlap met de fysieke klachten; dit betreft vooral de subschalen agorafobie en insufficiëntie van denken en handelen. Daarom is het nodig om bij een individuele patiënt ook naar de antwoorden op de items te kijken en hiermee rekening te houden bij de interpretatie van de schalen.

Naast psychologische problemen kunnen psychische factoren een bijdrage leveren aan het in stand houden van de pijnklachten of het disfunctioneren zoals bijvoorbeeld catastroferen, bewegingsvrees, *self-efficacy*, *illness beliefs*, acceptatie en coping. Voor al deze constructen bestaan evaluatieve en gevalideerde, betrouwbare meetinstrumenten. We noemen hier de meest gebruikte: Pijn Catastroferen Schaal (PCS) (Damme 2002), Fear Avoidance Beliefs Questionnaire (FABQ – Vendrig et al. 1998), Illness Perception Questionnaire (IPQ – Raaij et al. 2012), Psychologische Inflexibiliteit Pijn Schaal (Trompetter et al. 2014), Pain Self-Efficacy Questionnaire (PSEQ – Maas et al. 2012) of de Pijn Coping Inventarisatielijst (Kraaimaat et al. 1997).

13.3.4 Externe factoren

Een domein dat nogal eens vergeten wordt, is de omgeving van de patiënt en de verschillende factoren in die omgeving die van invloed zijn op het pijnprobleem en het pijngedrag van een patiënt (zie ▶H. 2 en 9). In dit domein is het van belang om de invloed en rol van de partner en/of belangrijke anderen in kaart te brengen. Een generiek meetinstrument daarvoor is bijvoorbeeld de Multidimensionele Pijnvragenlijst (MPI-DLV- Lousberg et al. 1999). Deze vragenlijst (weer door patiënt zelf in te vullen) bestaat uit drie delen en meet naast pijnintensiteit en pijninterferentie ook de ervaren sociale steun en de reacties van partner of andere belangrijke personen op de patiënt.

Naast factoren rondom het gezin is het ook zinvol, zeker als er nog sprake is van een werkrelatie, meetinstrumenten in te zetten die informatie geven over de werksituatie en de tevredenheid over het werk. Een goed voorbeeld van een Nederlandstalige vragenlijst, met Nederlandse referentiewaarden en validering, is de Vragenlijst Arbeidsreïntegratie (VAR-2-Vendrig 2018). Deze vragenlijst wordt standaard gebruikt door revalidatiecentra die ook arbeidsrevalidatie aanbieden. Zelfgerapporteerd werkvermogen kan worden gemeten met de Work Ability Index (WAI), maar omdat dit een uitgebreid instrument is en één vraag een zeer goede samenhang heeft met de totaalscore, wordt vaak de *single item* werkvermogenschaal gebruikt, waarbij de patiënt op een elfpuntschaal aangeeft wat zijn huidige werkvermogen is ten opzichte van de beste situatie in zijn leven (Abma et al. 2018).

13.4 De Nederlandse Dataset Pijnrevalidatie

Samenwerking in gebruik en afstemming tussen centra over de inhoud van de pijnbeoordelingsset is noodzakelijk. De inhoud, werkwijze en resultaten van pijnrevalidatie zijn nu vaak nog onduidelijk en onvoldoende bekend voor patiënten en verwijzers. Dit moet transparanter gemaakt worden, waardoor verwijzers informatie hebben over welke patiënt waar het beste naar toe kan worden verwezen Ook kan de behandeling verbeterd worden doordat inzicht ontstaat in wat wel en niet, of in welke mate, effectief is.

Hiervoor kunnen de gegevens van meetinstrumenten gebruikt worden. Binnen pijnrevalidatie is in 2007 consensus bereikt over een basisset, de Nederlandse Dataset Pijnrevalidatie (NDP) (Engers et al. 2007) om in alle centra in Nederland die pijnrevalidatie aanbieden op identieke wijze gegevens vanuit de dagelijkse praktijk te verzamelen bij patiënten met chronische pijn. Deze basisset bestaat uit een set van meetinstrumenten waarmee op gestandaardiseerde wijze gegevensverzameling en evaluatie (monitoring) van de uitkomsten van bestaande pijnrevalidatieprogramma's plaats kan vinden. Doel van deze basis set is om de kenmerken van de patiënten die verwezen worden naar revalidatiegeneeskunde inzichtelijk te maken en om de effecten van behandelingen te meten. Naast de NDP-set bestaan er internationaal meer basissets voor zowel wetenschappelijk onderzoek (IMMPACT) (Turk et al. 2003; Dworkin et al. 2005) en voor de dagelijkse klinische praktijk de ICF-core set Low back Pain (Cieza et al. 2004a) en de ICF-core set Widespread Pain (Cieza et al. 2004b) en de VAPAIN (Kaiser et al.2018).

De NDP is specifiek samengesteld voor gebruik in de dagelijkse praktijk en sluit nauw aan bij hiervoor genoemde internationale basissets. De set bestaat uit acht domeinen, met daarin één of meerdere meetinstrumenten (zie kader).

Nederlandse Dataset Pijnrevalidatie

pijn en vermoeidheid	0–10 puntenschaal
fysiek functioneren	subschaal fysiek functioneren – RAND36[a]
	subschaal rolpatroon fysiek functioneren – RAND36
	subschaal interferentie dagelijks leven – MPI-DLV
	gemodificeerde Åstrand fiets ergometer test
	1-minuut-traplooptest
emotioneel functioneren	subschaal mentale gezondheid – RAND36
	subschaal vitaliteit – RAND36
	pijn catastroferen schaal – PCS
participatie	pain disability index – PDI
hulpvraagdoelen	patiënt specifieke klachtenlijst – PSK
	canadian occupational performance measure – COPM
	percentage gerealiseerde doelen
ervaren herstel/ tevredenheid	7-punt-Likertschalen

[a]*RAND36 = generieke kwaliteit van leven vragenlijst (Zee en Sanderman 1992).*

De meetinstrumenten in de NDP zijn geselecteerd op basis van voldoende validiteit en betrouwbaarheid en de aanwezigheid van een gevalideerde Nederlandse vertaling (indien het origineel in een andere taal was). Voor een overzicht naar validiteit en betrouwbaarheid van de meetinstrumenten verwijzen we naar Engers et al. (2007). Voor een gedetailleerder overzicht van scores en kenmerken van de patiëntengroep wordt verwezen naar Köke et al. (2017). Op basis van de effectmeting na afloop van de behandeling hebben instellingen hun behandelresultaten zichtbaar gemaakt en gepubliceerd (Koele et al. 2014; Volker et al. 2017).

Niettemin behoeft dit ook enige nuancering. Bij het vergelijken van de resultaten van behandelingen op grond van vragenlijsten moet rekening worden gehouden met het gegeven dat de meeste van deze vragenlijsten zijn ontwikkeld op basis van oordelen van deskundigen, zonder de inbreng van patiënten. Individuele patiënten kunnen aspecten belangrijk of waardevol vinden die niet in een vragenlijst voorkomen. Daarnaast is ook bekend dat het oordeel van patiënten over zijn problemen en wat belangrijk voor hem is, in de loop van een behandeling verandert (Blome en Augustin 2015). Dit kan bijvoorbeeld verklaren dat sommige patiënten hun vooraf gestelde doelen niet hebben bereikt, maar toch tevreden zijn met de resultaten van de revalidatie (Silvis et al. 2016). Om gepersonaliseerde en gewaardeerde doelen van patiënten goed te kunnen meten, en daarmee ook de waarde van pijnrevalidatie betrouwbaar en valide vast te kunnen stellen, is het misschien nodig om meer nadruk te leggen op de gepersonaliseerde instrumenten zoals COPM (Kurklinsky et al. 2016) en het ontwikkelen van nieuwe instrumenten.

13.5 Tot slot

Het gebruik van meetinstrumenten in de dagelijkse praktijk bij een complex gezondheidsprobleem zoals chronische pijn kan een grote meerwaarde hebben bij zowel het diagnostisch als het therapeutisch proces. Meten draagt bij aan een betere transparantie van het gezondheidsprobleem van een patiënt en verbetert daardoor de communicatie tussen het team en de patiënt. Het is echter uitermate belangrijk om van tevoren goed te bepalen wat en met welk doel men wil meten, om vervolgens de geschikte meetinstrumenten te kunnen kiezen en te gebruiken zoals bedoeld. Het samenstellen van een set van meetinstrumenten vraagt dan ook afstemming in een behandelteam. Het gebruiken van dezelfde set van meetinstrumenten (zoals de NDP) door behandelteams uit verschillende instellingen heeft nog een extra waarde doordat kenmerken van de patiëntenpopulatie en resultaten van verschillende behandelprogramma's kunnen worden vergeleken. Daardoor kan pijnrevalidatie doorontwikkeld worden, omdat er sneller een beter inzicht verkregen wordt in wat werkt en wat werkt voor wie. Daarvoor zijn, gezien de vele factoren die bij pijn een rol spelen, grote aantallen data wenselijk om analyses te kunnen maken. Verder is het ontwikkelen van nieuwe meetinstrumenten op basis van het perspectief van de patiënt, passend bij een patiëntgerichte benadering, een uitdaging voor de komende jaren.

Literatuur

Abma, F., Reneman, M., Zaanen, Y. van, Nieuwenhuijsen, K., & Brouwer, S. (2018). Verzuim en terugkeer naar werk. Aanbevelingen voor het meten van werkgerelateerde uitkomsten. *Fysiopraxis, 30*, 26–28.

Arrindell, W. A., & Ettema, J. H. (2003). *SCL-90 Symptom checklist: Handleiding bij een multidimensionele psychopathologie-indicator*. Lisse: Swets Test Publishers.

Baecke, J. A., Burema, J., & Frijters, J. E. (1982). A short questionnaire for the measurement of habitual physical activity in epidemiological studies. *American Journal of Clinical Nutrition, 36*, 936–942.

Beurskens, S., Peppen, R., Stutterheim, E., Swinkels, R., & Wittink, H. (2012). *Meten in de praktijk. Stappenplan voor het gebruik van meetinstrumenten in de Gezondheidszorg* (2e druk). Houten: Bohn Stafleu van Loghum.

Beurskens, A. J., Vet, H. C. de, Köke, A. J., Lindeman, E., Heijden, G. J. van der, Regtop, W., et al. (1999). A patient-specific approach for measuring functional status in low back pain. *Journal of Manipulative & Physiological Therapeutics, 22*(3), 144–148.

Blome, C., & Augustin, M. (2015). Measuring change in quality of life: Bias in prospective and retrospective evaluation. *Value Health, 18*(1), 110–115.

Boonstra, A. M., Stewart, R. E., Köke, A. J., Oosterwijk, R. F., Swaan, J. L., Schreurs, K. M., et al. (2016). Cut-off points for mild, moderate, and severe pain on the numeric rating scale for pain in patients with chronic musculoskeletal pain: Variability and influence of sex and catastrophizing. *Frontiers in Psychology, 30*(7), 1466.

Cieza, A., Stucki, G., Weigl, M., Disler, P., Jackel, W., Linden, S. van der, et al. (2004a). ICF Core Sets for low back pain. *Journal of Rehabilitation Medicine,* (44 Suppl), 69–74.

Cieza, A., Stucki, G., Weigl, M., Kullmann, L., Stoll, T., Kamen, L., et al. (2004b). ICF Core Sets for chronic widespread pain. *Journal of Rehabilitation Medicine,* (44 Suppl), 63–68.

Croon, E. M. de, Nieuwenhuijsen, K., Hugenholtz, N. I. R., & Dijk, F. J. H. van (2005). Drie vragenlijsten voor diagnostiek van depressie en angststoornissen. *TBV, 13*(4), 98–103.

Damme, S. van (2002). *Catastroferen over pijn: Pain Catastrophizing Scale-Dutch Version (PCS-DV)*. Gent: Universiteit Gent. Beschikbaar via: ▶ http://www.bsw.ugent.be/VVGP/fichePCS.pdf.

Dobson, F., Hinman, R. S., Hall, M., Terwee, C. B., Roos, E. M., & Bennell, K. L. (2012). Measurement properties of performance-based measures to assess physical function in hip and knee osteoarthritis: A systematic review. *Osteoarthritis and cartilage, 20*(12), 1548–1562.

Dworkin, R. H., Turk, D. C., Farrar, J. T., Haythornthwaite, J. A., Jensen, M. P., Katz, N. P., et al. (2005). Core outcome measures for chronic pain clinical trials: IMMPACT recommendations. *Pain, 113*(1–2), 9–19.

Dworkin, R. H., Turk, D. C., Wyrwich, K. W., Beaton, D., Cleeland, C. S., Farrar, J. T., et al. (2008). Interpreting the clinical importance of treatment outcomes in chronic pain clinical trials: IMMPACT recommendations. *Journal of Pain, 9,* 105–121.

Engers, A., Köke, A., & Torenbeek, M. (2007). *De nederlandse dataset pijnrevalidatie.* Hoensbroek: Ontwikkelcentrum Pijnrevalidatie.

Farrar, J. T. (2000). What is clinically meaningful: outcome measures in pain clinical trials. *Clinical Journal of Pain, 16,* S106–S112.

Farrar, J. T., Young, J. P., Jr., LaMoreaux, L., Werth, J. L., & Poole, R. M. (2001). Clinical importance of changes in chronic pain intensity measured on an 11-point numerical pain rating scale. *Pain, 94,* 149–158.

Kaiser, U., Kopkow, C., Deckert, S., Neustadt, K., Jacobi, L., Cameron, P., et al. (2018). Developing a core outcome domain set to assessing effectiveness of interdisciplinary multimodal pain therapy: The VAPAIN consensus statement on core outcome domains. *Pain, 159*(4), 673–683.

Karcioglu, O., Topacoglu, H., & Dikme, O. (2018). A systematic review of the pain scales in adults: Which to use? *American Journal of Emergency Medicine, 36*(4), 707–714.

Koele, R., Volker, G., Vree, F. van, Gestel, M. van, Köke, A., & Vliet Vlieland, T. (2014). Multidisciplinary rehabilitation for chronic widespread musculoskeletal pain: Results from daily practice. *Musculoskeletal Care, 12*(4), 210–220.

Köke, A. J., Smeets, R. J., Schreurs, K. M., Baalen, B. van, Haan, P. de, Remerie, S. C., et al. (2017). Dutch dataset pain rehabilitation in daily practice: Content, patient characteristics and reference data. *European Journal of Pain, 21*(3), 434–444.

Kraaimaat, F. W., Bakker, A., & Evers, A. (1997). Pijn-coping- inventarisatielijst. *Gedragstherapie, 30*(3), 185–201.

Kregel, J., Vuijk, P. J., Descheemaeker, F., Keizer, D., Noord, R. van der, Nijs, J., et al. (2016). The Dutch Central Sensitization Inventory (CSI): Factor analysis, discriminative power, and test-retest reliability. *Clinical Journal of Pain, 32*(7), 624–630.

Kurklinsky, S., Perez, R., Lacayo, E., & Sletten, D. (2016). The efficacy of interdisciplinary rehabilitation for improving function in people with chronic pain. *Pain Research and Treatment,* Article ID 7217684.

Lousberg, R., Breukelen, G. J. van, Groenman, N. H., Schmidt, A. J., Arntz, A., & Winter, F. A. (1999). Psychometric properties of the Multidimensional Pain Inventory-Dutch Language Version (MPI-DLV). *Behaviour Research and Therapy, 37*(2), 167–182.

Maas, L. van der, Köke, A., Bosscher, R., Vet, H. de, & Peters, M. (2012). Psychometric properties of the Pain Self-efficacy Questionnaire. Dutch validation, prediction and discrimination quality. *European Journal of Psychological Assessment, 28*(10), 68–75.

Mathieson, S., Maher, C. G., Terwee, C. B., Folly de Campos, T., & Lin, C. W. (2015). Neuropathic pain screening questionnaires have limited measurement properties. A systematic review. *Journal of Clinical Epidemiology, 68*(8), 957–966.

Nicholas, M. K., Asghari, A., & Blyth, F. M. (2008). What do the numbers mean? Normative data in chronic pain measures. *Pain, 134*(1–2), 158–173.

Nieuwenhuizen, M., Groot, S. de, Janssen, T., Maas, L. van der, & Beckerman, H. (2014). Canadian Occupational Performance Measure performance scale: Validity and responsiveness in chronic pain. *JRRD, 51*(5), 727–746.

Noord, R. van der, Paap, D., Wilgen, P. van, Meerding, W., Armould, B., Regnault, A., et al. (2018). Convergent validity and clinically relevant categories for the Dutch Central Sensitization Inventory in patients with chronic pain. *Journal of Applied Biobehavioral Research.* ▶ https://doi.org/10.1111/jabr.12119.

Palmen, C. M., Meijden, E. van der, Nelissen, Y., & Köke, A. J. A. (2004). De betrouwbaarheid en validiteit van de Nederlandse vertaling van de Disability of the Arm, Shoulder, and Hand questionnaire (DASH). *Nederlands Tijdschrift voor Fysiotherapie, 114*(2), 30–35.

Raaij, E. J. de, Schröder, C., Maissan, F. J., Pool, J. J., & Wittink, H. (2012). Cross-cultural adaptation and measurement properties of the Brief Illness Perception Questionnaire-Dutch Language Version. *Manual Therapy, 17*(4), 330–335.

Reneman, M. F. (2018). Belastbaarheid voor werk meten. Functionele Capaciteit Evaluatie. *Fysiopraxis, 27,* 12–13.

Scerbo, T., Colasurdo, J., Dunn, S., Unger, J., Nijs, J., & Cook, C. (2017). Measurement properties of the central sensitization inventory: A systematic review. *Pain Practice, 18,* 544–554.

Schoppink, L. E., Tulder, M. W. van, Koes, B. W., Beurskens, S. A., & Bie, R. A. de (1996). Reliability and validity of the Dutch adaptation of the Quebec Back Pain Disability Scale. *Physical Therapy, 76*(3), 268–275.

Seventer, R. van, Vos, C., Giezeman, M., Meerding, W. J., Arnould, B., Regnault, A., et al. (2013). Validation of the Dutch version of the DN4 diagnostic questionnaire for neuropathic pain. *Pain Practice, 13*(5), 390–398.

Silvis, W. L., Lakke, S. E., Stegeman, B. L., Vroomen, P. C., Coppes, M. H., Reneman, M. F., et al. (2016). Can patients with low back pain be satisfied with less than expected? *Spine, 41*(20), 1606–1612.

Soer, R., Köke, A. J., Vroomen, P. C., Stegeman, P., Smeets, R. J., Coppes, M. H., et al. (2013). Extensive validation of the pain disability index in 3 groups of patients with musculoskeletal pain. *Spine, 38*(9), E562–E568.

Spinhoven, P., Ormel, J., Sloekers, P. P., Kempen, G. I., Speckens, A. E., & Hemert, A. M. van (1997). A validation study of the Hospital Anxiety and Depression Scale (HADS) in different groups of Dutch subjects. *Psychological Medicine, 27*(2), 363–370.

Stevens, A., Beurskens, A., Köke, A., & Weijden, T. van der (2013). The use of patient-specific measurement instruments in the process of goal-setting: A systematic review of available instruments and their feasibility. *Clinical Rehabilitation, 27*(11), 1005–1019.

Trompetter, H. R., Bohlmeijer, E. T., Baalen, B. van, Kleen, M., Köke, A., Reneman, M. F., et al. (2014). The psychological inflexibility in pain scale (PIPS): Exploration of psychometric properties in a heterogeneous chronic pain sample. *European Journal of Psychological Assessment, 30,* 289–295.

Turk, D. C., Dworkin, R. H., Allen, R. R., Bellamy, N., Brandenburg, N., Carr, D. B., et al. (2003). Core outcome domains for chronic pain clinical trials: IMMPACT recommendations. *Pain, 106*(3), 337–345.

Tyson, S., & Connell, L. (2009). The psychometric properties and clinical utility of measures of walking and mobility in neurological conditions: A systematic review. *Clinical Rehabilitation, 23*(11), 1018–1033.

Vendrig, L. (2018). Screening van psychosociale risicofactoren in de arbeidssituatie. *Fysiopraxis, 30,* 24–25.

Vendrig, A., Deutz, P., & Vink, I. (1998). Nederlandse vertaling en bewerking van de Fear-Avoidance Beliefs Questionnaire. *Nederlands Tijdschrift voor Pijn en Pijnbestrijding, 18*(1), 11–14.

Verbunt, J. A., Huijnen, I. P., & Köke, A. (2009). Assessment of physical activity in daily life in patients with musculoskeletal pain. *European Journal of Pain, 13*(3), 231–242.

Volker, G., Vree, F. van, Wolterbeek, R., Gestel, M. van, Smeets, R., Köke, A., et al. (2017). Long-term outcomes of multidisciplinary rehabilitation for chronic musculoskeletal pain. *Musculoskeletal Care, 15*(1), 59–68.

Wendel-Vos, G., Schuit, A. J., Saris, W. H., & Kromhout, D. (2003). Reproducibility and relative validity of the short questionnaire to assess health-enhancing physical activity. *Journal of Clinical Epidemiology, 56*(12), 1163–1169.

WHO (2002). *WHO FIC Collaborating Centre in the Netherlands.* Bilthoven: RIVM.

Zee, K. I. van der, & Sanderman, R. (1992). *Het meten van de algemene gezondheidstoestand met de RAND-36, een handleiding.* Groningen: Rijksuniversiteit Groningen, Noordelijk Centrum voor Gezondheidsvraagstukken.

Klinimetrie bij kinderen en adolescenten

J. Verbunt, J.F. van Hoorn en M. Goossens

Samenvatting

Meetinstrumenten kunnen worden gebruikt om de impact van de chronische pijn bij kinderen en jongeren in kaart te brengen, voor het opstellen van een behandelplan en om te beoordelen of de behandeling vooruitgang heeft geboekt. Het beoordelen van de pijnproblematiek vereist een multidimensionale benadering. Naast het in kaart brengen van de pijnintensiteit, wordt er gekeken naar de gevolgen op fysiek, psychisch en sociaal gebied. Voor het meten van de pijnintensiteit bestaan observatiemethoden en zelfrapportage. Fysiek functioneren kan worden getoetst door het meten van de ervaren beperkingen en de mate van lichamelijke activiteit. Emotioneel functioneren is een belangrijke prognostische factor. Bovendien hebben kinderen met chronische pijn meer last van depressieve en angstige gevoelens en negatieve gedachten over de pijn (catastroferen). Al deze aspecten hebben invloed op de manier hoe de jongeren met hun pijnklachten omgaan en uiteindelijk op de kwaliteit van leven. Deze sociale en psychische factoren worden gemeten met behulp van zelfrapportage. In dit hoofdstuk komt het meten van deze verschillende facetten aan bod.

14.1   Inleiding – 168

14.2   De PedIMMPACT domeinen – 168
14.2.1 PedIMMPACT: Pijnintensiteit – 168
14.2.2 PedIMMPACT: Fysiek functioneren – 169
14.2.3 PedIMMPACT: emotioneel functioneren – 171
14.2.4 PedIMMPACT: Rolfunctioneren en kwaliteit van leven – 174

14.3   Conclusie – 174

        Literatuur – 175

© Bohn Stafleu van Loghum is een imprint van Springer Media B.V., onderdeel van Springer Nature 2019
J. A. Verbunt, J. L. Swaan, H. R. Schiphorst Preuper en K. M. G. Schreurs (Red.), *Handboek pijnrevalidatie*,
https://doi.org/10.1007/978-90-368-2230-5_14

14.1 Inleiding

Een aanzienlijk deel van de kinderen en adolescenten met chronische pijn wordt door de pijnklachten beperkt in het uitvoeren van leeftijdsspecifieke dagelijkse bezigheden, zoals school en sport en spel, die in hun ontwikkelingsfase van groot belang zijn. Ter ondersteuning van de diagnostiek en behandeling (zowel tijdens intake als tijdens de behandeling zelf) is het van belang om goed inzicht te hebben in de directe en indirecte gevolgen van pijn voor het kind/adolescent en voor zijn of haar systeem. Vragenlijsten kunnen helpen om de informatie over de impact van pijn in de verschillende fasen van de behandeling transparant te maken. De uitkomsten kunnen worden gebruikt ter ondersteuning van dit proces in zowel de eerste, tweede als derde lijn. In dit hoofdstuk zullen we een aantal belangrijke meetinstrumenten beschrijven die gebruikt kunnen worden om de impact van de chronische pijn bij kinderen en jongeren in kaart te brengen.

Als kapstok voor het meten van de impact van pijn hebben we gebruikgemaakt van de consensus over meetdomeinen, opgesteld door de Pediatric Initiative on Methods, Measurement and Pain Assessment in Clinical Trials (*PedIMMPACT*). Hierbij werd in 2008 een set van domeinen voorgesteld die belangrijk zijn om te gebruiken bij klinisch en wetenschappelijk onderzoek van chronische pijn bij kinderen en adolescenten (McGrath et al. 2008). De door de PedIMMPACT voorgestelde domeinen zijn pijnintensiteit, fysiek functioneren, emotioneel functioneren, rol (sociaal) functioneren, slaap en tevens symptomen en bijwerkingen, alsook de tevredenheid met de behandeling en economische factoren.

14.2 De PedIMMPACT domeinen

In dit hoofdstuk zullen we de eerste vier PedIMMPACT-domeinen bespreken. Per domein worden de meest gebruikte meetinstrumenten en, indien voorhanden, de Nederlandse vertalingen gerapporteerd. Naast het assessment van deze domeinen bij het kind komt ook, indien voorhanden, het assessment bij de ouders aan bod.

Het belangrijkste doel van dit hoofdstuk is dat men inzicht krijgt in de metingen op de verschillende domeinen en de interpretatie hiervan, noodzakelijk voor het opstellen van een goed behandelplan. Bij de bespreking wordt zo veel mogelijk uitgegaan van de groep kinderen en adolescenten van 7 à 8 tot 18 jaar. Vanaf een gemiddelde leeftijd van 7 à 8 jaar ontwikkelen kinderen vaardigheden (zoals het kunnen classificeren en ordenen) die van belang zijn om assessment op basis van reeksen/oplopende scoring te kunnen gebruiken tijdens het meten van pijn en de gevolgen daarvan (Gaffney et al. 2003). Ook kunnen kinderen vanaf die leeftijd naast fysieke aspecten van pijn ook affectieve componenten gaan benoemen, alhoewel deze vaardigheid pas vanaf een leeftijd van 10 à 11 jaar volledig lijkt ontwikkeld te zijn.

Natuurlijk geldt altijd dat voor het adequaat afnemen van vragenlijsten bij kinderen en adolescenten een goede uitleg van groot belang is om het kind de abstracte scoringswijze en de waarde van een interval op de schaal duidelijk te maken.

14.2.1 PedIMMPACT: Pijnintensiteit

Bij het meten van de intensiteit van pijn bij jonge kinderen (onder acht jaar) en als aanvulling op andere instrumenten bij jongeren van 8 tot 12 jaar, wordt vaak gebruikgemaakt van beelden/plaatjes, die de juiste keuze van het kind kunnen ondersteunen. Zo kan er

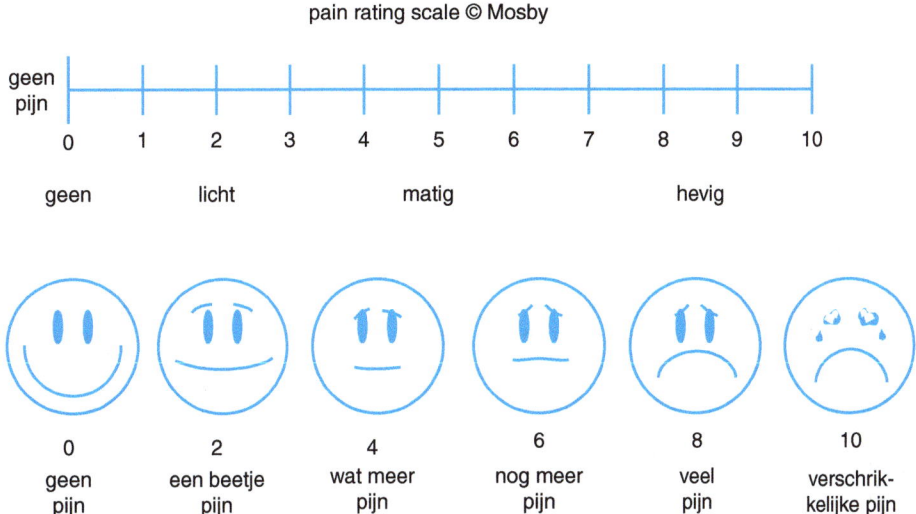

■ Figuur 14.1 De Faces Pain Scale

gebruikgemaakt worden van foto's of tekeningen, die een oplopende mate van pijn uitdrukken door bijvoorbeeld verschillende gezichtsexpressies te tonen. In ■fig. 14.1 is hiervan een voorbeeld, de Faces Pain Scale (FPS) te zien.

Het kind wordt gevraagd het gezicht aan te duiden dat de mate van pijn aangeeft dat hij/zij ervaart (Huguet et al. 2010). Andere veelgebruikte schalen voor het meten van pijnintensiteit op basis van tekeningen/foto's zijn de Oucher Numeric rating Scale en de Wong-Baker FACES Pain Scale (Huguet et al. 2010). Vanaf het 8e levensjaar wordt het mogelijk om bij het meten van pijnintensiteit niet alleen met foto's en tekeningen, maar ook met cijfers te werken. Het gebruik van een Visual Analog Scale (VAS) voor het meten van pijnintensiteit bleek voor jongeren boven de 8 jaar een valide en betrouwbare methode (Stinson et al. 2006). Voor jongeren van 8 tot 12 jaar wordt geadviseerd deze nog te combineren met de Faces Pain Scale-revised (Stinson et al. 2006). Oudere kinderen en adolescenten kunnen ook in staat worden geacht om veranderingen in de mate van pijn in de loop van de tijd te registreren in een dagboek. Dit kan met name in de diagnostiekfase van belang zijn om de impact van chronische pijn in het dagelijks leven te meten. Dat kan op papier, maar ook in de vorm van een digitaal dagboek.

Naast observatiemethoden en zelfrapportage is het ook mogelijk de mate van pijnintensiteit uit te drukken in fysiologische maten als een afgeleide vorm van de mate van pijn. Hierbij kan men denken aan veranderingen in maten als hartfrequentie, transcutane zuurstofmeting, de mate van transpiratie en signalen op een elektro-encefalogram (EEG) of een functionele kernspintomografie (fMRI). Deze metingen worden echter vrijwel niet in de reguliere zorgpraktijk voor chronische pijn gebruikt. Om deze reden laten we ze hier verder buiten beschouwing.

14.2.2 PedIMMPACT: Fysiek functioneren

Om de impact van pijn op het dagelijks leven ofwel de ervaren beperkingen van de jongeren te meten, zijn er verschillende lijsten ontwikkeld en getoetst. Zo is de Functional Disability Inventory (FDI) (Claar en Walker 2006) ontwikkeld als een generieke maat om de ervaren beperkingen als gevolg van een lichamelijke aandoening bij jongeren weer te geven. De FDI, ofwel in het Nederlands genoemd de Vragenlijst Lichamelijke Beperkingen, bestaat uit 15 items die de mate van impact van een ziekte op het dagelijks functioneren van de adolescent meet. Er is zowel een kind-/adolescent- als ouderversie van de lijst beschikbaar. De adolescent of ouder geeft voor elk item op een vijfpuntsschaal aan in welke mate de adolescent ten gevolge van lichamelijke problemen moeilijkheden ervaart om een bepaalde activiteit uit te voeren; bijvoorbeeld 'meehelpen in het huishouden' of 'de hele dag op school blijven'. Een hogere score geeft aan dat er meer beperkingen zijn. De FDI heeft een goede betrouwbaarheid en validiteit (Walker en Greene 1991). Een verandering van de score ter grootte van acht punten wordt als een klinisch relevante verandering geduid in een populatie jongeren met fibromyalgie (Sil et al. 2014). Van de FDI is een officieel vertaalde Nederlandse versie aanwezig (Crombez et al. 2003). Deze is echter (nog) niet op kwaliteit onderzocht.

De Child Activity Limitations Interview (CALI) meet net als de FDI beperkingen in het dagelijks leven, maar is specifiek ontwikkeld voor het meten van beperkingen bij chronische pijn. De CALI is oorspronkelijk ontwikkeld in de vorm van een gestructureerd interview en deze is later ook ter beschikking gekomen als zelfrapportagelijst (CALI-21). Deze CALI-21 is geschikt voor kinderen en adolescenten in een leeftijd van 8 tot 18 jaar. Er is zowel een kind-/adolescent- alsook een ouderversie van de lijst beschikbaar. In 21 items wordt gemeten hoe moeilijk het voor de jongere is om verschillende activiteiten in het dagelijks leven uit te voeren. De items worden gescoord op een vijfpuntsschaal variërend van niet moeilijk tot zeer moeilijk. De Engelstalige CALI beschikt over adequate psychometrische eigenschappen (Palermo et al. 2008). Er is ook een gevalideerde CALI-vragenlijst beschikbaar in de Nederlandse taal (Vries et al. 2017).

De Canadian Occupational Performance Measure (COPM) is een semigestructureerd interview en is als meetinstrument ontwikkeld om patiëntspecifieke problemen in het dagelijks handelen te identificeren en prioriteren (Law et al. 2005). De COPM richt zich hierbij op drie domeinen: zelfredzaamheid, productiviteit en ontspanning/vrije tijd. De COPM wordt doorgaans ook gebruikt om de hulpvraag van de patiënt te verhelderen. De COPM heeft een inventariserend, diagnostisch en evaluatief doel (zie ook ▶H. 13). Naast gebruik voor volwassenen kan de COPM succesvol worden afgenomen bij kinderen en adolescenten bij alle aandoeningen. Bij kinderen vanaf een leeftijd van 6 tot 8 jaar wordt het kind zelf geïnterviewd. Bij jongere kinderen wordt het interview samen met of bij de ouders afgenomen. Door de structuur van de gestelde vragen identificeert de COPM participatieproblemen. Voor gebruik bij kinderen en jongeren met pijn is het een nuttige en goed uitvoerbare meting in de klinische praktijk.

Naast het meten van de ervaren beperkingen door een aandoening kan de impact van de aandoening ook worden uitgedrukt op basis van een meting van de mate van lichamelijke activiteit die iemand daadwerkelijk uitvoert. Zo zijn er vragenlijsten ontwikkeld om in de doelgroep jongeren de mate van activiteiten in het dagelijks leven te meten. Een voorbeeld hiervan is de Activity Questionnaire for Adults and Adolescents (AAUQ) (Chinapaw et al. 2009). Voor het objectief meten van lichamelijke activiteit in het dagelijks leven kan men overwegen gebruik te maken van een bewegingsmeter ofwel accelerometer (zie ook ▶H. 13). Met een accelerometer wordt de mate van lichamelijke activiteit in het dagelijks leven gemeten op basis van geregistreerde versnellingen van het lichaam in drie richtingen. Een totaalscore representeert de mate van lichamelijke activiteit. Voor kinderen en jongeren wordt, gezien de variabiliteit in het activiteitenpatroon, aanbevolen om een meetperiode van minstens 7 dagen te hanteren. Op basis van verricht wetenschappelijk onderzoek naar het meten van lichamelijke activiteit in het dagelijks leven bij chronische pijn wordt geadviseerd eerder accelerometrie dan een vragenlijst te gebruiken. De zelfinschatting van het daadwerkelijke activiteitenniveau kan namelijk, met name bij patiënten waar psychosociale factoren een rol spelen in het beperkingenniveau, gekleurd worden door de stemming (Huijnen et al. 2010).

14.2.3 PedIMMPACT: emotioneel functioneren

Kinderen met chronische pijn hebben meer last van depressieve en angstige gevoelens en gedachten dan hun 'gezonde' leeftijdsgenoten. Psychisch functioneren is een belangrijke factor in de prognose van de pijnproblematiek. Het is dan ook van groot belang om het psychisch functioneren goed in kaart te brengen, terwijl het bijvoorbeeld voor een arts of paramedicus lastig kan zijn om het volledig in kaart te brengen tijdens een anamnese. Ondersteuning door het meten van deze mogelijk aanwezige problematiek met behulp van vragenlijsten vormt dan ook een belangrijke meerwaarde.

Pijncatastroferen

Een van de belangrijkste variabelen in het begrijpen van het proces van acute naar chronische pijn en de daarmee gepaard gaande gevolgen is catastroferen over pijn, oftewel doemdenken (zie ▶ H. 2). Het is dan ook erg van belang om bij een jongere en zijn ouders goed helder te krijgen wat de impact van catastroferen is in de individuele situatie. Er is een Nederlandstalige vragenlijst beschikbaar om de mate van catastroferen van kinderen/adolescenten met pijn te objectiveren: de Pain Catastrophizing Scale for Children ofwel de Pijn Catastroferen Schaal (PCS-C) (Crombez et al. 2003). Deze vragenlijst meet met behulp van 13 items de catastroferende gedachten en gevoelens over pijn. De PCS-C bevat drie subschalen: magnificatie (het uitvergroten van de dreigwaarde en negatieve effecten van pijn), ruminatie (het piekeren over pijn) en hulpeloosheid (de overtuiging dat men zelf niets aan de pijn kan veranderen). De jongere scoort hoe frequent hij de gepresenteerde gedachte/het gevoel ervaart op een vijfpuntsschaal (0–4). De totaalscore wordt berekend door de scores op te tellen. De PCS-C is een valide en betrouwbaar meetinstrument voor het meten van catastroferen bij kinderen en adolescenten (Crombez et al. 2003). Naast de kind-/adolescentversie is hier ook een ouderversie (PCS-P: parent version) voorhanden (Goubert et al. 2006). De PCS-C of PCS-P kan bijvoorbeeld gebruikt worden tijdens een poliklinisch spreekuur in de tweedelijn om een eerste indruk te krijgen van de mate van catastroferen van het kind dan wel de ouder.

Tevens is het in kaart brengen van de manier van omgaan met klachten van groot belang. De *Pain Coping Questionnaire* (PCQ) legt 39 copingstrategieën voor, waarbij men moet aangeven in hoeverre men hiervan gebruikmaakt na het ervaren van enkele uren of dagen pijn. De validiteit en betrouwbaarheid van de PCQ en de Nederlandse versie zijn voldoende (Bandell-Hoekstra et al. 2002; Reid et al. 1998).

Pijngerelateerde angst

In 2011 is er een vragenlijst beschikbaar gekomen om pijngerelateerde angst te meten bij kinderen en adolescenten: de Fear of Pain Questionnaire (FOPQ) (Simons et al. 2011). Deze lijst bestaat uit 23 items en er is zowel een kind- als ouderversie beschikbaar. De kind-/adolescentversie bestaat uit twee subschalen: vermijden van activiteiten en 'angst voor pijn'. De ouderversie bevat naast deze twee schalen nog een derde schaal: 'schoolverzuim'. De interne consistentie en validiteit van de originele Engelse versie van FOPQ bleken goed (Simons et al. 2011). Recent werd een cross-culturele validering van de Nederlandstalige versie van de Fear of Pain Questionnaire uitgevoerd (FOPQ-D) (Dekker et al. 2018). De twee factor structuur (met de schalen 'vermijden van pijn' en 'angst voor pijn') werd ook in de Nederlandse versie bevestigd. De FOPQ-D bleek over adequate psychometrische eigenschappen te beschikken, waardoor hij kan worden toegepast in de Nederlandse praktijk (Dekker et al. 2018).

Angst voor schade is een specifieke vorm van pijngerelateerde angst en weerspiegelt de mate waarin een persoon ervaart dat een bepaalde beweging schade toe kan brengen aan het pijnlijke lichaamsdeel. Voor kinderen en adolescenten met pijn is in dit kader de PHODA-youth (Photographs of daily activities) ontwikkeld. In vergelijking met de PHODA voor volwassenen, heeft de PHODA-youth specifieke leeftijdgebonden activiteiten. Tevens zijn er, in tegenstelling tot de volwassenenversie die uitsluitend bewegingen en fysieke activiteiten weerspiegelt, in de PHODA-youth sociale activiteiten opgenomen. De PHODA-youth-versie voor behandelaars, bestaat uit een box met alle benodigdheden om de PHODA-youth in de screening en behandeling van jongeren met pijn te kunnen gebruiken. Het afnemen van de PHODA-youth wordt uitgevoerd in een vraaggesprek met de jongere. Indien de PHODA-youth als meetinstrument wordt gebruikt, wordt er een subscore berekend door scores van foto's per subschaal op te tellen. Er zijn drie PHODA-youth-subschalen: (1) ADL-activiteiten, (2) fysiek zware activiteiten, (3) sociale activiteiten. Alle scores op de foto's bij elkaar vormen de totaalscore.

De kwaliteit, ofwel de klinimetrische eigenschappen, van de PHODA-youth is onderzocht (Verbunt et al. 2015). De resultaten van deze studie tonen dat de PHODA-youth bestaat uit een drie factoren structuur met de subschalen: 'ADL-activiteiten' (13 vragen), 'intensieve fysieke activiteiten' (27 vragen) en 'sociale activiteiten' (11 vragen). De bruikbaarheid van het instrument werd bevestigd. De resultaten rechtvaardigen de conclusie dat de PHODA-youth een betrouwbaar en valide meetinstrument is om de ervaren schadelijkheid van activiteiten bij jongeren met pijn te kunnen meten. Ondertussen is er ook, na cross-culturele validatie, een Amerikaanse versie van de PHODA-youth beschikbaar (Simons et al. 2017) (◘fig. 14.2).

Andere veelgebruikte generieke meetinstrumenten die gedrags- en emotionele problemen bij kinderen in kaart brengen, zijn de Child Behaviour Checklist, de Childrens Depression Inventory, de State Trait Inventory for Children en de Multidimensional Anxiety Scale for Children. De Child Behaviour Checklist (CBCL) is gericht op het evalueren van gedrags- en emotionele problemen bij kinderen van 6 tot en met 18 jaar zoals dit door de ouders wordt beleefd. De vragenlijst bevat 20 items over sociale relaties, activiteiten van het kind en schoolprestaties. Daarnaast zijn er 118 items over specifieke gedrags- en emotionele problemen. De scoring bestaat uit een driepuntsschaal. De validiteit en betrouwbaarheid van de CBCL is goed (Verhulst et al. 1996).

De Children's Depression Inventory (CDI) meet depressieve symptomen bij kinderen en adolescenten van 7 tot en met 17 jaar. De lijst bevat 27 vragen, die onderverdeeld zijn in vijf subschalen (negatieve gemoedstoestand, interpersoonlijke problemen, ineffectiviteit, anhedonie en negatieve zelfwaardering), die gescoord worden op een driepuntsschaal (0–2) met een totaalscore van 54. Een hogere score betekent meer depressieve symptomen. De betrouwbaarheid en de validiteit van de CDI zijn goed (Kovacs 1992; Timbremont en Braet 2002). De CDI kent ook een versie (CDI-2) die wordt ingezet voor kinderen van 8 tot 21 jaar (Does 2002).

De State Trait Anxiety Inventory for Children (STAI-C) meet twee vormen van angst bij kinderen van 8 tot en met 15 jaar; toestandsangst (20 items) en angstdispositie (20 items). De betrouwbaarheid en validiteit van de Nederlandse STAI-C (ook wel Zelfbeoordelingsvragenlijst voor Kinderen genoemd) is goed (Spielberger et al. 1973; Bakker et al. 1989).

14.2 · De PedIMMPACT domeinen

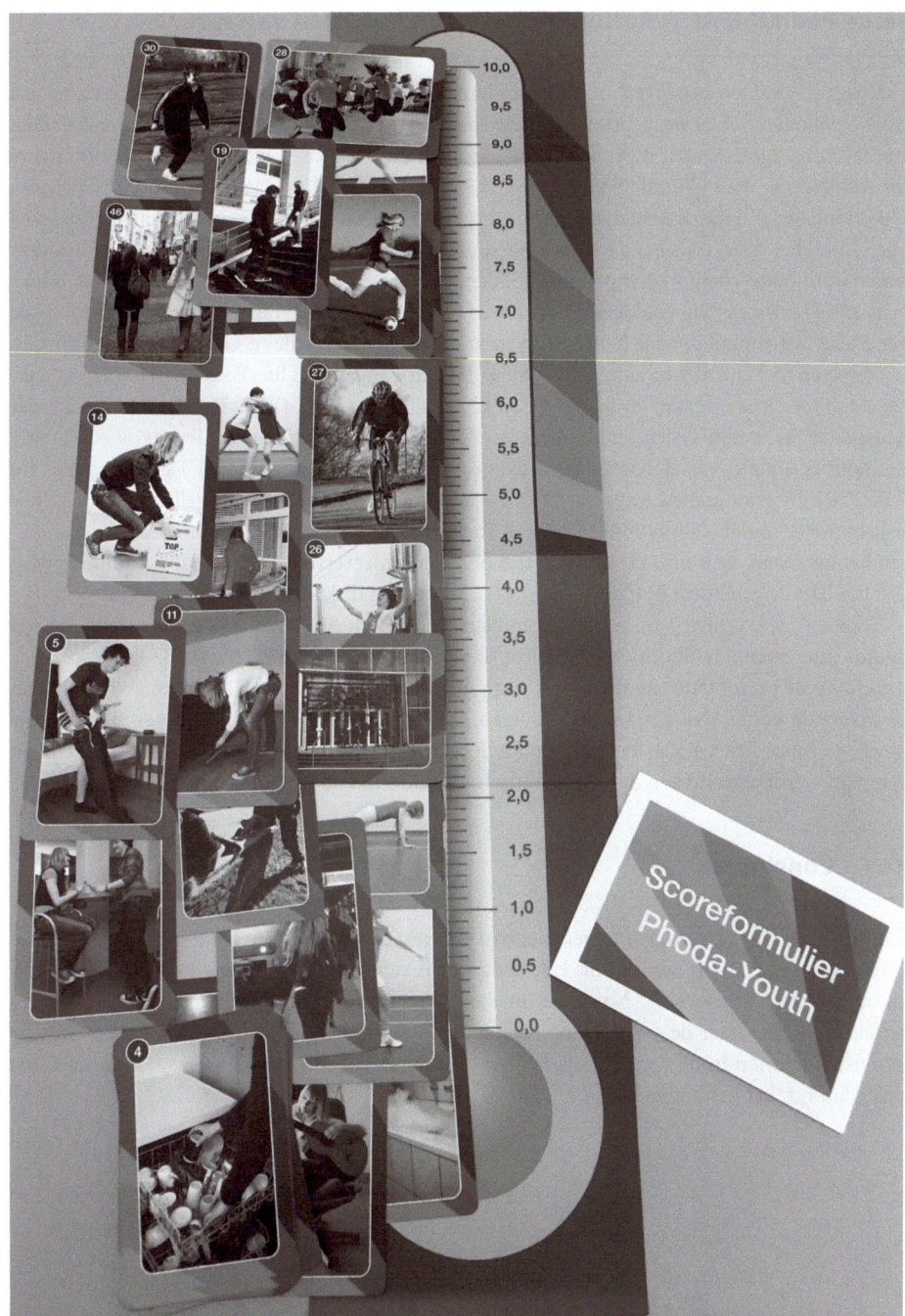

■ **Figuur 14.2** PHODA-youth

14.2.4 PedIMMPACT: Rolfunctioneren en kwaliteit van leven

Het begrip 'kwaliteit van leven' omvat meerdere dimensies, te weten fysiek, psychisch en sociaal (rol) functioneren. Een veelgebruikte lijst die specifiek is ontwikkeld voor het meten van kwaliteit van leven bij adolescenten met chronische pijn is de Nederlandse Quality of Life Questionnaire for Adolescents with Chronic Pain (QLA-CP; Merlijn et al. 2002). Daarnaast is de Child Health Questionnaire (CHQ) beschikbaar als maat voor gezondheidsgerelateerde kwaliteit van leven voor zowel het fysieke als het psychosociale domein. De responsiviteit van de CHQ-PF50 ouderversie werd onderzocht in een populatie ouders van jongeren met chronische pijn (Westendorp et al. 2014) en werd als voldoende bevonden. Naast deze beide vragenlijsten zijn er ook twee generieke instrumenten voor het meten van kwaliteit van leven die regelmatig worden gebruikt bij jongeren met chronische aandoeningen: de Pediatric Quality of life; PedsQL (8 tot 12 jaar-versie en 13 tot 18 jaar-versie) en de KIDSCREEN (Rajmil et al. 2004). De PedsQL bestaat uit vier subschalen, te weten fysiek, emotioneel, sociaal en schoolfunctioneren. Tevens is een aparte multidimensionale schaal voor slaap aanwezig: PedsQl multidimensional Fatigue schale. De KIDSCREEN voor adolescenten van 8 tot 18 jaar omvat de schalen fysiek welbevinden, psychologisch welbevinden, autonomie en ouders, sociale steun en vrienden, school. Beide instrumenten hebben naast de kind-/adolescentversie ook een ouderversie voorhanden, waarbij de ouder een inschatting geeft over hoe zijn/haar kind of adolescent de kwaliteit van leven ervaart.

Naast deze kwaliteit-van-leven-vragenlijsten is De Bath Adolescent Pain Questionnaire een andere interessante multidimensionale lijst (BAPQ; Eccleston et al. 2005). De BAPQ is specifiek gericht op de presentatie van de impact van pijn voor de jongere. De BAPQ heeft 61 items met de volgende domeinen: sociaal functioneren, fysiek functioneren, depressie, gegeneraliseerde angst, pijnspecifieke angst, het functioneren van het gezin en sociale ontwikkeling. Op dit moment wordt gewerkt aan de cross-culturele validatie van de BPAQ naar de Nederlandse taal.

14.3 Conclusie

Chronische pijn kan grote invloed hebben op verschillende domeinen van het dagelijkse leven van een kind en adolescent. Het beoordelen van de pijnproblematiek vereist een multidimensionale benadering. Naast het in kaart brengen van de pijnintensiteit, moet tevens gekeken worden naar de gevolgen op fysiek, psychisch en sociaal gebied. Resultaten van vragenlijsten kunnen in de zorgpraktijk helpen bij het verzamelen van gegevens ten bate van het opstellen van het behandelplan.

> **Praktijkadvies**
>
> Voor de eerstelijn: een praktische set vragenlijsten die kan ondersteunen om de situatie specifiek ten aanzien van pijn bij een jongere goed in kaart te brengen is:
> 1. VAS: een schaal die pijnintensiteit meet.
> 2. FDI: een vragenlijst die beperkingen in het dagelijks leven meet.
> 3. FOPQ: een vragenlijst voor de bijdrage van angst voor bewegen en vermijding van activiteiten.
>
> Voor de tweedelijn toevoeging van:
> 4. CDI-2: een vragenlijst die depressieve symptomen meet.
> 5. PCS-C: een vragenlijst voor het meten van negatieve gedachten over pijn.

Literatuur

Bakker, F., Wieringen, P., Ploeg, H., & Spielberger, C. (1989). *Handleiding bij de zelfbeoordelings vragenlijst voor kinderen (ZBV-K)*. Lisse: Swets & Zeitlinger.

Bandell-Hoekstra, I., Huijer, A., Passchier, J., Frederiks, C., Feron, F., & Knipschild, P. (2002). Coping and quality of life in relation to headache in Dutch schoolchildren. *European Journal of Pain, 6*, 315–321.

Chinapaw, M. J., Slootmaker, S. M., Schuit, A. J., Zuidam, M. van, & Mechelen, W. van (2009). Reliability and validity of the Activity Questionnaire for Adults and Adolescents (AQuAA). *BMC Medical Research Methodology, 9*, 58.

Claar, R. L., & Walker, L. S. (2006). Functional assessment of pediatric pain patients: Psychometric properties of the functional disability inventory. *Pain, 121*(1–2), 77–84.

Crombez, G., Bijttebier, P., Eccleston, C., Mascagni, T., Mertens, G., Goubert, L., et al. (2003). The child version of the pain catastrophizing scale (PCS-C): A preliminary validation. *Pain, 104*(3), 639–646.

Dekker, C., Bastiaenen, C. H. G., Vries, J. E. de, Simons, L. E., Goossens, M. E. J. B., & Verbunt, J. A. M. C. F. (2018). Dutch version of the Fear of Pain Questionnaire for adolescents with chronic pain. *Disability and Rehabilitation, 40*(11), 1326–1332.

Does, W. van der (2002). *BDI-II-NL: Handleiding Back depression inventory-II, Nederlandse vertaling en bewerking*. Swets & Zeitlinger.

Eccleston, C., Jordan, A., McCracken, L. M., Sleed, M., Connell, H., & Clinch, J. (2005). The Bath Adolescent Pain Questionnaire (BAPQ): Development and preliminary psychometric evaluation of an instrument to assess the impact of chronic pain on adolescents. *Pain, 118*(1–2), 263–270.

Gaffney, A., McGrath, P. J., & Dick, B. (2003). Measuring pain in children: Developmental and instrument issues. In N. Schechter, C. B. Berde & M. Yaster (Eds.). *Pain in infants, children, and adolescents* (pp. 128–142). Philadelphia: Lippincott Williams & Wilkins.

Goubert, L., Eccleston, C., Vervoort, T., Jordan, A., & Crombez, G. (2006). Parental catastrophizing about their child's pain. The parent version of the Pain Catastrophizing Scale (PCS-P): A preliminary validation. *Pain, 123*(3), 254–263.

Huguet, A., Stinson, J., & McGrath, P. (2010). Measurement of self-reported pain intensity in children and adolescents. *Journal of Psychomatic Research, 68*, 329–336.

Huijnen, I. P., Verbunt, J. A., Peters, M. L., Delespaul, P., Kindermans, H. P., Roelofs, J., et al. (2010). Do depression and pain intensity interfere with physical activity in daily life in patients with Chronic Low Back Pain? *Pain, 150*(1), 161–166.

Kovacs, M. (1992). *Children's depression inventory*. New York: Multi-Health Systems.

Law, M., Baptiste, S., Carswell, A., Mc Coll, M. A., Polatajko, H., & Pollock, N. (2005). *Canadian occupational performance measure* (4th ed.). Ottawa: Canadian Association of Occupational Therapists (CAOT).

McGrath, P., Walco, G., Turk, D. C., Dworkin, R. H., Brown, M., Davidson, K., et al. (2008). Core outcome domains and measures for pediatric acute and chronic/recurrent pain clinical trials: PedIMMPACT recommendations. Consensus Statement. *Journal of Pain, 9*(9), 771–783.

Merlijn, V., Hunfeld, J., Wouden, J. van der, Hazelbroek-Kampschreur, A., & Passchier, J. (2002). Shortening a quality of life questionnaire for adolescents with chronic pain and its psychometric qualities. *Psychological Reports, 90*, 753–759.

Palermo, T. M., Lewandowski, A. S., Long, A. C., & Burant, C. J. (2008). Validation of a self-report questionnaire version of the Child Activity Limitations Interview (CALI): The CALI-21. *Pain, 139*(3), 644–652.

Rajmil, L., Herdman, M., Fernandez de Sanmamed, M. J., Detmar, S., Bruil, J., Ravens-Sieberer, U., et al.; Kidscreen Group (2004). Generic health-related quality of life instruments in children and adolescents: A qualitative analysis of content. *Journal of Adolescent Health, 34*(1), 37–45.

Reid, G., Gilbert, C., & McGrath, P. (1998). The Pain coping questionnaire: Preliminary validation. *Pain, 76*, 83–96.

Sil, S., Arnold, L. M., Lynch-Jordan, A., Ting, T. V., Peugh, J., Cunningham, N., et al. (2014). Identifying treatment responders and predictors of improvement after cognitive-behavioral therapy for juvenile fibromyalgia. *Pain, 155*(7), 206–212.

Simons, L. E., Sieberg, C. B., Carpino, E., Logan, D., & Berde, C. (2011). The Fear of Pain Questionnaire (FOPQ): Assessment of pain-related fear among children and adolescents with chronic pain. *Journal of Pain, 12*(6), 677–686.

Simons, L. E., Pielech, M., McAvoy, S., Conroy, C., Hogan, M., Verbunt, J. A., et al. (2017). Photographs of daily activities-youth English: Validating a targeted assessment of worry and anticipated pain. *Pain, 158*(5), 912–921.

Spielberger, C. D., Edwards, C., Lushene, R. E., Montouri, J., & Platzek, D. (1973). *Trait anxiety inventory for children (preliminary manual)*. Palo Alto: Consulting Psychologists Press.

Stinson, J. N., Kavanagh, T., Yamada, J., Gill, N., & Stevens, B. (2006). Systematic review of the psychometric properties, interpretability and feasibility of selfreport pain intensity measures for use in clinical trials in children and adolescents. *Pain, 125*(1–2), 143–157.

Timbremont, B., & Braet, C. (2002). *Nederlandstalige versie van de Children's Depression Inventory, handleiding*. Lisse: Swets & Zeitlinger.

Verbunt, J. A., Nijhuis, A., Vikström, M., Stevens, A., Haga, N., Jong, J. de, et al. (2015). The psychometric characteristics of an assessment instrument for perceived harmfulness in adolescents with musculoskeletal pain (PHODA-youth). *European Journal of Pain, 19*(5), 695–705.

Verhulst, F. C., Koot, H. M., Akkerman, J. W., & Veerman, B. (1996). *De child Behaviour Checklist/4–18 jaar*. Rotterdam: Sophia Kinderziekenhuis, Academisch Ziekenhuis.

Vries, J. E. de, Dekker, C., Bastiaenen, C. H. G., Goossens, M. E. J. B., Engelbert, R. H. H., & Verbunt, J. A. M. C. F. (2017). The Dutch version of the self-report Child Activity and Limitations Interview in adolescents with chronic pain. *Disability and Rehabilitation, 29*, 1–7.

Walker, L. S., & Greene, J. W. (1991). The functional disability inventory: Measuring a neglected dimension of child health status. *Journal of Pediatric Psychology, 16*(1), 39–58.

Westendorp, T., Verbunt, J. A., Remerie, S. C., & Smeets, R. J. (2014). Responsiveness of the Child Health Questionnaire-Parent Form in adolescents with non-specific chronic pain or fatigue. *European Journal of Pain, 18*(4), 540–547.

Deel V
Behandelmethoden

Hoofdstuk 15 Pijneducatie: de eerste stap in de behandeling – 179
C.P. van Wilgen en S.C. Remerie

Hoofdstuk 16 Graded activity – 187
M.J. Geilen en L.W. Wennemars

Hoofdstuk 17 Exposure in vivo – 199
J. de Jong en I. Timmers

Hoofdstuk 18 Acceptance and commitment therapy – 209
K.M.G. Schreurs, B. van Baalen en P.H.T.G. Heuts

Hoofdstuk 19 Terugvalpreventie – 219
M. den Hollander en B.M.W. Wassink

Hoofdstuk 20 Medicatie – 227
J.L. Swaan en M.J.M.M. Giezeman

Pijneducatie: de eerste stap in de behandeling

C.P. van Wilgen en S.C. Remerie

Samenvatting

Veel chronische pijnklachten kunnen worden verklaard vanuit aanpassingen binnen ons centrale zenuwstelsel. Deze aanpassingen kunnen leiden tot een toegenomen pijngevoeligheid; centrale sensitisatie. Zoals alle patiënten, zoeken ook patiënten met chronische pijn duidelijkheid over de oorzaak van hun klachten. De pijn kan toenemen door het niet krijgen van een goede uitleg en door het hebben van verkeerde of bedreigende gedachten over pijnklachten. Daarom is pijneducatie, zo wijst onderzoek uit, een belangrijk onderdeel van de behandeling van patiënten met pijn. In dit hoofdstuk wordt de wijze waarop deze educatie kan worden gegeven besproken.

15.1 Wetenschappelijke evidentie – 180

15.2 Vooraf: biopsychosociale diagnostiek en multifactoriële analyse – 180

15.3 Het geven van pijneducatie – 181

15.4 Educatie in praktijk, een voorbeeld – 182
15.4.1 Analyse – 182
15.4.2 Educatievoorbeeld 1. Sensitisatiemodel – 183
15.4.3 Educatievoorbeeld 2. Gebruikmakend van een metafoor – 184

15.5 Educatie in de praktijk, toepassingen – 185

15.6 Tips en valkuilen – 185

15.7 Tot slot – 186

Literatuur – 186

© Bohn Stafleu van Loghum is een imprint van Springer Media B.V., onderdeel van Springer Nature 2019
J. A. Verbunt, J. L. Swaan, H. R. Schiphorst Preuper en K. M. G. Schreurs (Red.), *Handboek pijnrevalidatie*,
https://doi.org/10.1007/978-90-368-2230-5_15

Zoals in eerdere hoofdstukken is beschreven, ontstaat pijn door activering van een (brein) netwerk. Dit netwerk is voor elke persoon anders, gekoppeld aan specifieke ervaringen, de sensorische input in het systeem, leerervaringen en de menselijke reactie op pijn; zowel fysiek, emotioneel als cognitief.

In de westerse medische samenleving overheerst bij veel hulpverleners en patiënten nog steeds het beeld dat pijn gekoppeld is aan schade. Dat beeld is sinds de zeventiende eeuw – toen Descartes de 'pijnbanen' beschreef – niet noemenswaardig veranderd. Daarom is het voor patiënten van belang dat er eerst pijneducatie wordt gegeven. Het doel van pijneducatie is de cirkel van negatieve (ziekmakende) gedachten over het lichaam en toegenomen angst te doorbreken. Pijneducatie is effectief gebleken en is daarom opgenomen in verschillende behandelrichtlijnen en in de in 2017 tot stand gekomen *Zorgstandaard Chronische Pijn* (DPS en SWP 2017). In dit hoofdstuk worden de stappen van pijneducatie toegelicht. Hierbij maken we gebruik van het sensitisatiemodel. Pijneducatie kan echter ook bij andere pijntypen worden ingezet zoals nociceptieve pijn of neuropathische pijn.

15.1 Wetenschappelijke evidentie

In de systematische review van Louw (2016) worden 13 gerandomiseerde klinische onderzoeken over pijneducatie beschreven en beoordeeld. Het betreft meestal studies bij patiënten met pijn in het houdings- en bewegingsapparaat. In de review wordt geconcludeerd dat pijneducatie positieve effecten heeft op pijnvermindering, toename van kennis over pijn, toename in functie en afname van ervaren beperkingen. Het heeft een positief effect op psychosociale factoren (bewegingsangst, catastroferen, specifieke percepties) en is kosteneffectief (met name voor wat betreft de directe zorgkosten). Ook in een recente studie van Malfliet et al. (2018) worden grote *effect sizes* gevonden voor pijneducatie, gevolgd door *motor control training*, in vergelijking met een controlebehandeling (Malfliet et al. 2018). Pijneducatie heeft daarmee het hoogste niveau van evidentie (level A) voor patiënten met pijn (Louw et al. 2016). Pijneducatie is vooral onderzocht bij patiënten met chronische pijn, maar er is inmiddels ook onderzoek gedaan bij patiënten voorafgaande aan een operatie aan de lage rug (Louw et al. 2014), bij voormalig kankerpatiënten, sporters en kinderen (Nijs et al. 2016; Malfliet et al. 2017; Pas et al. under review).

15.2 Vooraf: biopsychosociale diagnostiek en multifactoriële analyse

Voorafgaand aan de pijneducatie dient diagnostiek plaats te vinden binnen het biopsychosociale model. Dit kan gedaan worden in een monodisciplinaire setting, maar zal bij voorkeur (zeker als klachten langer bestaan) gedaan worden in een multi- of transdisciplinaire setting (Wijma et al. 2016). Deze diagnostiek is uitgebreid beschreven in ▶H. 5 en 6 van dit boek. In dit hoofdstuk concentreren we ons op de elementen die van belang zijn in de diagnostiek om goede pijneducatie te kunnen geven:
— Welk(e) pijntype(en): betreft het nociceptie, neuropathische pijn, centrale sensitisatie (CS) of een mengbeeld? Welke kenmerken van het pijntype zijn aanwezig (Wilgen et al. 2008)?
— Wat zijn de uitlokkende en onderhoudende factoren?
— Wat zijn de denkbeelden en verwachtingen van patiënt ten opzichte van de oorzaak, verwachtingen van de behandeling, de prognose en controle over de klachten? (▶H. 2).

Pas als dit duidelijk is, kan overgegaan worden naar de volgende stap in de behandeling: pijneducatie (Wijma et al. 2016). Deze diagnostische gegevens zijn belangrijk, omdat pijneducatie wordt toegespitst op deze factoren bij de individuele patiënt.

Naast de anamnese wordt er een lichamelijk onderzoek verricht om het pijntype te bepalen. Ook wordt gekeken naar tekenen van centrale sensitisatie en onderhoudende fenomenen, zoals hypertonie, en het beweeggedrag van de patiënt. Soms lijkt een lichamelijk onderzoek zinloos omdat het pijntype duidelijk is. Echter, onderzoek kan ook worden uitgevoerd omdat het past bij de verwachtingen van de patiënt. Bij de diagnostiek kunnen tevens vragenlijsten gebruikt worden die specifieke problematiek verder in kaart brengen. Deze vragenlijsten zijn te vinden in de ▶H. 5, 13 en 14.

15.3 Het geven van pijneducatie

De doelen voor pijneducatie zijn:
- het vergroten van de kennis van en inzicht geven in de neurofysiologische mechanismen van pijn en centrale sensitisatie (dit is uitgebreid beschreven in ▶H. 1). Essentieel is dat duidelijk wordt dat nociceptieve pijn een alarmfunctie heeft ten aanzien van onderliggende weefselschade en dat bij centrale sensitisatie pijn geen teken meer is van lichamelijke schade;
- het geven van inzicht in uitlokkende en onderhoudende biopsychosociale factoren van pijn;
- het erkennen in zijn klacht van de patiënt met pijn en het verleggen van de focus van pijnvermindering naar het zich richten op de pijnonderhoudende factoren en kwaliteit van leven.

Als leidraad voor de educatiesessie kan gebruikgemaakt worden van diverse voorbeelden en materialen, zoals Butler en Moseley (2003), Wilgen en Nijs (2018), van Wilgen en Keizer (2004).

Grofweg bestaat de pijneducatie uit drie delen. Eerst wordt uitgelegd wat nociceptieve pijn is en wat de functie ervan is. Wanneer er helemaal geen sprake is geweest van een nociceptief substraat bij het ontstaan van de pijnklachten, denk bijvoorbeeld bij een patiënt met nek-schouderklachten als gevolg van een burn-out, dan kan dit deel eventueel worden overgeslagen.
1. De 'normale' pijnverwerkingsprocessen, in geval van nociceptieve pijn met een duidelijke oorzaak (bijvoorbeeld een verzwikte enkel) (neuron, nociceptoren, ionenpoorten, synaptische spleet, actiepotentiaal).
2. De veranderingen in perifere en centrale pijnverwerkingsprocessen die optreden bij chronische pijn (perifere en centrale sensitisatie). De kenmerken van centrale sensitisatie, wijdverspreide pijn, pijntoename, het disfunctionele karakter en andere tekenen passend bij centrale sensitisatie, falende descenderende inhibitie (neurotransmitters, pijnbeleving, pijngedrag en de pijnmatrix).
3. De uitlokkende en onderhoudende factoren die bepalend zijn geweest voor het optreden van het proces van centrale sensitisatie en falende inhibitie (cognities, emoties, gedragsfactoren, sociale (inclusief culturele) factoren).

15.4 Educatie in praktijk, een voorbeeld

We geven een voorbeeld aan de hand van een casus.

> **Casus, Henk**
>
> Henk is een 58-jarige man met nekklachten die 7 maanden geleden ontstonden na een kop-staartbotsing. Het ongeval gebeurde doordat Henk tijdens het autorijden met 35 km per uur tegen een voorligger reed. Bij de voorligger zat een kindje in de auto, dat per ambulance werd afgevoerd en later een licht hersentrauma bleek te hebben. De huisarts adviseerde Henk rust en paracetamol. Henk heeft nog 6 weken met veel pijn doorgewerkt. Hij kreeg steeds meer pijn en deze pijn breidde zich uit. Doorverwijzing naar een neuroloog en een vervaardigde MRI-scan leverden geen specifieke bevindingen op. Henk heeft ook fysiotherapie gehad, maar massage maakte de klachten erger. Henk moest veel regelen op zijn werk en ondervond veel stress, ook door de onzekerheid over de diagnose. Hij besefte nu ook hoe druk hij het eigenlijk de laatste jaren had gehad. De pijn zit inmiddels in de nek, schouders, hoofd en beide armen. De pijn is de gehele dag aanwezig. Henk probeert het bewegen van de nek zo veel mogelijk te voorkomen. Vooral bij het bewegen van de armen heeft hij veel last. Er is ook vaak hoofdpijn en soms duizeligheid en er zijn concentratieproblemen. Ook slaapt hij slechter. Daarbij gaat hij toenemend piekeren, zowel over de pijn, de oorzaak als de gevolgen. Hij krijgt soms ook spontane herinneringen aan het ongeval.
>
> Bij lichamelijk onderzoek is er sprake van verhoogde spierspanning en bijna alle bewegingen van de nek zijn pijnlijk (allodynie en hyperalgesie) en beperkt vanwege de pijn. Op de Centrale Sensitisatie Inventory (CSI) scoort Henk 41. Op de Illnes Perception Questionnaire valt op dat hij een hoge score aangeeft voor het niet-begrijpen van de pijn, dat zijn pijn zijn leven beheerst en dat hij weinig vertrouwen meer heeft in behandelingen. Als oorzaak voor zijn pijn beschrijft hij: 'zenuwbeknelling', 'discus?'. Bij doorvragen blijkt dat hij op internet gelezen heeft dat dit een oorzaak kan zijn, die vaak niet op MRI's zichtbaar is. Hij denkt dat hij wellicht naar België moet om dit te laten opereren om zo van zijn klachten af te komen.

15.4.1 Analyse

Als we de informatie uit de diagnostiek analyseren ten behoeve van pijneducatie, stellen we bij Henk vast dat er sprake is van centrale sensitisatie. Het betreft wijdverspreide pijn, progressief van aard en disproportioneel; op de CSI scoort hij 41 (Meeus en Wilgen 2015). Nociceptieve pijn en neuropathische pijn zijn uitgesloten. Dit is ook door de neuroloog en met aanvullend onderzoek bevestigd.

Als we kijken naar factoren die de centrale sensitisatie mede in gang hebben gezet, lijken de volgende factoren een rol te spelen: reeds bestaande stress, stress door het ongeval, mogelijk PTSS, een hoog streefniveau, *disuse* (niet-normaal gebruik) van zijn nek, verkeerde percepties over de oorzaak en behandeling van pijn, piekeren en verstoorde slaap.

Na de diagnostiek en de analyse volgt de daadwerkelijke pijneducatie. Deze geven we hier in een verkorte versie in twee vormen weer. De eerste met accent op de neurofysiologie van pijn en de functie van het brein, de tweede aan de hand van een metafoor.

15.4.2 Educatievoorbeeld 1. Sensitisatiemodel

Vandaag wil ik u uitleggen wat ik van uw klachten vind, en wil ik het uitgebreid met u hebben over de oorzaak van uw pijn. Ook omdat dit een belangrijke vraag van u is. We zullen eerst stilstaan bij de vraag wat pijn is, waarom mensen pijn hebben en wat het onderscheid is tussen nociceptieve, acute pijn en aanhoudende, chronische pijn. Het is van belang hiermee te beginnen omdat het eigenlijk twee totaal verschillende fenomenen zijn, die wel hetzelfde kunnen aanvoelen.

Nociceptieve pijn is gekoppeld aan schade of ontsteking

Het is een symptoom waarmee het brein waarschuwt dat er schade is in het lichaam en waar het zit. Zodra er sprake is van nociceptie in ons lichaam, zal dit lichaamsdeel gevoeliger worden (sensitisatie). Dit gebeurt in de zenuwen van het aangedane gebied, zoals in het ruggenmerg, en in het brein (de pijnmatrix). Dit is een normale en handige reactie: de pijn heeft als functie de beschadigde plek te ontzien en zo herstel te bevorderen. Als de schade of ontsteking weg is, verdwijnt in principe ook de sensitisatie en de pijn. U heeft dit vast weleens meegemaakt bij een blessure die overging.

Soms echter blijft deze centrale sensitisatie bestaan en wordt deze zelfs erger: het gebied waarin pijn gevoeld wordt, wordt groter en/of onschuldige prikkels – zoals een zachte aanraking of een beweging – worden ook als pijnlijk ervaren. Dan is er sprake van de andere vorm van pijn: chronische of aanhoudende pijn. Dit is pijn die blijft bestaan ondanks dat de schade over is, of ontstaat soms zonder dat er ooit schade is geweest. Het is dus pijn gekoppeld aan overgevoeligheid van het zenuwstelsel en niet aan onderliggende schade in de weefsels.

Om de oorzaak van centrale sensitisatie te begrijpen, moeten we ook kijken naar andere functies van het brein. Eén van de belangrijkste functies van het brein is het selecteren van allerlei symptomen en zintuigelijke informatie die we elke seconde van de dag krijgen. Denk aan licht, geluid of het voelen van een bril op uw neus. Het brein filtert de informatie om te bepalen wat op dat moment het belangrijkst is voor u, zodat u zich daarop kunt focussen. Zo zult u normaliter niet bewust de billen op uw stoel voelen, maar wel als u daar uw aandacht bewust op richt.

Bij centrale sensitisatie zien we dat deze selectie verstoord is geraakt en er als het ware geen filtering meer plaatsvindt. Deze verstoring treedt op doordat psychosociale factoren dit systeem slechter doen functioneren. Een goed voorbeeld is een langdurige stresssituatie: dan worden er bepaalde stoffen (hormonen, neurotransmitters) niet meer aangemaakt, waardoor het systeem niet goed meer in staat is te selecteren en te onderdrukken en kunnen pijnklachten makkelijker ontstaan en/of voortbestaan.

In uw verhaal is er in aanvang nociceptie/schade geweest: uw nek heeft een plotse beweging gemaakt tijdens het ongeval. Misschien is er iets verrekt of een geringe spierscheuring geweest, waarbij uw spieren zich verhard hebben. Later is bij de huisarts, neuroloog en op de MRI-scan gebleken dat er geen blijvende schade is. Ook ik heb geen aanwijzingen gevonden voor blijvende schade; ook niet voor een zenuwbeklemming of discusprobleem als verklaring van de klachten. De oorzaak van uw pijn wordt dus gevonden in het gevoeliger worden van het systeem; centrale sensitisatie. Dit is bij u herkenbaar; de pijn is toegenomen, de pijn heeft zich uitgebreid en aanrakingen van uw nek zijn pijnlijk. Deze overgevoeligheid is dus de verklaring voor uw pijnklachten.

Er zijn factoren die dit proces versterkt hebben. Dat zijn allereerst de angst en de paniek die u bij het ongeval zelf heeft ervaren en de herbelevingen ervan. Daarnaast noemde u de eerdere werkstress en het doorwerken na het ongeval, terwijl uw lichaam eigenlijk aan rust toe was. Ook de onzekerheid en de zoektocht naar een lichamelijke oorzaak van de klachten, ondanks eerdere onderzoeken, kunnen aan de overgevoeligheid bijdragen.

Verder zie ik dat u uw nek nauwelijks nog beweegt omdat elke beweging pijn doet. Er is veel spierspanning en u kunt moeilijk ontspannen. Allemaal elementen die een rol kunnen spelen bij centrale sensitisatie. Het gevolg is dat elke prikkel die in uw overgevoelige systeem binnenkomt leidt tot pijn. U merkte dat tijdens het lichamelijk onderzoek: ook lichte aanrakingen en bewegingen gaven u pijnverergering.

Het lijkt me daarom belangrijk dat we een behandeling gaan richten op de verschillende elementen die de centrale sensitisatie in stand houden. We richten ons niet specifiek op pijn, maar op de factoren die de mate van overgevoeligheid bepalen.

15.4.3 Educatievoorbeeld 2. Gebruikmakend van een metafoor

Metafoor

Na ons gesprek en het lichamelijk onderzoek ben ik tot een aantal conclusies gekomen. Duidelijk is dat u veel pijn hebt in uw nek, maar nu ook in uw armen. Dit bestaat nu al 7 maanden, wordt steeds erger, breidt zich uit en gaat gepaard met andere klachten zoals slaapproblemen, vermoeidheid en concentratieproblemen.

Dit voelt alsof er iets niet goed is in het lichaam. Zoals al bleek bij de neuroloog en uit de MRI-scan, wordt deze pijn niet verklaard door schade in uw nek. Veel mensen hebben langdurige pijn waarbij er geen onderliggende schade meer is. Bij dit type klachten spreken we over chronische pijn of centrale sensitisatie. Het wordt verklaard door overgevoeligheid van het (pijn)zenuwstelsel. Het zenuwstelsel moet normaal gesproken een pijnsignaal afgeven als er sprake is van schade. Nu geeft het echter pijn zonder dat er nog schade is. Gevolg: de dokter 'vindt niets' en u heeft wel degelijk hinderlijke pijn!

Dit fenomeen wordt weleens vergeleken met een inbraakalarm dat na een inbraak scherper is afgesteld en nu om de haverklap afgaat. U hebt al verschillende keren voor niets de politie gebeld (bent naar de dokter geweest). Het alarm klinkt immers hetzelfde; of er nu een inbreker is of dat het 'loos alarm is' doordat er bijvoorbeeld een kat langs de ramen liep. We moeten dan nu vaststellen dat het alarm te scherp is afgesteld. In uw geval registreert uw zenuwstelsel pijn zonder dat er sprake is van schade.

Hoe komt het dat uw zenuwstelsel overgevoelig is geworden? We weten dat veel verschillende factoren daarop van invloed kunnen zijn. Ook weten we dat de overgevoeligheid, als die lang bestaat, niet zomaar zal verdwijnen. Wel kan het minder worden als u er anders mee leert omgaan. Een aantal elementen is daarbij van belang. Bijvoorbeeld de spanning in uw nek, het weinig bewegen van de nek, de spanningen rondom het ongeval en het proberen allerlei ballen in de lucht te houden, onder andere op uw werk. Daarbij is de pijn zelf en het piekeren over de oorzaak en behandeling ook een stressfactor. U zit in een vicieuze cirkel, die uw inbraakalarm veel te vaak doet afgaan. Het lijkt me heel verstandig hierbij voor u geschikte hulp te zoeken.

Dit zijn slechts twee korte voorbeelden hoe educatie toe te passen. De keuze voor welk model je kiest, heeft met de patiënt te maken (begrip, IQ, openstaan) en met de behandelaar (tijd, vaardigheden, kennis).

15.5 Educatie in de praktijk, toepassingen

Hiervoor werd een voorbeeld gegeven van een individuele, op de patiënt toegesneden vorm van educatie. In de gezondheidszorg worden verschillende vormen en methoden van educatie toegepast. Er is variatie in:
- de hoeveelheid en de lengte van sessies;
- een groep met patiënten (met al dan niet dezelfde diagnose) of individueel direct contact, of via internet of telefoon;
- de inhoud: meer of minder diepgaand qua neurofysiologie;
- de mate van vrijheid: meer protocollair of vrijer inspelend op wat er gebeurt;
- het gebruik van hulpmiddelen, zoals brochures, boeken, presentaties, filmpjes en/of tekeningen;
- het gebruik van persoonlijke schrijfopdrachten: invullen van bijvoorbeeld een persoonlijk model met daarin de principes van sensitisatie en de onderhoudende factoren.

Uiteraard kunnen diverse methoden gecombineerd worden. Belangrijk is dat de educatie aansluit bij de voorkeuren en leerstijlen van de patiënt, die nagevraagd kunnen worden. Ook dient de therapeut zich hier vaardig in te voelen. Pijneducatie is altijd een interactief proces, waar bij voorkeur ook partners of andere belangrijke naasten betrokken worden. Er is voldoende tijd, maar vooral ruimte om de emoties en gedachten van de patiënt uit te vragen en om stil te staan bij weerstand of specifieke overtuigingen. Herhaling is zinvol.

Metaforen kunnen krachtig zijn. Andere voorbeelden van metaforen zijn: het te scherp afgestelde brandalarm of het benzinelampje dat blijft knipperen terwijl de garage een en ander gecheckt heeft en u net getankt hebt. Ook beelden kunnen het verhaal versterken, middels het tekenen op een whiteboard, waarop de verschillende stappen in de pijneducatie worden toegelicht en uitgetekend. Met een visuele illusie kan geïllustreerd worden dat het brein wel vaker signalen verkeerd interpreteert. Op het internet zijn verschillende filmpjes te vinden die de pijneducatie kunnen ondersteunen. Bijvoorbeeld op YouTube: 'de pijn begrijpen en wat er te doen is in 10 minuten' of de website ▶retrainpain.org. Beide zijn te gebruiken als ondersteuning voor uitleg aan de patiënt of diens omgeving. Retrainpain.org geeft, in veel verschillende talen, uitleg over (chronische) pijn en informatie over medicatie (zoals opiaten) en slaap.

15.6 Tips en valkuilen

Zoals eerder beschreven, is het geven van pijneducatie een continuüm van goede diagnostiek en analyse van het soort pijn, de onderhoudende factoren en de denkbeelden en verwachtingen van de patiënt, en de daadwerkelijke pijneducatie. Hierna volgen nog een paar laatste tips.

Zorg er – naast de inhoudelijke onderwerpen – voor dat de patiënt zich serieus genomen en gehoord voelt op alle aspecten die gerelateerd zijn aan pijn. Bij veel patiënten is daarbij het vertrouwen krijgen in de behandelaar en het ontwikkelen van een goede behandelrelatie essentieel. Daarbij zijn goede communicatievaardigheden van de behandelaar een voorwaarde (Wijma et al. 2018).

Belangrijk is dat de inhoud en de taal aansluiten bij de patiënt. Patiënten verschillen in gezondheidsvaardigheden, interesse, leesvaardigheden, opleiding en cultuur (Leventhal et al. 2003). Het is goed om de verwachtingen en percepties goed uit te vragen en zo mogelijk mee te nemen in de educatie. Geef de educatie niet per definitie in 'jip-en-janneketaal', want veel patiënten zijn geïnteresseerd en willen begrijpen hoe het pijnsysteem bij hen werkt.

15.7 Tot slot

Veel hulpverleners zijn opgeleid in 'oude' medische modellen, waarin pijn altijd wordt beschouwd als het gevolg van schade, met termen als *impingement*, facetartrose, tendinitis, houdingsafwijkingen, beenlengteverschil, ergonomie et cetera. De uitdaging is om 'oude' pijnparadigma's te veranderen en als hulpverleners onze vaardigheden uit te breiden en gewoonten te veranderen. Zelfs behandelingen die op korte termijn pijnreductie opleveren, zijn wellicht op de lange termijn niet verstandig als deze leiden tot verkeerde gedachten en afhankelijkheid van een behandelaar.

Last but not least: de therapeutische kracht van pijneducatie zal groter zijn wanneer een patiënt één en hetzelfde verhaal krijgt van verschillende behandelaars. Vanuit dit oogpunt is multi- of transdisciplinaire samenwerking en afstemming binnen een regionaal netwerk of samenwerkingsverband essentieel (▶H. 21).

Literatuur

Butler, D., & Moseley, G. L. (2003). *Explain pain*. Adelaide: NOI Group Publications.
Dutch Pain Society & Samenwerkingsverband Pijnpatienten naar één stem (SWP) (2017). *Zorgstandaard Chronische Pijn*.
Leventhal, H., Brissette, I., & Leventhal, E. A. (2003). The common-sense model of self-regulation of health and illness. In L. D. Cameron & H. Leventhal (Eds.). *The self-regulation of health and illness behavior* (pp. 42–65). New York: Routledge.
Louw, A., Diener, I., Landers, M. R., & Puentedura, E. J. (2014). Preoperative pain neuroscience education for lumbar radiculopathy: A multicenter randomized controlled trial with 1-year follow-up. *Spine, 39*(18), 1449–1457.
Louw, A., Zimney, K., Puentedura, E. J., & Diener, I. (2016). The efficacy of pain neuroscience education on musculoskeletal pain: A systematic review of the literature. *Physiotherapy Theory and Practice, 32*(5), 332–355.
Malfliet, A., Kregel, J., Coppieters, I., Pauw, R. de, Meeuw, M., Roussel, N., et al. (2018). Effect of pain neuroscience education combined with cognition-targeted motor control training on chronic spinal pain; A randomized clinical trial. *JAMA Neurology*. Published online April 16, 2018.
Malfliet, A., Leysen, L., Pas, R., Kuppens, K., Nijs, J., Wilgen, C. P. van, et al. (2017). Modern pain neuroscience in clinical practice: Applied to post-cancer, paediatric and sports-related pain. *Brazilian Journal of Physical Therapy, 21*(4), 225–232.
Meeus, M., & Wilgen, C. P. van (2015). The Dutch Central Sensitization Inventory (CSI): Factor analysis, discriminative power and test-retest reliability. *Clinical Journal of Pain, 32*, 624–630.
Nijs, J., Leysen, L., Adriaenssens, N., Aguilar Ferrandiz, M. E., Devoogdt, N., Tassenoy, A., et al. (2016). Pain following cancer treatment: Guidelines for the clinical classification of predominant neuropathic, nociceptive and central sensitization pain. *Acta Oncologica, 55*(6), 659–663.
Pas, R., Leysen, L., Goeij, W. de, Vossebeld, L., Wilgen, C. P. van, Groef, A. de, et al. (under review). Is Pain Neurophysiology Education useful in cancer survivors with persistent pain? A pilot study.
Wijma, A. J., Speksnijder, C. M., Crom-Ottens, A. F., Knulst-Verlaan, J. M. C., Keizer, D., Nijs, J., et al. (2018). What is important in transdisciplinary pain neuroscience education? A qualitative study. *Disability and Rehabilitation, 40*(18), 2181–2191.
Wijma, A. J., Wilgen, C. P. van, Meeus, M., & Nijs, J. (2016). Clinical biopsychosocial physiotherapy assessment of patients with chronic pain: The first step in pain neuroscience education. *Physiotherapy Theory and Practice, 32*(5), 368–384.
Wilgen, C. P. van, Ittersum, M. W. van, Kaptein, A. A., & Wijhe, M. van (2008). Illness perceptions in patients with fibromyalgia and their relationship to quality of life and catastrophizing. *Arthritis & Rheumatism, 58*, 3618–3626.
Wilgen, C. P. van, & Keizer, D. (2004). Het sensitisatiemodel: Een methode om chronische pijn uit te leggen. *Nederlands Tijdschrift voor Geneeskunde, 148*, 2535–2538.
Wilgen, C. P. van, & Nijs J. (2018). *Pijneducatie* (tweede herziende druk). Houten: Bohn Stafleu van Loghum.

Graded activity

M.J. Geilen en L.W. Wennemars

Samenvatting

In dit hoofdstuk wordt *graded activity* (GA) als onderdeel van een gedragsgeoriënteerde aanpak bij chronische pijn beschreven. De theoretische achtergrond en wetenschappelijke evidentie worden kort besproken. Aan de hand van een casus wordt de toepassing van de behandelprincipes uitgelegd. Hierbij wordt onderscheid gemaakt tussen een startfase – met anamnese, lichamelijk onderzoek, educatie en basislijnmeting – een behandelfase, gericht op het optimaliseren van het activiteitenpatroon, en de generalisatiefase, gericht op het blijven toepassen in de eigen omgeving. Aandacht voor het lichaamsbewustzijn binnen de aanpak met GA wordt in een aparte paragraaf besproken. Bij het bespreken van GA in de zorgketen bij chronische pijn wordt kort ingegaan op toepassing in een mono- en multidisciplinaire behandelsetting, op het combineren van GA met oefentherapie gericht op het verbeteren van functies van het bewegingsapparaat en op de toepassing van GA in de arbeidsre-integratie.

16.1   Theoretische achtergrond – 189

16.2   Wetenschappelijke evidentie – 189

16.3   Indicatiestelling en toepassing van de behandelprincipes – 190
16.3.1 Startfase – 191
16.3.2 Behandelfase – 193
16.3.3 Generalisatiefase – 194

16.4   Graded activity en lichaamsbewustzijn – 194

16.5   Graded activity in de zorgketen bij chronische pijn – 195
16.5.1 Mono- of multidisciplinair? – 195
16.5.2 Toevoegen van oefeningen gericht op het verbeteren van functies van het bewegingsapparaat? – 195

© Bohn Stafleu van Loghum is een imprint van Springer Media B.V., onderdeel van Springer Nature 2019
J. A. Verbunt, J. L. Swaan, H. R. Schiphorst Preuper en K. M. G. Schreurs (Red.), *Handboek pijnrevalidatie*,
https://doi.org/10.1007/978-90-368-2230-5_16

16.6 Arbeidsre-integratie – 195

16.7 Tot slot – 196

Literatuur – 196

Graded activity (GA) laat zich het beste omschrijven als een gestructureerde behandeling, gericht op een tijdcontingente, stapsgewijze toename van het niveau van functioneren van de patiënt in de ICF-domeinen activiteiten en participatie, en is een onderdeel van een gedragsgeoriënteerde aanpak (Köke et al. 2007; Geilen et al. 2005). Graded activity is een behandeling waarbij de patiënt aan de hand van vooraf gestelde quota (doelen) leert om ondanks de pijn fysieke activiteiten op te bouwen.

16.1 Theoretische achtergrond

Gedragstherapeutische principes, zoals successieve approximatie – toenadering in de richting van een vooropgesteld doel – en extinctie, uitdoving van pijngedrag doordat aandacht uitgaat naar dit doelgedrag en niet naar pijngedrag, worden bij graded activity toegepast. De pijn is niet meer leidend bij het actief zijn. De patiënt leert dat activiteiten ook met pijn uitvoerbaar zijn en dat meer bewegen niet automatisch meer pijn betekent (Köke et al. 2007).

GA is gebaseerd op de operante leertheorie, die aangeeft dat verbaal of non-verbaal pijngedrag onder invloed staat van gebeurtenissen of reacties uit de omgeving die direct volgen op pijngedrag (▶H. 2). De aard van de reactie kan het pijngedrag op drie manieren bekrachtigen en daarmee in stand houden:

1. Positieve bekrachtiging: het pijngedrag resulteert in een voor de patiënt gunstige situatie. Bijvoorbeeld iemand met beperkte sociale vaardigheden ervaart dat hij door praten over pijn meer aandacht van anderen krijgt.
2. Negatieve bekrachtiging: het pijngedrag leidt ertoe dat een vervelende situatie minder vervelend wordt of niet meer voorkomt. Bijvoorbeeld iemand kan vanwege pijn een als vervelend ervaren activiteit of situatie vermijden.
3. Negatieve bekrachtiging van gezond gedrag: de omgeving, bijvoorbeeld partner of behandelaar, raadt het uitvoeren van activiteiten die pijnlijk zijn of de pijn doen toenemen af, waardoor vermijdingsgedrag wordt gestimuleerd.

Bekrachtiging is een onbewust proces en volgt met enige regelmaat direct op het pijngedrag; zo ontstaat een leereffect. Men spreekt van pijncontingent functioneren wanneer pijntoename na of tijdens een activiteit bepalend is voor het eerder stoppen met die activiteit. Pijn, als negatieve consequentie van een activiteit, doet het uitvoeren van de activiteit afnemen. Deze bekrachtiging houdt pijngedrag en daarmee de pijn in stand. Tijdcontingent functioneren houdt in dit verband in dat niet de pijn leidend is voor de uitvoering van een activiteit, maar datgene wat hierover van tevoren is afgesproken; functioneren onafhankelijk van de pijn. De patiënt leert stapsgewijs zijn activiteitenniveau verder uit te breiden met pijn. In de GA-behandeling worden deze principes gebruikt om gezond gedrag, dat wil zeggen meer bewegen met pijn, aan te leren en pijngedrag uit te laten doven. Wilbert Fordyce (1976) is de grondlegger van deze gedragsmatige benadering van chronische pijn.

16.2 Wetenschappelijke evidentie

GA wordt in wetenschappelijke onderzoeken niet altijd uitgevoerd volgens een standaardprotocol, waardoor de onderzochte GA-behandelingen niet helemaal vergelijkbaar zijn voor wat betreft de uitvoering van de methodiek en behandelintensiteit. In het onderzoek van Staal en anderen (2004) zijn aanwijzingen gevonden dat GA effectiever is in het verminderen van het ziekteverzuim door lage rugklachten dan een standaardbehandeling (waarbij patiënten behandeld werden volgens de NHG-standaard). De verschillen in effect waren echter klein en niet statistisch significant (Staal et al. 2004). In de review van Ostelo en medewerkers naar gedragsmatige behandeling voor chronische lage rugpijn zijn geen significante verschillen aangetoond in het effect tussen gedragstherapie, oefentherapie en cognitief-gedragsmatige behandelmethoden bij patiënten met chronische aspecifieke lage rugklachten op de korte en/of lange termijn. In dit onderzoek leek het belangrijkste element in de behandeling van patiënten met chronische aspecifieke lage rugklachten het bijstellen van de misvattingen van patiënten over chronische pijn en actief zijn. Hiernaast was de tevredenheid over en geloofwaardigheid van de aangeboden behandeling van invloed op het succes van de uiteindelijke behaalde resultaten van de behandeling (Ostelo et al. 2005). Smeets en collega's vonden aanwijzingen dat een combinatiebehandeling van cognitieve gedragstherapie en fysieke training geen meerwaarde heeft. In dit onderzoek werden drie groepen met elkaar vergeleken: (1) fysieke training, (2) een GA-programma, waarin voor de patiënt belangrijke dagelijkse activiteiten gradueel werden opgebouwd volgens de operante leerprincipes en probleemoplossende vaardighedentraining, en (3) een combinatie van deze twee behandelmethoden. Wel bleek dat bij de patiënten die bij aanvang van deze behandeling veel beperkingen ervaarden, de tevredenheid over en het resultaat van een gecombineerde behandeling groter was in vergelijking met het resultaat van alleen de fysieke behandeling (Smeets et al. 2007).

Bij de behandeling van patiënten met chronische schouderklachten blijkt dat er aanwijzingen zijn dat GA een effectievere behandelwijze is voor de verbetering van dagelijkse activiteiten in vergelijking met de gebruikelijke behandeling conform de NHG-standaard. De gevonden verschillen zijn in klinisch opzicht klein, maar de effecten houden met GA beter aan op langere termijn na 26 en 52 weken (Geraets et al. 2005). Onderzoek naar de behandeling van patiënten met artrose aan heup en/of knie toont dat er aanwijzingen zijn dat behandeling volgens de principes van GA, in vergelijking met de gebruikelijke oefentherapeutische behandeling, effectief is voor het vergroten van het activiteitenniveau met gelijkwaardige positieve effecten op de lange termijn (Veenhof et al. 2007). Bij patiënten met chronische lage rugpijn werd geen verschil gevonden in effectiviteit tussen GA en 'exposure in vivo'-behandeling in de totale groep; de exposurebehandeling bleek wel superieur bij de patiënten die hoger scoorden op bewegingsangst (Leeuw et al. 2008).

Concluderend lijkt GA effectief voor het verbeteren van het activiteitenniveau en het verminderen van ziekteverzuim bij patiënten met chronische aspecifieke lage rugklachten, schouderklachten en artrose van heup en/of knie, waarbij het verschil met de andere gebruikelijke behandelvormen klein is. Echter, wanneer een patiënt irreële negatieve verwachtingen heeft over de gevolgen van bewegen in termen van schade, verlies van functioneren of extreme pijn, waardoor angst bestaat om te bewegen, is de toepassing van exposure in vivo (▶H. 17) meer aangewezen dan GA.

16.3 Indicatiestelling en toepassing van de behandelprincipes

GA is een geschikte behandeling voor patiënten met een laag of sterk wisselend niveau van functioneren als gevolg van de pijn. Zij functioneren pijncontingent tijdens het dagelijks handelen, kunnen denken dat bewegen met pijn niet goed is en dat rusten noodzakelijk is. De directe omgeving (zoals partner en gezinsleden) bekrachtigt vaak het pijncontingente functioneren van de patiënt. Voorwaarde voor GA is dat de patiënt openstaat voor een behandeling gericht op verbetering van het activiteitenniveau ondanks pijn en dat hij het zoeken naar een oplossing voor de pijn loslaat. Aangezien de GA-behandeling zich richt op het bewegend functioneren van de patiënt, kan de behandeling worden toegepast door fysiotherapeuten, ergotherapeuten, bewegingsagogen, psychomotorisch therapeuten en oefentherapeuten, mits deze voldoende geschoold zijn.

Het behandelproces wordt bij GA onderverdeeld in drie fases: startfase, behandelfase en generalisatiefase.

> **Casus, De heer Vermeulen**
>
> De heer Vermeulen is een 41-jarige docent wis- en natuurkunde. Hij heeft de afgelopen jaren verschillende episodes van rugklachten gehad. De behandelingen bij de eerstelijnsfysiotherapeut hielpen steeds de pijnklachten te verminderen. Een half jaar geleden zijn de rugklachten geleidelijk verergerd. Medische diagnostiek, verricht door een orthopeed, toonde geen specifieke spinale pathologie. De behandeling bij de fysiotherapeut met massage en oefentherapie had niet meer het gewenste effect op de pijn.

16.3.1 Startfase

Anamnese en lichamelijk onderzoek

In de startfase worden lichamelijke en psychosociale factoren geïnventariseerd, waarbij de opvattingen van de patiënt en zijn omgeving over de oorzaak van zijn pijn en over de relatie tussen pijn en bewegen aan bod komen. Een lichamelijk onderzoek door arts en/of fysiotherapeut wordt verricht ter bevestiging van eerdere bevindingen dat een specifieke oorzaak van het pijnprobleem is uitgesloten. Daarnaast worden mogelijk belemmerende factoren voor de opbouw van het activiteitenniveau en/of hervatting van participatie in kaart gebracht. De aandacht gaat hierbij zowel uit naar factoren die het bewegingsapparaat betreffen, zoals afname van spierkracht of mobiliteit, als psychosociale factoren (▶H. 5 en 6).

> **Vervolg casus**
>
> In de loop van de tijd merkt de heer Vermeulen dat hij steeds minder kan. Zijn functioneren in de levensgebieden werk, gezin en vrije tijd neemt steeds verder af. De laatste maanden is er sprake van toenemend ziekteverzuim van werk en is hij minder actief in het huishouden en binnen het gezin. Ook kan hij zijn hobby's, wandelen en natuurfotografie, niet meer uitvoeren.
> De heer Vermeulen vraagt zich af hoe het kan dat hij nog steeds een dergelijke pijn heeft en waarom deze nu niet overgaat. Ook maakt hij zich zorgen over zijn functioneren in de toekomst. Verder voelt hij zich schuldig dat hij zijn rol als vader en partner niet meer zo kan vervullen zoals hij zou willen. Hij mist een zinvolle dagbesteding en de waardering die hij kreeg op zijn werk.

Educatie

Na de anamnese en het lichamelijk onderzoek volgt educatie (▶H. 15). Deze is gericht op het faciliteren van de bereidheid tot gedragsverandering, zodat de patiënt ervan overtuigd raakt dat een aanpak gericht op het verbeteren van de dagelijkse activiteiten ongeacht de pijn zinvol en haalbaar is. Een belangrijke voorwaarde is acceptatie van patiënt én behandelaar dat een pijngerichte aanpak niet tot het gewenste resultaat zal leiden (Jensen 1992). Met het oog hierop is het zinvol met de patiënt te kijken naar de effecten van de pijngerichte behandelingen tot nu toe. De patiënt krijgt hiermee inzicht in de verschillende factoren die zijn pijnprobleem beïnvloeden. Hierbij wordt gestart met uitleg over de bevindingen van het lichamelijk onderzoek en uitleg over de functie van pijn, hoe pijn deze functie kan verliezen en aanwezig kan blijven zonder dat er een duidelijke relatie is met schade (sensitisatie). Het uiteindelijke resultaat van de educatie is een gezamenlijk gedragen verklaringsmodel voor pijn en de gevolgen van pijn, waarbij de patiënt het verschil leert inzien tussen pijn- en tijdcontingent functioneren.

Vervolg casus

De conclusie van het lichamelijk onderzoek wordt met de heer Vermeulen besproken. Er zijn geen lichamelijke belemmeringen voor functionele opbouw. Samen met de therapeut komt de heer Vermeulen tot het inzicht dat alle pogingen om de pijnklachten te bestrijden niet het gewenste effect hebben gehad en hij geleidelijk aan steeds meer activiteiten is gaan vermijden. Omdat pogingen tot het weer oppakken of opbouwen van activiteiten steeds weer gevolgd werden door pijntoename, is hij deze activiteiten – onbewust – steeds meer gaan verminderen of vermijden. Hij is pijncontingent gaan functioneren. Daarbij wordt het actief zijn door zijn omgeving ontraden, omdat dit steeds weer leidt tot toename van pijn.

Kiezen van activiteiten en vaststellen basislijn

Na het lichamelijk onderzoek en de educatie wordt de behandelaanpak besproken. Deze richt zich op het verbeteren van het dagelijks functioneren. Bij de educatie is het van belang dat dan al duidelijk gemaakt wordt wat de winst kan zijn van gedragsverandering. Als patiënt bereid is mee te gaan in deze aanpak, worden voor de patiënt betekenisvolle activiteiten gekozen waarop de behandeling zich gaat richten. In de startfase kiest de patiënt de belangrijkste hiervan om de behandeling mee te beginnen. Dit kunnen activiteiten zijn in de verschillende domeinen van het dagelijks functioneren: zoals in zelfverzorging, werk, huishouden en vrije tijd. De heer Vermeulen vindt het belangrijk om langer te kunnen lopen en staan, zodat hij zijn hobby's weer kan oppakken en actiever kan worden in huishouden.

Vervolg casus

Met de heer Vermeulen wordt afgesproken dat de opbouw zich richt op de volgende drie activiteiten: uitbreiding van (1) de duur van het wandelen in de natuur, (2) het staan en (3) lichte huishoudelijke taken. De werkwijze van GA wordt toegelicht.

Om het startniveau van de opbouw van de activiteiten te bepalen, wordt de basislijn vastgesteld. Hiervoor vraagt de behandelaar de patiënt de gekozen activiteiten een aantal malen uit te voeren. Dit gebeurt op geleide van de pijn, zolang of zo vaak als voor hem mogelijk is. De duur, de afstand of het aantal uitvoeringen van de activiteit worden geregistreerd. Doordat deze metingen een aantal keren worden herhaald, krijgen behandelaar en patiënt een goed inzicht in het huidige functionele niveau. De basislijn wordt bepaald door het gemiddelde van alle metingen te berekenen.

De basislijn wordt dus vastgesteld aan de hand van de pijncontingente uitvoering van activiteiten door de patiënt. De aanwezigheid van de behandelaar hierbij is niet noodzakelijk, behalve wanneer er zicht nodig is op hoe de patiënt de activiteit uitvoert met betrekking tot de kwaliteit van het bewegen.

16.3.2 Behandelfase

Na de basislijnmetingen worden, in overleg met de patiënt, de doelen per activiteit vastgesteld. Hierbij is het belangrijk dat de patiënt zelf de doelen bepaalt, in overleg met zijn behandelaar. Deze heeft een begeleidende rol bij het stellen van haalbare doelen. Dit is onder meer afhankelijk van de resultaten uit de basislijnfase hoe vaak de patiënt de activiteit gaat uitvoeren en over welke periode de doelen gesteld worden. Wanneer de patiënt het moeilijk vindt om doelen te stellen voor een periode over meerdere weken of maanden, kunnen tussendoelen voor een kortere periode worden geformuleerd. De opbouw naar de doelstellingen wordt voor iedere activiteit in een schema of een grafiek vastgelegd.

> **Vervolg casus**
>
> In de behandelfase, gaat de heer Vermeulen zelfstandig aan de slag met de tijdcontingente opbouw van de drie activiteiten aan de hand van de schema's en grafieken. Het verschil tussen pijn- en tijdcontingent functioneren wordt nogmaals besproken.
> Een voorbeeld van de uitleg hierbij is: 'Bij de basislijnmeting van de door u gekozen activiteiten wordt het doorgaan of stoppen bepaald door de pijn. De pijn is leidend voor uw functioneren, de pijn heeft de regie over uw functioneren. Wij noemen dit pijncontingent functioneren of pijnafhankelijk functioneren. In de opbouwfase spreken wij af dat de pijn niet meer leidend zal zijn voor het stoppen of doorgaan met een activiteit. U neemt zelf weer de regie over uw functioneren. Wij zullen samen bespreken hoe u dit gaat u doen aan de hand van uw eigen keuzes. Dit is tijdcontingent functioneren, onafhankelijk van pijn'. De rol van de therapeut hierbij is coachend; positieve bekrachtiging gevend bij het behalen van de afgesproken stappen, reflecterend bij problemen met de opbouw. Bijvoorbeeld met betrekking tot het lopen stelde de heer Vermeulen als doel: 'Over acht weken loop ik viermaal per week, 60 minuten buiten in het veld en bos, in mijn eigen comfortabele tempo, waarbij ik af en toe stilsta om foto's te maken.'

De patiënt bereikt stapsgewijs het vooraf vastgestelde doel, waarbij de pijn niet meer leidend is voor uitvoering, omvang of duur van de activiteit.

Behandelaars dienen echter waakzaam te zijn voor patiënten die op een rigide wijze het opbouwschema tot een doel op zichzelf maken, die niet stilstaan bij hun lichamelijke toestand en zichzelf gaan overvragen (▶ par. 16.4). Bij deze patiënten is het raadzaam de opbouw niet te laten verlopen aan de hand van vaste quota, maar door middel van het werken met marges in de opbouw. Behandelaar en patiënt spreken samen een bepaald bereik af waarbinnen de uitvoering van de activiteit (kwantitatief) zal blijven. Hiermee wordt rekening gehouden met normale schommelingen in de belastbaarheid van de patiënt, zonder de principes van tijdcontingentie los te laten.

De succeservaringen die gepaard gaan met de opbouw volgens quota of met marges ondersteunen het gevoel van vertrouwen in eigen kunnen. De patiënt leert stapsgewijs zijn activiteitenniveau verder uit te breiden met pijn. Het is belangrijk bij aanvang uit te leggen dat in het begin de pijn kan toenemen. Door de patiënt hierop voor te bereiden, wordt het behandeltraject minder snel afgebroken. Pijntoename kan bij GA een reden zijn waarom een tussenstap niet gehaald wordt. Wanneer dit eenmalig is, hoeft men hier niet veel aandacht aan te geven. Bespreek het kort met de patiënt, herhaal eventueel (delen van) de educatie en moedig hem aan de stap de volgende keer toch uit te voeren. Het niet-halen van een stap moet niet worden gezien als een mislukking, maar als leermoment voor het omgaan met onvermijdelijke hindernissen op de lange termijn.

16.3.3 Generalisatiefase

Al tijdens de behandelfase, maar zeker in deze laatste fase, is het van belang om aandacht te geven aan de lange termijn. De patiënt blijft de geleerde vaardigheden uiteindelijk zelfstandig toepassen in zijn eigen omgeving, thuis, op het werk et cetera. Voor generalisatie is het belangrijk om pijntoename en de neiging om terug te vallen in oude, pijncontingente patronen te benoemen als een normaal verschijnsel. Hierbij is het van belang dat de patiënt zelf verantwoordelijk is voor het behandeleffect; het succes van de behandeling wordt toegeschreven aan zijn eigen kunnen en inzet.

16.4 Graded activity en lichaamsbewustzijn

Pijncontingent gedrag kan ook functioneren als een middel om ongewenste sensaties, gedachten of gevoelens te vermijden. GA kan een patiënt helpen om zich hiervan bewust te worden. Ook zijn er nogal wat patiënten die bijna uitsluitend pijnsignalen opmerken en verder weinig ervaren van wat er in hun lichaam gebeurt. Dan is het moeilijk om een activiteitenpatroon aan te houden dat past bij de fysieke conditie en belastbaarheid. Door het vergroten van het lichaamsbewustzijn middels GA kan de patiënt opmerkzaam worden en bewust aandacht krijgen voor interne lichaamssensaties, de algehele lichamelijke toestand en de reactie van het lichaam op emoties en veranderingen in de omgeving (Maas et al. 2015). Daarmee ontwikkelt de patiënt criteria om te beoordelen wanneer hij nog activiteiten aankan.

De patiënt wordt gevraagd om een activiteit uit te voeren zonder een functioneel doel. Bijvoorbeeld een wandeling maken die niet is gecombineerd met een doel, zoals boodschappen halen. Ook wordt gevraagd om zo veel mogelijk afleiding te mijden, zoals met muziek gaan wandelen. Op deze manier wordt alle druk en afleiding weggenomen. Het is in de eerste fase van belang dat de patiënt bewust wordt van lichaamssensaties anders dan de pijn (bijvoorbeeld spanning in nek/schouders, vastzetten van ademhaling et cetera). Hierbij wordt gebruikgemaakt van een persoonlijk logboek, waarin de patiënt zijn proces beschrijft tijdens de activiteiten in de eerste fase van GA. Patiënten worden tijdens deze beginfase ook uitgenodigd om gedachten en gevoelens op te schrijven, zodat zij inzicht krijgen in de voor hen belemmerende factoren die meespelen in hun activiteitenpatroon. Dit alles geeft voor zowel de patiënt als de behandelaar inzicht in de basis van waaruit gestart kan worden met GA. Wanneer er uitsluitend rigide opgebouwd wordt, bestaat het risico dat een patiënt dit doet op basis van cognities over wat hij zou moeten kunnen en niet op basis van wat hij daadwerkelijk aankan. Op deze wijze krijgt de patiënt inzicht dat de ene dag niet gelijk is aan de andere en dat er flexibiliteit mag zijn in de duur en intensiteit van de activiteiten.

16.5 Graded activity in de zorgketen bij chronische pijn

16.5.1 Mono- of multidisciplinair?

Graded activity is een onderdeel van een cognitief-gedragsmatige behandeling. Een dergelijke behandeling wordt meestal uitgevoerd in een multidisciplinaire setting. Binnen deze setting werken diverse hulpverleners samen rondom één patiënt. De belangrijkste taak van de diverse hulpverleners is het uitdragen van een eenduidige boodschap naar de patiënt over het leren omgaan met chronische pijn. De aanpak volgens GA wordt echter ook steeds meer toegepast in een monodisciplinaire vorm in de eerstelijn. Een belangrijke voorwaarde hierbij is de afstemming tussen verwijzer en behandelaar. De opvattingen van de verwijzer en de boodschap die hij meegeeft aan de patiënt over de verwijzing zijn bepalend voor de voorkennis en verwachtingen van de patiënt. Deze zijn ook weer bepalend voor de manier van begeleiden als een patiënt weer terugkomt voor een controleconsult. Is de verwijzer biomedisch of biopsychosociaal georiënteerd? Bij een meer biomedische, pijngerichte verwijzer die mogelijk verwachtingen schept over pijnvermindering, is de kans groot dat het uiteindelijke resultaat teniet wordt gedaan. De hoofdwens van een patiënt blijft pijnvermindering, ook al is een GA-programma succesvol afgerond. De suggestie dat pijnvermindering toch nog mogelijk is, zal voor de meeste patiënten reden zijn om daarnaar te blijven streven. De gedragsverandering is in het begin nog niet zo sterk verankerd dat de patiënt de verwijzer zal tegenspreken of uitspreken dat hijzelf denkt dat dit geen reële optie is. Een op activiteiten gerichte verwijzer kan het behoud van de winst op langere termijn bevorderen. Deze bekrachtigt ook de vooruitgang die geboekt is, bevestigt de keuzes van de patiënt extra en maakt afspraken voor een begeleiding op de lange termijn.

16.5.2 Toevoegen van oefeningen gericht op het verbeteren van functies van het bewegingsapparaat?

Vanuit een biopsychosociale probleemanalyse kan blijken dat, naast operante en cognitieve factoren, stoornissen in functies mede een rol spelen in het onderhouden van de beperkingen in het dagelijkse functioneren. Het is mogelijk om aan een gedragsgeoriënteerd behandelprogramma oefeningen toe te voegen gericht op voor het verbeteren van functies van het bewegingssysteem, zoals trainen van spierkracht of uithoudingsvermogen. Naast de doelstellingen van de patiënt op het niveau van activiteiten en participatie kan de behandelaar dan doelstellingen voor het verbeteren van functies van het bewegingssysteem in het behandelplan opnemen. Het is belangrijk dat de hulpverlener aan de patiënt uitlegt waarom niet alleen activiteiten maar ook oefeningen in het behandelprogramma worden opgenomen. Met deze uitleg sluit de hulpverlener aan bij de eigen verwachtingen van de patiënt wat betreft het oefenen. Deze oefeningen worden aan de patiënt uitgelegd als 'ter ondersteuning van het bereiken van uw doelstellingen'. De oefeningen worden tijdcontingent uitgevoerd, volgens de regels van de trainingsleer. Door voor de oefeningen eveneens een tijdcontingente opbouw te kiezen, zijn de aanpak en de boodschap eenduidig.

16.6 Arbeidsre-integratie

Re-integratie is de begeleiding die erop gericht is de patiënt opnieuw aan het arbeidsproces te laten deelnemen (▶H. 10). Wanneer hervatting van arbeid één van de doelstellingen is van de behandeling, vraagt dat specifieke kennis en vaardigheden van de hulpverlener.

Zo zal de behandelaar inzicht moeten hebben in de arbeidsomstandigheden van de patiënt, de relevante regelgeving en de rol van de verschillende samenwerkingspartners in het re-integratietraject, zoals de bedrijfsarts, de werkgever en de huisarts. Samenwerking en goede communicatie tussen de verschillende disciplines zijn voorwaarden voor succesvolle re-integratie en behoud van het resultaat op de lange termijn.

GA wordt vaak toegepast door bedrijfsfysiotherapeuten als een van de elementen in een re-integratiebehandeling. Werkgerelateerde taken of handelingen worden tijdcontingent opgebouwd aan de hand van vooraf gestelde doelen. Dit kan zowel op de werkplek zelf als in de praktijk van de behandelaar. De doelen worden vooraf besproken en bepaald door bedrijfsarts, fysiotherapeut en werkgever, samen met de patiënt. Opbouw kan enerzijds aan de hand van specifieke handelingen die uit de taken van de patiënt volgen, zoals koffers optillen van een lopende band. Anderzijds kan opbouw ook plaatsvinden aan de hand van een aantal uren werken op een dag, waarbij de verschillende activiteiten – taken – worden uitgevoerd. In de regel wordt bij de toepassing van GA een combinatie van beide toegepast: tijdcontingente opbouw van de fysieke belastbaarheid aan de hand van oefeningen en handelingen, en opbouw van omvang van de werkbelasting op de werkplek zelf.

16.7 Tot slot

Chronische pijn is een complex probleem, waarbij revalidatie het mogelijk maakt om de beperkingen te verminderen en kwaliteit van leven te verbeteren. GA is een effectieve behandeling om patiënten te helpen hun functioneren te verbeteren in de verschillende levensgebieden, zoals zelfverzorging, werk, vrije tijd, huishouden en gezin, en daarmee met pijn een waardevol leven kunnen leiden.

Literatuur

Fordyce, W. E. (1976). *Behaviour methods for chronic pain and illness*. St. Louis, MO: Mosby.
Geilen, M., Leeuw, M., & Hodiamont-Joosten, M. (2005). Graded activitiy volgens gedragsgeoriënteerde principes. In P. U. Dijkstra (Red.), *Jaarboek fysiotherapie kinesitherapie* (Hoofdstuk 8). Houten: Bohn Stafleu van Loghum.
Geraets, J. J. X. R., Goossens, M. E. J. B., Groot, et al. (2005). Effectiveness of a graded exercise therapy program for patiënts with chronic shoulder complaints. *Australian Journal of Physiotherapy, 51*, 87–94.
Jensen, M. P. (1992). Enhancing motivation to change in pain treatment. In D. C. Turk & R. Melzack (eds.), *Handbook of pain assessment*. New York: Guilford press.
Köke, A. J. A., Wilgen, P. van, Engers, A., & Geilen, M. (2007). *Graded activity: Een gedragsmatige behandelmethode voor paramedici*. Houten: Bohn Stafleu van Loghum.
Leeuw, M., Goossens, M. E. J. B., Breukelen, G. J. P., et al. (2008). Exposure in vivo versus versus operant graded activity in chronic low back pain patients: Results of a randomized controlled trial. *Pain, 138*, 192–207.
Maas vd, L. C., Köke, A., Pont, M., et al. (2015). Improving the multidisciplinary treatment of chronic pain by stimulating body awareness: A cluster-randomized trial. *The Clinical Journal of Pain, 31*(7), 660–669.
Ostelo, R. W. J. G., Tulder, M. W. van, Vlaeyen, J. W. S., Linton, S. J., Morley, S. J., & Assendelft, W. J. (2005). Behavioural treatment for chronic low-back pain. *Cochrane Database of Systematic Reviews, 1*. Art. No.: CD002014.
Smeets, R. J. E. M., Vlayen, J. W. S., Hidding, A., et al. (2007). Chronic low back pain: Physical training, graded activity with problem solving training, or both? The one-year post-treatment results of a randomized controlled trial. *Pain, 134*, 263–276.

Staal, J. B., Hlobil, H., Twisk, J. W. R., et al. (2004). Graded activity for low back pain in occupational health care: A randomized controlled trial. *Annals of Internal Medicine, 140*, 77-84.

Veenhof, C., Dekker, J., Bijlsma, H., et al. (2007). Het effect van gedragsmatige oefentherapie bij patiënten met artrose van heup of knie. In J. de Nijs (ed.), *Jaarboek Fysiotherapie Kinesitherapie 2008* (Hoofdstuk 16). Houten: Bohn Stafleu van Loghum.

Exposure in vivo

J. de Jong en I. Timmers

Samenvatting

Aan pijn gerelateerde angst kan een belangrijke rol spelen in het ontstaan en het blijven bestaan van een chronisch pijnprobleem. 'Exposure in vivo'-therapie richt zich op het reduceren van deze angst, met als doel de toename van participatie en de afname van ervaren beperkingen. In dit hoofdstuk wordt deze therapievorm uitgebreid besproken. Eerst wordt er ingegaan op de achterliggende theorie, waarna de praktijk aan bod komt aan de hand van drie stappen: (1) afname van de PHODA (*photograph series of daily activities*), om verwachte schadelijkheid van activiteiten en/of bewegingen in kaart te brengen, alsook om meer inzicht te verkrijgen in catastrofale gedachten en angsten daaromtrent, (2) educatie, waarin er aandacht is voor de neurofysiologie achter pijn en pijngewaarwording, alsook voor het vreesvermijdingsmodel, en (3) Exposure in vivo met gedragsexperimenten, waarbij de patiënt wordt blootgesteld aan situaties die angst oproepen en er gedragsexperimenten worden uitgevoerd om catastrofale cognities uit te dagen. Tot slot worden verscheidene manieren besproken om de behandeling te optimaliseren.

17.1 Reduceren van aan pijn gerelateerde angst – 200

17.2 Wetenschappelijke evidentie – 201

17.3 Exposure in vivo: de praktijk – 201
17.3.1 Afname PHODA – 202
17.3.2 Educatie – 203
17.3.3 Exposure in vivo met gedragsexperimenten – 203

17.4 Optimaliseren van exposure in vivo – 204

17.5 Tot slot – 205

Literatuur – 206

© Bohn Stafleu van Loghum is een imprint van Springer Media B.V., onderdeel van Springer Nature 2019
J. A. Verbunt, J. L. Swaan, H. R. Schiphorst Preuper en K. M. G. Schreurs (Red.), *Handboek pijnrevalidatie*,
https://doi.org/10.1007/978-90-368-2230-5_17

Zoals in dit boek blijkt is aandacht voor de subjectieve beleving van de patiënt met pijn een centraal uitgangspunt. In ▶H. 2 hebben we aangegeven dat een van de invloedrijkste modellen om chronische pijn te verklaren, het vreesvermijdingsmodel is (Lethem et al. 1983; Vlaeyen et al. 2016). Het model beschrijft twee mogelijke cognitief-gedragsmatige responsen wanneer iemand pijn ervaart, namelijk confrontatie en vermijding. Confrontatie wordt beschouwd als een adaptieve manier om met chronische pijn om te gaan. Pijn wordt niet geïnterpreteerd als een catastrofe, waardoor overgegaan wordt tot het opnieuw uitvoeren van bewegingen die initieel pijn veroorzaakten, wat op termijn kan leiden tot actief blijven ondanks de pijn of zelfs tot herstel. Echter, wanneer de ervaren pijn als bedreigend wordt geïnterpreteerd, heeft het individu (verder patiënt genoemd) de neiging om bepaalde bewegingen te vermijden. Dit denken in catastrofes leidt vervolgens tot het ontstaan van een vicieuze cirkel, het zogenoemde vreesvermijdingsmodel (Slade et al. 1983; Vlaeyen et al. 1995) (zie ◘fig. 17.1).

Gezien de centrale positie van aan pijn gerelateerde angst in het vreesvermijdingsmodel, is er uitgebreid wetenschappelijk onderzoek naar gedaan. Aan pijn gerelateerde angst is onder meer geassocieerd met het denken in catastrofes over pijn, veranderingen in aandachtsprocessen van pijngerelateerde informatie, doorgaans een verhoogde aandacht voor pijngerelateerde stimuli (hypervigilantie), ontsnappings- en vermijdingsgedrag, een afname in fysieke activiteit, een toename in pijnintensiteit, en slecht welbevinden (Vlaeyen et al. 2016). Het ervaren van pijn geeft door zijn competitieve en interfererende karakter niet alleen aanleiding tot de ontwikkeling van angst voor pijn zelf, maar ook voor de ontwikkeling van angst voor (hernieuwd) letsel, bewegen en de consequenties van pijn. Patiënten kunnen dus mogelijk ook een angst ontwikkelen voor het niet meer kunnen uitvoeren van activiteiten die ze waardevol vinden (▶H. 2).

17.1 Reduceren van aan pijn gerelateerde angst

Omdat aan pijn gerelateerde angst een belangrijke rol blijkt te spelen in het ontstaan en behoud van een chronisch pijnprobleem, is het logisch dat een behandeling zich richt op het reduceren ervan, met als uiteindelijke doel een toename van participatie en een afname van ervaren beperkingen. In ▶H. 2 is beschreven dat aan pijn gerelateerde angst een resultaat is van klassieke conditionering. Een emotioneel neutrale stimulus (de geconditioneerde stimulus (CS): bijvoorbeeld tillen) wordt geassocieerd met een inherent aversieve pijnervaring als signaal voor schade (de ongeconditioneerde stimulus (US)), waardoor het de mogelijkheid krijgt om zelf een angstige reactie op te roepen (de geconditioneerde respons (CR)) (Lissek et al. 2005). In het algemeen is angstconditionering een adaptieve vorm van leren. Niettemin kan een dergelijke conditionering pathologisch worden wanneer de angstige reactiviteit voor een CS aanhoudt in afwezigheid van een CS-US-contingentie (Lissek et al. 2005). De angstige reactiviteit blijkt af te nemen nadat patiënten leren dat de CS, die voorheen werd ervaren als pijn voor mogelijke schade (US), niet langer schade voorspelt. Er vindt een herhaaldelijke blootstelling aan de CS plaats, zonder dat de verwachte catastrofe (schade) optreedt. Deze procedure wordt ook wel extinctie genoemd. Onderzoek heeft laten zien dat extinctie er niet voor zorgt dat de eerder geleerde relatie tussen de CS en US wordt afgeleerd. Echter, tijdens extinctie leert de patiënt een bijkomende relatie tussen de CS en de afwezigheid van schade. Bijvoorbeeld: 'Als ik vooroverbuig dan kan dat pijn doen, maar dat betekent niet dat er een spier knapt en ik niet meer rechtkom'. Dit nieuwe leren zorgt ervoor dat angstresponsen worden geïnhibeerd (Craske et al. 2008; Hofmann 2008).

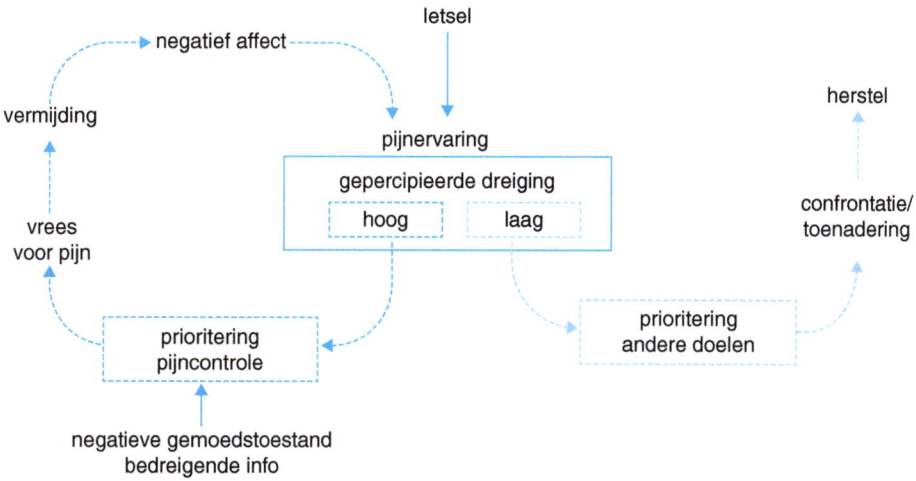

☐ Figuur 17.1 Vreesvermijdingsmodel (Claes et al. 2016). Uit: Verbunt en Smeets (2016)

17.2 Wetenschappelijke evidentie

Exposure in vivo is een therapie om extinctie te bewerkstelligen. Sinds haar ontstaan is het één van de belangrijkste therapieën binnen de cognitieve gedragstherapie voor angststoornissen. Ook bij patiënten met chronische pijn die een hoge mate van aan pijn gerelateerde angst rapporteren, blijkt exposure in vivo een effectieve behandeling (zie onder andere Vlaeyen et al. 2001; 2002a, b; Jong et al. 2005a, b; 2008; 2012; Leeuw et al. 2008; Hollander et al. 2016). Toch zijn de inzichten in de mechanismen van deze therapie sinds de laatste publicaties geëvolueerd. Tot voor kort beschreven we het doel van exposure in vivo voornamelijk als het verminderen van beperkingen door het verminderen van de angst, de geconditioneerde respons (CR). In overeenstemming hiermee werd stapsgewijs een angsthiërarchie gevolgd. Patiënten werden in eerste instantie blootgesteld aan activiteiten en/of bewegingen die de minste angst oproepen en geleidelijk aan werd toegewerkt naar activiteiten en/of bewegingen die hoger in de hiërarchie lagen. Meuret en collega's (2012) maakten echter duidelijk dat angstvermindering tijdens blootstelling geen betrouwbare indicator is voor leren. Exposure in vivo wordt momenteel beschouwd als een methode om negatieve en angstige verwachtingen te ontkrachten door het ervaren van een disconfirmatie tussen de verwachting en de ervaring (Craske et al. 2014). Door de ervaren disconfirmatie van verwachtingen tijdens de exposure worden geleerde responsen – zoals vermijdingsgedrag – minder.

17.3 Exposure in vivo: de praktijk

De doelstelling van een exposurebehandeling voor aan pijn gerelateerde angst verschilt in grote lijnen niet ten opzichte van andersoortige cognitief-gedragsmatige behandelingen, namelijk dat een patiënt – ondanks de (chronische) pijn – weer op een normale manier gaat bewegen en dagelijkse activiteiten gaat uitvoeren. Getracht wordt dit doel te bereiken door de patiënt bloot te stellen (*exposure*) aan activiteiten en/of bewegingen (in vivo) waarover de patiënt negatieve verwachtingen heeft, zoals bijvoorbeeld schade, functieverlies en extreme pijntoename, en die daardoor angst opwekken. Tijdens een exposurebehandeling wordt een patiënt specifiek blootgesteld aan het object van zijn angst. Bij iemand met (chronische) pijn en aan pijn gerelateerde angst gaat het dan dus om bewegingen en activiteiten. Alvorens de activiteit en/of beweging wordt uitgevoerd, wordt de patiënt gevraagd wat hij verwacht dat er zal gebeuren (welke mogelijke catastrofe kan optreden), en hoe geloofwaardig hij deze voorspelling vindt. Samen met de behandelaar wordt een gedragsexperiment opgesteld waarmee de verwachting van de patiënt bewezen of ontkracht kan worden. Indien de verwachting wordt ontkracht, wordt verondersteld dat het denken in catastrofes vermindert en de dreigwaarde van activiteiten en/of bewegingen afneemt, waardoor ook het vermijdings- of veiligheidsgedrag minder wordt. Hoe groter het contrast tussen wat de patiënt verwacht en wat er daadwerkelijk gebeurt, hoe sterker de leerervaring die wordt opgedaan (Craske et al. 2014).

Zoals hiervoor al is beschreven, wordt een nieuwe relatie bijgeleerd tussen het object van de angst en het niet-optreden van de veronderstelde catastrofe (geen schade, geen functieverlies, geen extreme pijn). Echter, doordat er sprake is van bijleren en niet van afleren (het bestaan van een 'oud' en een 'nieuw' verband), wordt de context waarin een patiënt wordt blootgesteld belangrijk. Een patiënt die tijdens de exposuresessies heeft ervaren dat een zak cement tillen mogelijk is, kan in de werksituatie weer gaan twijfelen wanneer hij een dergelijke zak dient te tillen. Doordat de context blijkbaar bepaalt welke associatie op een specifiek moment geldt, blijft een patiënt kwetsbaar voor terugval. Ook al is de exposurebehandeling succesvol geweest, toch kunnen 'oude' associaties binnen bepaalde contexten weer sterker worden. Tijdens de exposurebehandeling is het daarom belangrijk om verschillende activiteiten te oefenen in verschillende contexten. Tevens dient men binnen de behandeling aandacht te besteden aan deze mogelijke terugval (terugvalpreventie, ▶ H. 19).

De behandeling bestaat uit drie stappen: (1) afname PHODA, (2) educatie en (3) exposure in vivo met gedragsexperimenten, welke hieronder kort zullen worden uiteengezet. Voor een gedetailleerde uitleg van de 'exposure in vivo'-behandeling verwijzen we naar het handboek *Graded Exposure: Een cognitief gedragsmatige aanpak van chronische pijn* (Verbunt en Smeets 2016).

17.3.1 Afname PHODA

Met de *photograph series of daily activities* (PHODA) kan de verwachte schadelijkheid van activiteiten en/of bewegingen worden gemeten. Er is een versie voor de rug (Leeuw et al. 2007), de bovenste extremiteiten (Dubbers et al. 2003) en de onderste extremiteiten (Jelinek et al. 2003). Ook is er een versie voor kinderen (Verbunt et al. 2015). Tevens wordt de PHODA gebruikt om (een beter) inzicht te krijgen in mogelijke catastrofale gevolgen, verwachtingen/cognities en angsten ten aanzien van specifieke activiteiten en/of bewegingen. Het is geen voorwaarde dat er 'irreële' cognities zijn over schade om een exposurebehandeling uit te voeren. Ook wanneer een patiënt bijvoorbeeld denkt dat er als gevolg van een specifieke activiteit en/of beweging functieverlies zal optreden, of verwacht de rest van de dag niks meer te kunnen doen, is exposure in vivo een geschikte behandeling. Bijvoorbeeld, een patiënt die verwacht dat zwaar tillen ertoe gaat leiden dat hij door de benen zakt of de rest van de dag niet in staat zal zijn om iets fysieks te ondernemen, kan ervaren dat zijn verwachting niet klopt, omdat hij zal merken dat hij gewoon de controle behoudt.

17.3.2 Educatie

Het doel van de educatie is tweeledig. Op de eerste plaats een medisch deel, uitgevoerd door een (revalidatie)arts, waarin de patiënt informatie wordt gegeven over pijn, de neurofysiologie van pijn, pijngewaarwording en centrale sensitisatie (▶ H. 1 en 15). Het is vooral belangrijk dat de patiënt weet dat hij alle bewegingen mag maken ondanks de pijn. In de uitzonderlijke situaties waarin dat niet het geval is, wordt zo concreet mogelijk duidelijk gemaakt bij welke activiteit of beweging hij voorzichtig dient te zijn om verdere schade te voorkomen. De patiënt wordt ook duidelijk gemaakt dat de behandelaars beseffen dat de patiënt pijn ervaart en dat dit voor hem een serieus probleem is. Wanneer het voor de patiënt duidelijk is dat er geen duidelijke relatie is tussen medische pathologie en pijn, of dat de eventueel aanwezige pathologie niet wordt verergerd door het uitvoeren van bepaalde activiteiten en bewegingen, wordt in het tweede deel van de educatie samen met de patiënt een op hem toegesneden vreesvermijdingsmodel geconstrueerd. Dit heeft tot doel een alternatieve verklaring te geven voor het voortbestaan van de pijnklachten en de daarmee samenhangende beperkingen. In de multidisciplinaire revalidatiesetting wordt de educatie in principe door de gedragstherapeut (GZ-/klinisch psycholoog) gegeven, met aanvullingen van de paramedicus.

Belangrijk is dat de patiënt na de educatie bereid is om te gaan onderzoeken en ervaren of het reduceren van aan pijn gerelateerde angst, middels exposure in vivo, uiteindelijk leidt tot het beter kunnen omgaan met pijn en de daarmee gepaard gaande beperkingen. Onderzoek van de Jong en collega's (2005b) heeft laten zien dat educatie al een vermindering in aan pijn gerelateerde angst kan bewerkstelligen. Echter, daadwerkelijke blootstelling is nodig om een verbetering in functioneren te bewerkstelligen.

17.3.3 Exposure in vivo met gedragsexperimenten

Voordat een gedragsexperiment kan worden uitgevoerd, selecteren patiënt en behandelaars samen een activiteit. De persoonlijke behandeldoelen (bijvoorbeeld bepaald aan de hand van de Canadian Occupational Performance Measure (COPM) (Eijssen et al. 2018) en de uitkomst van de PHODA kunnen worden gebruikt bij het bepalen van de keuze hiervan. Het is belangrijk om een activiteit en/of beweging te kiezen waarvan het waarschijnlijk is dat het de patiënt een 'wauw-ervaring' gaat opleveren (patiënt is verrast over de uitkomst). Wanneer, zoals eerder aangegeven, het contrast tussen de verwachting die de patiënt vooraf heeft en wat er daadwerkelijk gebeurt maximaal is, levert dit namelijk het beste leereffect op. Men dient wel in te schatten of dergelijke activiteiten voor een eerste exposuresessie niet te bedreigend zijn. Er kan dan beter – in overleg met de patiënt – een activiteit en/of beweging worden gekozen die minder bedreigend is, maar wel zorgt voor een 'wauw-ervaring'.

Er wordt rekening gehouden met de mogelijkheid dat de eerste exposuresessies kunnen zorgen voor een heftige pijntoename. Om de patiënt gemotiveerd te houden, is het belangrijk om samen met de patiënt activiteiten te kiezen die naast spannend ook leuk of belangrijk zijn voor de patiënt. Echter, een behandelaar streeft naar een maximaal verrassingseffect en zal dus niet altijd automatisch de door patiënt benoemde activiteiten kiezen. Daarnaast kan een patiënt de neiging hebben om een veilige activiteit te kiezen, waardoor er geen verrassingseffect optreedt en de irrationele gedachten onvoldoende getoetst worden. Als de patiënt verwacht dat de pijn toeneemt na een activiteit, dan wordt nagegaan wat dit voor hem betekent. Wanneer de patiënt het idee heeft dat pijntoename in relatie staat tot schade of verwacht door de pijn niets meer te kunnen doen, kunnen deze gedachten tijdens een nieuw gedragsexperiment worden getoetst. Het is belangrijk om niet op pijn te evalueren. Gezien de spanning die een gedragsexperiment oproept, alsook dat activiteiten of bewegingen worden uitgevoerd die lange tijd zijn vermeden, hoort een toename van de pijn erbij.

Wanneer de patiënt tijdens de educatie de angst nog niet zo herkent, leert de klinische ervaring om in de eerste sessie een activiteit te kiezen waarbij de angst waarschijnlijk voelbaar wordt. Als de patiënt de angst vervolgens ervaart en zich bewust wordt dat deze angst een rol speelt, kan dit de succeservaringen na de uitvoer van een activiteit vergroten en is de kans op een duidelijke onevenwichtigheid tussen verwachting en ervaring het grootst. Sommige verwachtingen zijn lastig om binnen één behandelsessie te toetsen. Bijvoorbeeld voor de gedachte: 'De rest van de dag kan ik niet meer bewegen', zal een gedragsexperiment moeten worden gemaakt waarbij toetsbare verwachtingen worden geformuleerd die betrekking hebben op het functioneren voor de rest van de dag. In de eerstvolgende behandelsessie kunnen de gevolgen van dit gedragsexperiment dan worden geëvalueerd. In principe wordt een patiënt blootgesteld aan alle mogelijke activiteiten en/of bewegingen die angst oproepen en waar irreële verwachtingen over zijn, en waarvan mag worden uitgegaan dat gezonde mensen ze gewoon kunnen uitvoeren. Om de patiënt extra vertrouwen te geven in zijn eigen lichaam, kan ervoor gekozen worden om de patiënt bloot te stellen aan een aantal activiteiten en/of bewegingen die verdergaan dan wat de patiënt zich ten doel stelt in het dagelijks leven. De gedragsexperimenten worden uitgevoerd binnen een omgeving die het best past bij de activiteit. Het blootstellen aan verschillende activiteiten en/of bewegingen in verschillende contexten kan generalisatie bevorderen en een mogelijke terugval voorkomen of inperken (Trost et al. 2008).

Soms durft een patiënt een beweging of activiteit wel uit te voeren – hij vermijdt deze niet – maar maakt hij wel gebruik van veiligheidsgedrag. Zo kan een patiënt de rugspieren aanspannen, adem inhouden, grimassen, door de knieën gaan of cognitieve strategieën gebruiken, zoals aan iets anders denken op het moment dat hij een last gaat tillen. Voor de patiënt is dit een voorwaarde om de activiteit uit te voeren. Nadeel is dat dit de patiënt leert dat hij de activiteit kan uitvoeren dankzij dit veiligheidsgedrag ('Omdat ik mijn spieren aanspan, verschuiven er geen wervels') en niet kan leren dat de verwachte catastrofe niet optreedt. Op de korte termijn maakt het veiligheidsgedrag dat de patiënt wellicht bereid is de activiteit uit te voeren, maar op de lange termijn houdt dit de angst in stand. Het is daarom belangrijk om de onderliggende motieven voor het veiligheidsgedrag in kaart te brengen. Zo kan er een gedragsexperiment worden gedaan waarin de patiënt wordt uitgedaagd een activiteit en/of beweging uit te voeren zonder dat er gebruik wordt gemaakt van veiligheidsgedrag.

17.4 Optimaliseren van exposure in vivo

Zoals eerder beschreven nemen we aan dat het centrale werkingsmechanisme van extinctie, en dus van exposuretherapie, inhibitorisch leren is: de patiënt leert dat blootstelling aan de situatie die angst oproept (tillen) niet leidt tot het gevreesde gevolg (verschuiven van wervels), maar feitelijk ongevaarlijk is. Punt van aandacht blijft wel dat de angstopwekkende associatie (tillen en verschuiven van wervels) eveneens blijft bestaan. Het doel van exposure is de inhibitorische associatie zo sterk mogelijk te maken, zodat deze associatie de angstopwekkende associatie domineert.

De volgende strategieën kunnen worden toegepast om inhibitorisch leren te bevorderen en zo het effect van exposure in vivo te optimaliseren (gebaseerd op Craske et al. 2014).

1. *Verwachtingsdisconfirmatie.* Geef de exposuresessies zo vorm dat de gevreesde gevolgen waar de patiënt bang voor is maximaal worden ontkracht. Het gaat er dus om wat je moet leren ('Als ik til, dan verschuiven de wervels niet') en niet om een afname van de aan pijn gerelateerde angst. De patiënt hoeft niet in de situatie te blijven totdat de angst daalt, maar totdat de gevreesde gevolgen (verschuiven van de wervels) zijn ontkracht. Belangrijk hierbij is om voor elk gedragsexperiment de angstige verwachting concreet te maken, en na ieder experiment aan de cliënt te vragen wat deze geleerd heeft over het niet-optreden van de gevreesde gevolgen.
2. *Deepened extinction.* Stel de patiënt bloot aan verschillende activiteiten en/of bewegingen die angst oproepen door ze eerst één voor één aan te bieden, en vervolgens in combinatie met elkaar (bijvoorbeeld na drie keer een verschillend object te hebben getild en van een verhoging af te springen). Het is belangrijk dat de verschillende angstopwekkende activiteiten en/of bewegingen wel dezelfde gevreesde gevolgen voorspellen (bijvoorbeeld het verschuiven van de wervels).
3. *Occasioneel bekrachtigde extinctie.* Bied soms de gevreesde gevolgen aan tijdens de exposure. Laat de patiënt bijvoorbeeld een activiteit en/of beweging uitvoeren die zeker voor (een toename van) pijn zorgt of induceer een paniekaanval bij een patiënt die in paniek raakt van bepaalde lichamelijke sensaties. Tijdens de sessie zal de angst omhooggaan, maar op de langere termijn zal het juist voor minder angst zorgen.
4. *Variabiliteit.* Varieer de activiteiten en/of bewegingen, de duur van de exposure-oefeningen en de niveaus van intensiteit tijdens de exposuresessies. Concreet betekent dit het selecteren van activiteiten en/of bewegingen in willekeurige volgorde. Dus niet de activiteiten en/of bewegingen die minder bedreigend zijn eerst en de bedreigendste later tijdens de exposuretherapie. Er is daardoor een verandering van 'interne' contexten: binnen de exposure varieert het arousalniveau van de patiënt.
5. *Retrieval cues.* Het toevoegen van geheugensteuntjes om wat tijdens de exposure in vivo is geleerd op een later tijdstip te kunnen terughalen in het geheugen en te gebruiken in andere contexten (buiten de exposuretherapie). Een voorbeeld van een dergelijk geheugensteuntje is het in gedachten ophalen van de omgeving waarin de gedragsexperimenten hebben plaatsgevonden (bijvoorbeeld een oefenzaal van de revalidatie).
6. *Multipele contexten.* Voer de exposuresessies uit in verschillende 'externe' contexten: bijvoorbeeld alleen op verschillende locaties, op verschillende tijdstippen van de dag en verschillende dagen van de week.
7. *Affect labeling.* Vraag aan de patiënt om tijdens de gedragsexperimenten emotionele reacties te verwoorden. Onderzoek heeft aangetoond dat taakverwerking een specifieke regio in de cortex activeert, die de activiteit in de amygdala vermindert en zo angstige reacties afzwakt. Hierdoor kan affect labeling mogelijk het inhibitorische leren versterken.

17.5 Tot slot

Ondanks het succes van exposure in vivo zijn er ook kanttekeningen te plaatsen bij de huidige stand van zaken bij de toepassing van deze behandeling. Extinctie gebeurt niet zomaar door een exposurebehandeling. Extinctie is namelijk nooit volledig. Zo is het vaak niet duidelijk waaruit de inhoud van een exposuresessie dient te bestaan. Dient deze zich te richten op de CS (bijvoorbeeld bewegingen die gepaard gaan met een 'scherpe' pijnscheut), rekening houdend met de context waarin mogelijke catastrofale gedachten (US) (bijvoorbeeld het kunnen breken van de rug) opkomen? Of is het wellicht een betere strategie om meer te weten te komen van de betekenis van de denkbeeldige US en richt de exposuresessie zich op – bij voorkeur imaginair – een confrontatie met deze US. Daarnaast wordt vaak vergeten dat een US in essentie emotioneel beladen kan zijn. Aangenomen wordt dat angstklachten ontstaan vanuit een associatief leerproces, waarvan vaak de oorsprong niet te achterhalen valt. Zelfs met een uitstekende diagnostiek voorhanden dienen we ons ervan bewust te zijn dat conditionering een zuiver theoretische term is, die ingevoerd is om te begrijpen hoe eerder neutrale bewegingen of activiteiten een andere, catastrofale betekenis krijgen onder bepaalde voorwaarden. De uitdaging is om voortdurend uit te maken in hoeverre dit perspectief helpt om iets van de klinische presentatie van de pijnproblematiek te begrijpen. Een ander punt van aandacht behoeft veiligheidsgedragingen en de tegenstrijdige wijze hoe hier binnen de exposureliteratuur mee omgegaan wordt. Soms worden deze aangeleerd of juist zo veel mogelijk verbannen. Als deze intern gegenereerd worden, lijkt er geen probleem. Echter, externe veiligheidsgedragingen (zoals een pijnstiller nemen, een hulpmiddel gebruiken, naar de dokter of therapeut gaan enzovoort) lijken wel een probleem, omdat deze op een bepaald moment kunnen verdwijnen, met als gevolg dat hierdoor het mogelijk uitblijven van een catastrofale gebeurtenis (inhibitie) wordt opgeheven. Ten slotte: het toepassen van exposure vergt training en oefening, ook voor de behandelaar. Naast een natuurlijke affiniteit met exposure is het ook belangrijk om zowel theoretische, praktische en informele kennis te verwerven over het toepassen van exposure in vivo. Scholing en continue aandacht voor het optimaal toepassen van de huidige stand van zaken over exposure in de dagelijkse praktijk is essentieel. Zie ook:

▶ www.adelante-zorggroep.nl.

Literatuur

Claes, N., Goossens, M. E. J. B., & Vlaeyen, J. W. S. (2016). De rol van angst bij pijn: Theoretische aspecten. In J. A. Verbunt & R. J. E. M. Smeets (Red.), *Graded exposure: Een cognitief gedragsmatige aanpak van chronische pijn* (pag. 5–18). Houten: Bohn Stafleu van Loghum – Springer.

Craske, M. G., Kircanski, K., Zelikowsky, M., Mystkowski, J., Chowdhury, N., & Baker, A. (2008). Optimizing inhibitory learning during exposure therapy. *Behaviour Research and Therapy, 46*(1), 5–27.

Craske, M. G., Treanor, M., Conway, C. C., Zbozinek, T., & Vervliet, B. (2014). Maximizing exposure therapy: An inhibitory learning approach. *Behaviour Research and Therapy, 58,* 10–23.

Dubbers, A. T., Vikström, M. H., & Jong, J. R. de (2003). The Photograph series of Daily Activities (PHODA-UE): cervical spine and shoulder. Heerlen/Maastricht, the Netherlands: Zuyd University, Institute for Rehabilitation Research (iRv), Universiteit Maastricht.

Eijssen, I., Hartingsveldt, M. van, & Verkerk, G. (2018). COPM: De nieuwe Nederlandse vertaling. *Ergotherapie Magazine, 3,* 32–35.

Hofmann, S. G. (2008). Cognitive processes during fear acquisition and extinction in animals and humans: Implications for exposure therapy of anxiety disorders. *Clinical Psychology Review, 28*(2), 199–210.

Hollander, M. den, Goossens, M. E. J. B., Jong, J. R. de, Ruijgrok, J., Oosterhof, J., Onghena, P., et al. (2016). Expose or protect? A randomized controlled trial of exposure in vivo versus physiotherapy in patients with complex regional pain syndrome type 1. *Pain, 157*(10), 2318–2329.

Jelinek, S., Germes, D., Leyckes, N., & Jong, J. R. de (2003). *The photograph series of daily activities (PHODA-LE): Lower extremities*. Heerlen/Maastricht, the. Netherlands: Zuyd University, Institute for Rehabilitation Research (iRv), Universiteit Maastricht.

Jong, J. R. de, Vangronsveld, K., Peters, M. L., Goossens, M. E. J. B., Onghena, P., Bulté, I., et al. (2008). Reduction of pain-related fear and disability in post-traumatic neck pain: A replicated single-case experimental study of exposure in vivo. *Journal of Pain, 9*(12), 1123–1134.

Jong, J. R. de, Vlaeyen, J. W. S., Eijsden, M. van, Loo, C., & Onghena, P. (2012). Reduction of pain-related fear and increased function and participation in work-related upper extremity pain (WRUEP): Effects of exposure in vivo. *Pain, 153,* 2109–2118.

Jong, J. R. de, Vlaeyen, J. W. S., Onghena, P., Cuypers, C., Hollander, M. den, & Ruijgrok, J. (2005a). Reduction of pain-related fear in complex regional pain syndrome type I: the application of graded exposure in vivo. *Pain, 116,* 264–275.

Jong, J. R. de, Vlaeyen, J. W. S., Onghena, P., Goossens, M. E. J. B., Geilen, M., & Mulder, H. (2005b). Fear of movement/(re)injury in chronic low back pain: Education or exposure in vivo as mediator to fear reduction? *Clinical Journal of Pain, 21,* 9–17.

Leeuw, M., Goossens, M. E., Breukelen, G. J. van, Boersma, K., & Vlaeyen, J. W. S. (2007). Measuring perceived harmfulness of physical activities in patients with chronic low back pain: The photograph series of daily activities-short electronic version. *Journal of Pain, 8*(11), 840–849.

Leeuw, M., Goossens, M. E. J. B., Breukelen, G. J. P. van, Jong, J. R. de, Heuts, P. H. T. G., Smeets, R. J. E. M., et al. (2008). Exposure in vivo versus operant graded activity in chronic low back pain patients: Results of a randomized controlled trial. *Pain, 138,* 192–207.

Lethem, J., Slade, P. D., Troup, J. D., & Bentley, G. (1983). Outline of a fear-avoidance model of exaggerated pain perception-I. *Behaviour Research and Therapy, 21*(4), 401–408.

Lissek, S., Powers, A. S., McClure, E. B., Phelps, E. A., Woldehawariat, G., Grillon, C., et al. (2005). Classical fear conditioning in the anxiety disorders: A meta-analysis. *Behaviour Research and Therapy, 43*(11), 1391–1424.

Meuret, A. E., Seidel, A., Rosenfield, B., Hofmann, S. G., & Rosenfield, D. (2012). Does fear reactivity during exposure predict panic symptom reduction? *Journal of Consulting and Clinical Psychology, 80*(5), 773–785.

Slade, P. D., Troup, J. D., Lethem, J., & Bentley, G. (1983). The fear-avoidance model of exaggerated pain perception-II. *Behaviour Research and Therapy, 21*(4), 409–416.

Trost, Z., France, C. R., & Thomas, J. S. (2008). Exposure to movement in chronic back pain: Evidence of successful generalization across a reaching task. *Pain, 137*(1), 26–33.

Verbunt, J. A., Nijhuis, A., Vikstrom, M., Stevens, A., Haga, N., Jong, J. R. de, et al. (2015). The psychometric characteristics of an assessment instrument for perceived harmfulness in adolescents with musculoskeletal pain (PHODA-youth). *European Journal of Pain, 19*(5), 695–705.

Verbunt, J. A., & Smeets, R. J. E. M. (Eds.). (2016). *Graded exposure.* Houten: Bohn Stafleu van Loghum.

Vlaeyen, J. W. S., Crombez, G., & Linton, S. J. (2016). The fear-avoidance model of pain. *Pain, 157*(8), 1588–1589.

Vlaeyen, J. W. S., Jong, J. R. de, Geilen, M., Heuts, P. H., & Breukelen, G. van (2001). Graded exposure in vivo in the treatment of pain-related fear: A replicated single-case experimental design in four patients with chronic low back pain. *Behaviour Research and Therapy, 39*(2), 151–166.

Vlaeyen, J. W. S., Jong, J. R. de, Geilen, M., Heuts, P. H., & Breukelen, G. van (2002a). The treatment of fear of movement/(re)injury in chronic low back pain: Further evidence on the effectiveness of exposure in vivo. *Clinical Journal of Pain, 18*(4), 251–261.

Vlaeyen, J. W. S., Jong, J. R. de, Onghena, P., Kerckhoffs-Hanssen, M., & Kole-Snijders, A. M. (2002b). Can pain-related fear be reduced? The application of cognitive-behavioural exposure in vivo. *Pain Research and Management, 7*(3), 144–153.

Vlaeyen, J. W. S., Kole-Snijders, A. M., Rotteveel, A. M., Ruesink, R., & Heuts, P. H. (1995). The role of fear of movement/(re)injury in pain disability. *Journal of Occupational Rehabilitation, 5,* 235–252.

Acceptance and commitment therapy

K.M.G. Schreurs, B. van Baalen en P.H.T.G. Heuts

Samenvatting

Pijn hoort bij het leven. Wanneer pogingen om pijn te controleren of te bestrijden niet of niet afdoende slagen, maakt dit verdrietig, machteloos en opstandig. Dit leidt op den duur tot meer klachten en beperkingen. Bovendien komen patiënten in hun gevecht met de steeds terugkerende pijn dikwijls niet meer toe aan dat wat het leven voor hen de moeite waard maakt. In *acceptance and commitment therapy* (ACT) richten patiënten zich hier weer op, stoppen ze het gevecht tegen de pijn en merken dat dit ruimte geeft om te doen waar het in hun leven om draait. ACT is gebaseerd op de *relational frame theory* (RFT). Dit is een ontwikkeling binnen de psychologische leertheorieën die de verbale vermogens van mensen centraal stelt. In dit hoofdstuk gaan we in op de wetenschappelijke evidentie voor ACT, leggen we het klinische model van ACT uit, illustreren we een aantal oefeningen aan de hand van een casus en geven tips en valkuilen bij de toepassing van ACT.

18.1 Theorie – 210

18.2 Wetenschappelijke evidentie – 211

18.3 Behandeling in de praktijk – 212

18.4 Tips en valkuilen – 215

18.5 Tot slot – 216

Literatuur – 216

© Bohn Stafleu van Loghum is een imprint van Springer Media B.V., onderdeel van Springer Nature 2019
J. A. Verbunt, J. L. Swaan, H. R. Schiphorst Preuper en K. M. G. Schreurs (Red.), *Handboek pijnrevalidatie*,
https://doi.org/10.1007/978-90-368-2230-5_18

Pijn hoort bij het leven. Mensen leven niet lang als ze geen pijnsensaties hebben of opmerken. Pijnsensaties zijn een signaal dat er iets mis is in ons lichaam, dat het nodig is om activiteiten te onderbreken en gepaste maatregelen te nemen, waarna de pijn weer verdwijnt. Deze signaalfunctie van pijnsensaties maakt dat pijnsensaties geassocieerd worden met dreiging en gevaar, waarvan we zo snel mogelijk af willen. Het is juist door deze signaalfunctie van pijnsensaties, met de betekenis van dreiging en aanzet tot actie, waardoor patiënten met chronische pijn vastlopen. De 'natuurlijke' reactie tot pijnbestrijding pakt negatief uit. Vruchteloze pogingen om de pijn te controleren of te bestrijden maken verdrietig, machteloos en opstandig, en leiden op den duur tot meer klachten en beperkingen.

18.1 Theorie

Acceptance and commitment therapy (ACT) is bij uitstek geschikt om de spiraal van vruchteloos vechten tegen pijn te doorbreken. Het helpt de aandacht te richten op dat wat het leven de moeite waard maakt. ACT is gebaseerd op de *relational frame theory* (RFT). In ▶H. 2 hebben we deze theorie uitgelegd en aangegeven dat pijnsensaties bij patiënten met chronische pijn onderdeel zijn van uitgebreide *relational frames*, die gemakkelijk geactiveerd worden. Zelfs als iemand op dit moment geen pijn heeft en dit opmerkt, worden relational frames van pijn geactiveerd omdat 'niet-pijn' automatisch de omgekeerde relatie 'pijn' oproept. Daarnaast ervaren patiënten met chronische pijn daardoor veel momenten van dreiging, omdat al die associaties met pijnsensaties ook gekoppeld zijn aan dreiging. Ten slotte wordt de gedragstendens van vermijden van pijnsensaties regelmatig geactiveerd omdat stimuli, gedachten en gevoelens die geassocieerd zijn met pijnsensaties ook deze neigingen tot vermijding oproepen. Kortom, bij patiënten met chronische pijn is pijn nagenoeg niet te vermijden en zijn er veelvuldige ervaringen van dreiging en hardnekkige pogingen tot vermijding van pijn die averechts uitwerken omdat daarmee de netwerken van alle associaties met pijnsensaties blijven bestaan (McCracken 2005). In ACT wordt daarom gestreefd naar het doen afnemen van de invloed van aan pijn gerelateerde relational frames op het gedrag en het doen toenemen van de invloed van aan waarden gerelateerde frames. Er wordt niet geprobeerd pijngerelateerde netwerken te doen verdwijnen of te controleren, omdat dit niet mogelijk is.

ACT is gericht op het vergroten van de psychische flexibiliteit: het vermogen om gedrag vol te houden of juist te veranderen om waardevolle levensdoelen na te streven (Hayes et al. 2012). Het klinische model van ACT kan worden samengevat in zes processen, die elk bestaan uit een flexibele en een inflexibele dimensie (◘fig. 18.1).

Aanvaarding is de flexibele tegenpool van experiëntiële vermijding. Aanvaarding betekent het ervaren van innerlijke stimuli zoals sensaties, gedachten en emoties, zonder deze te willen veranderen of te vermijden. Het is de bereidheid het leven te nemen zoals het komt. Daarvoor is het nodig om gedachten te kunnen beschouwen als gedachten, in plaats van ze te beschouwen als een letterlijke weergave van de werkelijkheid. Dit proces wordt *cognitieve defusie* genoemd, in tegenstelling tot cognitieve fusie waarin gedachten het gedrag bepalen. Opmerken van de ervaringen die men *nu* heeft, helpt om automatismen van experiëntiële vermijding en cognitieve fusie te doorbreken. Wie opmerkt wat er nu gebeurt, is niet verstrikt in piekeren over de toekomst of het verleden. Dit gebeurt door mindfulness oefeningen, waarin ervaringen worden geobserveerd op een open, niet-defensieve manier, gericht op het moment, zonder toegevoegd oordeel. Deze oefeningen bieden ook de gelegenheid om het *observerende zelf* te ervaren, het psychologische proces waardoor mensen zelfkennis hebben. Hierdoor wordt het mogelijk los te komen van zelfbeschrijvingen, descripties, die groei en

18.2 · Wetenschappelijke evidentie

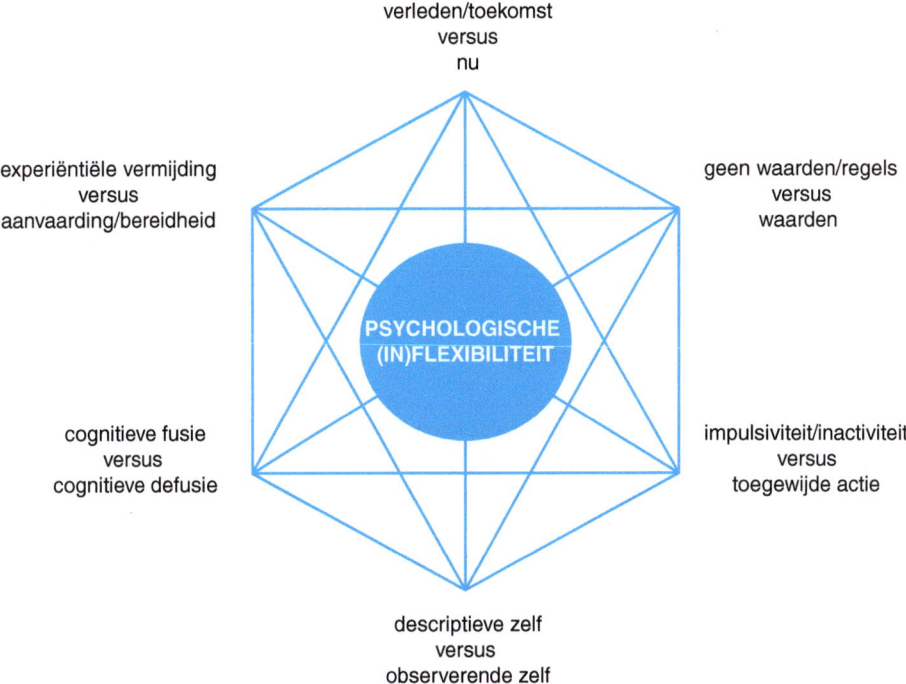

Figuur 18.1 Flexibele en inflexibele dimensies van ACT-processen (naar Hayes et al. 2012)

keuze belemmeren. Uiteindelijk gaat het ACT om het kunnen realiseren van waarden. Waarden zijn de zelf gekozen richtingen waarin iemand wil dat zijn leven gaat, in tegenstelling tot een richting waarbij eigen waardevolle levensdoelen ontbreken of waarbij iemand zich volledig conformeert aan sociale regels. Waarden krijgen vorm in *toegewijde acties*, acties die bijdragen aan het realiseren ervan. Toegewijde acties leiden doorgaans tot vitaliteit, in tegenstelling tot vermijdend of impulsief gedrag, dat vaak tot meer lijden leidt (Hayes et al. 2006).

18.2 Wetenschappelijke evidentie

ACT is door de Society of Clinical Psychology van de American Psychological Association (2017) erkend als een evidencebased behandeling voor chronische pijn. In meta-analyses en systematische reviews wordt geconcludeerd dat ACT kleine tot middelgrote effecten heeft op pijninterferentie, kwaliteit van leven en psychisch problematiek (A-Tjak et al. 2015; Veehof et al. 2016; Simpson et al. 2017). Pijninterferentie – de mate waarin pijn het dagelijks leven bepaalt – neemt af, waardoor patiënten hun leven als kwalitatief beter beoordelen en minder psychische problemen ervaren. Opmerkelijk is dat ACT en op mindfulness gebaseerde behandelingen ook tot afname van pijnintensiteit leiden (Veehof et al. 2016). Mogelijk leidt het weer ondernemen van waardevolle activiteiten tot positieve gevoelens, die kunnen werken als een buffer tegen pijnsensaties (McCracken en Vowles 2014).

Bij fibromyalgie is gevonden dat ACT kosteneffectiever is dan de reguliere behandeling of behandeling met medicatie (Luciano et al. 2017). Recente studies laten zien dat ACT ook effectief kan zijn wanneer het als e-health of zelfhulpprogramma wordt aangeboden

(Johnston et al. 2010; Buhrman et al. 2013; Lappalainen et al. 2014; Trompetter et al. 2014; Herbert et al. 2017). Interessant zijn de studies naar de werkingsprocessen van ACT. Hoewel het in studies tot nu toe om post-hocanalyses gaat, waardoor de *power* van onderzoeken nog beperkt is, lijkt het er toch op dat ACT inderdaad werkt via afname van vermijding; het werkingsmechanisme dat je zou verwachten (Vowles et al. 2007; Wicksell et al. 2010; Trompetter et al. 2015). Maar ook afname van catastroferen blijkt een mediator in de werking van ACT-behandelingen (Kristjandottir et al. 2013; Trompetter et al. 2015). Hoewel catastroferen niet een direct aangrijpingspunt in ACT vormt, nemen deze cognities kennelijk toch voldoende af om bij te dragen bij aan een succesvolle ACT-behandeling.

18.3 Behandeling in de praktijk

Een ACT-behandeling begint met het bevorderen van de motivatie om een nieuwe weg te gaan. Dit proces wordt creatieve hopeloosheid genoemd. Creatief omdat het realiseren van waardevolle doelen altijd mogelijk is, hopeloos omdat de oude weg van pogingen tot pijnvermijding hopeloos is (Hayes et al. 2012). De perspectiefwisseling van pijncontrole naar 'leven met pijn' gebeurt geleidelijk. De patiënt heeft tijd nodig om deze boodschap te laten indalen. Vaak zal de boodschap bij de verwijzing naar pijnrevalidatie alleen nog op rationeel niveau worden gehoord. Bij de intakefase kan dit beginnende inzicht worden verdiept en concreet worden gemaakt voor de betreffende patiënt. Het hopeloze van een eenzijdige agenda van pijnbestrijding kan expliciter worden gemaakt door de reeds verrichte biomedische behandelingen te inventariseren en samen te constateren dat dit kennelijk niet voldoende heeft geholpen. Anders zocht de patiënt immers geen hulp. Het creatieve wordt bevorderd door patiënt te vragen welke waardevolle doelen hij kan realiseren als de revalidatie slaagt. Bij het begin van de behandeling is het belangrijk om nog een keer na te gaan in welke mate patiënt bereid is van perspectief te wisselen. Dikwijls is het voldoende om de patiënt te vragen hoe hij nu tegen de behandeldoelen aankijkt in vergelijking met het moment van verwijzing. Soms is het nodig nog meer aandacht aan het proces van creatieve hopeloosheid te besteden door alle (pijn)vermijdingsstrategieën systematisch te inventariseren, te evalueren of het gewenste doel van pijnbestrijding op korte en lange termijn gerealiseerd is en wat de gevolgen en kosten van het eenzijdig streven naar pijnbestrijding zijn geweest op de realisatie van waardevolle levensdoelen (Schreurs en Hulsbergen 2011). Hierna kunnen ACT-processen in willekeurige volgorde aan bod komen (Heuts en Kleen 2015; Robinson et al. 2004).

ACT-processen kunnen ook worden beschouwd als vaardigheden die een patiënt in meer of mindere mate beheerst. Volgorde en intensiteit kunnen worden afgestemd op de individuele patiënt. In pijnbehandelingen is het doorgaans belangrijk om het expliciteren van waarden vroeg in de behandeling in te zetten, zodat de patiënt weet waartoe het de moeite waard is pijnsensaties te verdragen. In een groepsbehandeling kan een wat meer algemeen protocol worden gevolgd, maar ook in deze programma's is het mogelijk te variëren (Veehof et al. 2010; Schreurs en Hulsbergen 2011).

ACT kan monodisciplinair of multidisciplinair worden toegepast bij volwassenen, jongeren en kinderen vanaf de basisschoolleeftijd. De nadruk op een waardevol leven sluit aan bij het doel van de revalidatie om het functioneren van mensen te optimaliseren en kan daarmee een verbindende visie bieden voor de interventies van de verschillende disciplines. Behandelstrategieën die gericht zijn op verbetering van functioneren en daarbij adequate coping met pijnsignalen zoals *graded activity* (▶ H. 16) zijn dus goed te verenigen met ACT. Ook exposure in vivo (▶ H. 17) kan worden toegepast in een ACT-kader, door te benadrukken dat het zich blootstellen aan situaties die angst voor pijn of letsel oproepen, op den duur ruimte schept voor een waardevol leven. Daarnaast is het belangrijk te benadrukken dat het in ACT gaat om flexibiliteit. Interventies die tot pijnreductie leiden zonder waardevolle levensdoelen te doorkruisen, zijn uiteraard belangrijk. Het paradoxale is echter dat het rechtstreeks streven naar pijnreductie doorgaans juist averechts uitpakt, terwijl de pijnintensiteit afneemt door dit streven op te geven en zich te richten op de zaken die ertoe doen in het leven.

De kracht van ACT is dat het een kader geeft voor een interdisciplinaire behandelvisie. Het belangrijkste is dat alle teamleden het centrale uitgangspunt en doel van ACT onderschrijven, namelijk: het vruchteloos streven naar pijncontrole en het vermijden van onaangename gevoelens en gedachten leidt tot meer lijden. De behandeling is gericht op het realiseren van waardevolle levensdoelen op een wijze die aangepast is aan de context van dat moment. Het is niet nodig dat alle teamleden specifieke ACT-interventiestrategieën toepassen. De nadruk die fysiotherapeuten, ergotherapeuten en bewegingsagogen veelal leggen op het zich bewust worden van lichamelijke gewaarwordingen, sluit goed aan bij het belang van mindfulness in ACT en kan ondersteund worden met formele mindfulnessoefeningen. Waarden en toegewijde acties kunnen toegespitst worden op verschillende levensgebieden. Psychologen en maatschappelijk werkers kunnen afspreken wie aan welk levensgebied aandacht besteedt. Het is van belang dat de revalidatiearts ook goed is ingevoerd in ACT en zowel de indicatiestelling als de behandeling inhoudelijk kan ondersteunen. De handoefening die wordt beschreven in ▶ par. 18.4, is daarbij bijvoorbeeld goed bruikbaar. Omdat ACT gebaseerd is op psychologische leertheorieën, kan van psychologen worden verwacht dat zij het voortouw nemen in de analyse van het kernprobleem vanuit een ACT-perspectief en dat ze bewaken dat interventies in overeenstemming met het ACT-model worden toegepast. Verder zijn er echter geen algemeen geldende uitspraken te doen over welk ACT-proces het best past bij welke discipline. Ook hierin zijn flexibiliteit en aanpassing aan de specifieke context, zoals samenstelling van teams en specifieke scholing van teamleden, van belang (Schreurs en Hulsbergen 2011).

> **Casus, Annet**
>
> Annet is 32 jaar als ze zich voor een pijnintake meldt omdat ze niet meer ziet hoe ze verder moet met haar leven. Ze heeft veel last van rugklachten. De pijn is voortdurend aanwezig en maakt dat ze tot weinig meer komt. Ze woont samen met haar vriend en heeft een hond. Ze werkte tot twee maanden geleden als directiesecretaresse in een groot metaalbedrijf. Het was vaak moeilijk om zich staande te houden in een omgeving van merendeels mannelijke collega's, haar prestaties werden niet zo gezien en er was altijd veel nieuw werk. Ze was een fanatiek hardloopster, kon in het sporten alle frustratie uit haar werk kwijt en was trots op haar hardloopprestaties. Bij aanmelding ligt ze het merendeel van de dag op de bank, doet wat licht huishoudelijk werk en wandelt met de hond. Als adolescent heeft ze fanatiek geturnd. Dat ging erg goed omdat ze lenig was. Nu is de diagnose hypermobiliteitssyndroom gesteld en is er sprake van een *failed back surgery syndrome* (na een hernia-operatie).

Aan het einde van de intake wordt de zogenaamde 'handoefening' uitgevoerd. De behandelaar vraagt Annet goed naar haar hand, die ze op ooghoogte houdt, te kijken en vervolgens langs haar hand de kamer in. Samen merken ze op dat de hand vervaagt wanneer Annet de kamer in kijkt. Vervolgens legt de behandelaar uit dat de hand staat voor haar pijnklachten. Het proberen te bestrijden daarvan trekt de aandacht naar haar hand, die ze dan erg scherp ziet. Deze aandacht maakt dan dat ze de kamer, die staat voor de rest van haar leven, slechts vaag ziet. Met deze oefening kan worden geïllustreerd dat het voortdurende focus op pijnbestrijding leidt tot meer aandacht voor en daarbij meer pijn. Bovendien is dan de kamer niet scherp te zien: de prijs van vruchteloze pogingen tot pijnvermijding is vermindering van het realiseren van waardevolle levensdoelen. Ook kan Annet beseffen dat de pijn minder prominent aanwezig kan zijn wanneer ze haar aandacht richt op de kamer, op datgene wat haar leven de moeite waard maakt, omdat ze heeft ervaren dat de hand vervaagt als ze naar de kamer kijkt. Wanneer dit is geconstateerd kan ook al wat verkend worden welke zaken het leven voor Annet de moeite waard maken. Hiermee is het proces van creatieve hopeloosheid op gang gekomen. Dit kan nog eens worden verdiept door in de eerste sessie met de psycholoog of maatschappelijk werker te inventariseren en evalueren wat Annet al allemaal heeft gedaan om minder last te hebben van de pijn. Hier is het belangrijk niet alleen te kijken naar biomedische interventies, maar ook naar vermijdingsgedrag, zoals het opgeven van sporten en veel rusten. De uitkomst van deze fase is enerzijds de bereidheid om een andere weg te gaan en anderzijds het inzicht dat maatregelen misschien wel op korte termijn helpen, maar niet op lange termijn. En inzicht in de kosten ervan voor levensgeluk. Bij patiënten met chronische pijn is het doorgaans mogelijk om daarna levenswaarden te kunnen expliciteren. Dit kan gebeuren door oefeningen waarin iemand zich voorstelt wat ze graag wil dat anderen over haar zeggen (Veehof et al. 2010). Ook zijn er formulieren, lijsten en kaarten van eigenschappen of uitspraken over waarden beschikbaar (Jansen en Batink 2014).

Bij Annet roept dit veel emoties op. Ze voelt verdriet wanneer ze beseft dat er een groot verschil is tussen dat wat ze graag zou willen en haar huidige leven. Toch is ze in staat om met deze gevoelens op te merken dat ze zich vroeger 'echt levend' voelde, zoals ze het zelf uitdrukt, wanneer ze lichamelijk actief was. Voor Annet is bewegen op zich al van waarde; dat het ook bijdraagt aan een goede gezondheid komt daar nog bij. Omdat waarden pas betekenis krijgen wanneer iemand ook acties onderneemt in de richting van die waarde, vraagt de behandelaar aan Annet welke bewegingsactiviteit ze de komende week zou kunnen ondernemen. Op deze vraag antwoordt Annet dat ze zich niet serieus genomen voelt; ze kan toch niets doen met zo veel pijn. Annet heeft de gedachte voor waarheid aangenomen dat pijn alle activiteit uitsluit. Het helpt om de gedachte toe te voegen aan het hiervoor beschreven lijstje met maatregelen. Ook de cognitieve defusie-oefening waarbij 'maar' wordt vervangen door 'en' helpt. Annet kan de gedachte: 'ik wil gaan wandelen. maar ik heb pijn' omzetten in: 'ik wil gaan wandelen en ik heb pijn'. Nadat Annet bij de sport enige bewegingservaringen heeft opgedaan, voegt ze hieraan toe '… en ik ga een stukje wandelen en opletten wat ik in mijn voeten en benen merk als ik de ene voet voor de andere zet.' Dit laatste is een informele mindfulnessoefening, de aandacht richten op een niet-oordelende wijze. Mindfulness is een belangrijke component van ACT. Met informele mindfulnessoefeningen in het moment kan de patiënt gedachten en gevoelens opmerken die aanzetten tot automatisch vermijdingsgedrag en komt er ruimte om andere keuzes te maken. De vaardigheid om de aandacht te richten kan worden ontwikkeld en verdiept in formele mindfulnessoefeningen. Vaak zijn dit meditaties die regelmatig geoefend worden.

In termen van RFT helpen mindfulnessvaardigheden de patiënt om zich bewust te worden van zijn gedachten, gevoelens en gedragsneigingen wanneer hij pijnsensaties en daaraan gekoppelde stimuli ervaart. Hiermee kan de invloed van het pijngerelateerde relational frame afnemen en kan de patiënt gevoelig worden voor de directe consequenties van zijn gedrag. Annet kan bijvoorbeeld opmerken dat het afwikkelen van haar voeten 'levend voelt', zoals ze dat noemt. Ze kan hierna meer gaan opletten wanneer er zich een kans voordoet om gedrag te kiezen dat 'levend voelt'. Om het wat populair te formuleren: Annet komt uit haar hoofd en stemt haar gedrag meer af op haar ervaringen en de mogelijkheden van dat moment.

De aandacht kunnen richten en innerlijke stimuli opmerken, is slechts mogelijk wanneer er een instantie is die dit opmerkt. Dit wordt in ACT het observerend zelf of zelf-als-context genoemd. Wanneer iemand in staat is om op zichzelf te reflecteren, kan zij ook opmerken dat de zelfbeschrijvingen waarmee zij zich identificeert in feite gedachten en oordelen zijn, waarvan het niet nodig is om ze letterlijk te nemen en ze te beschouwen als regels die moeten worden opgevolgd. Flexibiliteit kan worden bevorderd door zelf-uitspraken te herformuleren als gedachten en oordelen. Annet merkt dat ze vastloopt doordat ze de regels volgt: 'Ik moet aardig worden gevonden'. Dit lukt niet in de behandeling met verschillende therapeuten en medepatiënten. Op deze momenten wordt ze erg angstig. Ze ontdekt dat ze deze regel al heel jong heeft afgeleid, doordat haar ouders veel aandacht hadden voor haar gehandicapte zusje en Annet slechts aandacht kreeg wanneer ze 'lief' was. Door deze regel te herformuleren in: 'Ik heb het oordeel dat ik altijd aardig gevonden moet worden', lukt het Annet steeds beter om te beslissen of ze haar regel in de betreffende context wel of niet wil opvolgen.

18.4 Tips en valkuilen

In ACT worden veel ervaringsgerichte oefeningen en metaforen gebruikt om te voorkomen dat behandelaar en patiënt in de valkuil van cognitieve fusie terechtkomen, dat wil zeggen dat ze verzanden in een brij van woorden waarbij de directe ervaring uit beeld verdwijnt. Daarom is het belangrijk ervaringsgerichte oefeningen niet tot in detail uit te leggen en metaforen zelf hun werk te laten doen. Zo is het bij de eerdergenoemde handoefening belangrijk om de patiënt de gelegenheid te bieden zelf het effect van het verplaatsen van aandacht te laten ervaren en de metafoor slechts aan te stippen.

Het gebruik van metaforen kan niet bij alle patiënten. Metaforen werken alleen als ze niet letterlijk worden genomen. Mensen met autismespectrumstoornissen zijn hiertoe minder goed in staat. Dan leiden metaforen tot verwarring, spanning en discussie. Interventies gericht op aanvaarding werken vaak het krachtigste met metaforen, maar het is ook mogelijk om samen met de patiënt concrete gedragingen af te spreken. Het is onze ervaring dat waardevolle acties en aanvaarding processen zijn die bij iedereen relevant kunnen zijn. Directe interventies gericht op cognitieve defusie en het observerende zelf vragen meer mentaliserend vermogen en zelfreflectie. Mindfulnessoefeningen zijn moeilijk wanneer patiënten niet in staat zijn tot mentaliseren of bij traumatische gebeurtenissen die nog actueel zijn of nog veel arousal oproepen. Het valt in dat geval te overwegen eerst een traumagerichte behandeling te geven.

In het leren of verdiepen van mindfulnessvaardigheden is er vaak verwarring tussen het proces van aandacht richten en de uitkomst ervan. Het doel van mindfulnessoefeningen is opmerken, ongeacht wat er wordt opgemerkt. Nogal wat patiënten koppelen mindfulnessoefeningen aan de uitkomst van ontspanning. Ontspanning is echter een gevolg dat soms wel, soms niet en soms voor even optreedt. Het doelbewust ontspannen van spieren is uiteraard aan te leren. Het is echter niet mogelijk om op wilskracht ontspanning vast te houden en spanning te onderdrukken, omdat het opmerken hiervan relational frames activeert van gedachten en gevoelens die gekoppeld zijn aan onrust en spanning. Hetzelfde mechanisme speelt een rol bij pijnervaringen bij mindfulnessoefeningen. Soms is er afname van pijnervaringen doordat de aandacht op andere plaatsen in het lichaam wordt gericht, soms echter blijven pijnsensaties juist de aandacht trekken en helpt het ze met aandacht op te merken. Het paradoxale is dat de intensiteit ervan dan juist afneemt.

Tot slot benadrukken we nog een keer dat het in ACT om psychische flexibiliteit gaat en om de functie van interventies; het gaat niet om de vorm of inhoud van de interventies. Aanvaarding van ongewenste pijnsensaties en gevoelens is geen doel op zich en wanneer er oplossingen zijn, worden die ook gebruikt. Het doel van alle interventies in ACT is het bevorderen van een waardevol leven. Wanneer een interventie daarbij helpt, maakt het niet uit of een interventie ontwikkeld is in een ACT-kader, afkomstig is uit andere therapierichtingen of behoort tot de reguliere interventiemethodieken van de disciplines betrokken bij pijnrevalidatie.

Momenteel wordt ACT vooral ingezet in multidisciplinaire pijnbehandelingen. Het kan echter ook monodisciplinair worden gegeven door een psycholoog. Daarnaast is het voor paramedici in de eerstelijn goed mogelijk om hun behandelingen in te zetten vanuit de visie van ACT op leven en lijden en deze aan te vullen met aanvaardings- en waardengerichte interventies.

18.5 Tot slot

ACT is een transdiagnostische therapie die intervenieert in algemene menselijke processen. Daarom is het zowel toepasbaar voor patiënten als voor zorgverleners. Sterker nog: een ACT-behandeling geven zonder de bereidheid pijnlijke ervaringen te aanvaarden, is gedoemd te mislukken en doet een patiënt tekort. Bovendien voelen ook zorgverleners zich vitaler als ze leven en werken in de richting van dat wat er voor hen toe doet. Gedegen scholing is noodzakelijk. Ten eerste omdat ACT specifieke interventies bevat die oefening eisen om zich eigen te maken, ten tweede omdat de ACT-visie verschilt van onze intuïtieve neiging om alle problemen te willen oplossen, en ten slotte omdat het nodig is de theoretische basis – RFT– voldoende te begrijpen om interventies te kunnen aanpassen aan de eigen behandelcontext en de specifieke patiënt. Er zijn inmiddels verschillende handboeken in het Nederlands verkrijgbaar (Veehof et al. 2010; Schreurs en Hulsbergen 2011; Heuts en Schreurs 2013; Jansen en Batink 2014; A-Tjak 2015) en veel informatie is te vinden op de websites van de nationale en internationale ACT-organisaties.

Literatuur

A-Tjak, J. (Red.). (2015). *Acceptance and Commitment Therapy. Theorie en praktijk*. (2e herziene druk). Houten: Bohn Stafleu van Loghum.

A-Tjak, J. G. L., Davis, M. L., Morina, N., Powers, M. B., Smits, J. A. J., & Emmelkamp, P. M. G. (2015). A meta-analysis of the efficacy of acceptance and commitment therapy for clinically relevant mental and physical health problems. *Psychotherapy and Psychosomatics, 84*, 30–36.

Buhrman, M., Fredriksson, A., Edström, G., Shafiei, D., Tärnqvist, C., Ljótsson, B., et al. (2013). Guided internet-delivered cognitive behavioural therapy for chronic pain patients who have residual symptoms after rehabilitation treatment: Randomized controlled trial. *European Journal of Pain, 17*(5), 753–765.

Hayes, S. C., Luoma, J. B., Bond, F. W., Masuda, A., & Lillis, J. (2006). Acceptance and commitment therapy: Model, processes and outcomes. *Behaviour Research Therapy, 44*(1), 1–25.

Hayes, S. C., Strosahl, K. D., & Wilson, K. G. (2012). *Acceptance and commitment therapy. The process and practice of mindful change* (2nd ed.). New York, London: The Guilford Press.

Herbert, M. S., Afari, N., Liu, L., Heppner, P., Rutledge, T., Williams, K., et al. (2017). Telehealth versus in-person acceptance and commitment therapy for chronic pain: A randomized noninferiority trial. *European Journal of Pain, 18*(2), 200–211.

Heuts, P., & Kleen, M. (2015). ACT bij chronische pijn. In J. A-Tjak (Red.). *Acceptance & commitment therapy: Theorie en praktijk* (pag. 119–126) (2e herziene druk). Houten: Bohn Stafleu van Loghum.

Literatuur

Heuts, P., & Schreurs, K. (2013). *Werken met acceptance & commitment therapie in TEAMS.* Hoensbroek: Adelante-Zorggroep.

Jansen, G., & Batink, T. (2014). *Time to ACT! Het basisboek voor professionals.* Zaltbommel: Thema.

Johnston, M., Foster, M., Shennan, J., Starkey, N. J., & Johnson, A. (2010). The effectiveness of an acceptance and commitment therapy self-help intervention for chronic pain. *Clinical Journal of Pain, 26*(5), 393–402.

Kristjánsdóttir, O. B., Fors, E. A., Eide, E., Finset, A., Stensrud, T. L., Dulmen, S. van, et al. (2013). A smartphone-based intervention with diaries and therapist-feedback to reduce catastrophizing and increase functioning in women with chronic widespread pain: Randomized controlled trial. *Journal of Medical Internet Research, 15*(1), e5.

Lappalainen, P., Granlund, A., Siltanen, S., Ahonen, S., Vitikainen, M., Tolvanen, A., et al. (2014). ACT internet-based vs face-to-face? A randomized controlled trial of two ways to deliver acceptance and commitment therapy for depressive symptoms: An 18-month follow-up. *Behaviour Research and Therapy, 61,* 43–54.

Luciano, J. V., D'Amico, F., Feliu-Soler, A., McCracken, L. M., Aguado, J., Peñarrubia-María, M. T., et al. (2017). Cost-utility of group acceptance and commitment therapy for fibromyalgia versus recommended drugs: An economic analysis alongside a 6-month randomized controlled trial conducted in Spain (EFFIGACT Study). *Journal of Pain, 18,* 868–880.

McCracken, L. M. (2005). *Contextual cognitive-behavioral therapy for chronic pain.* Seattle: IASP press.

McCracken, L. M., & Vowles, K. E. (2014). Acceptance and commitment therapy and mindfulness for chronic pain. Model, process, and progress. *American Psychologist, 69,* 178–187.

Robinson, P., Wicksell, R. K., & Olsson, G. L. (2004). ACT with chronic pain patients. In S. C. Hayes & K. D. Strosahl (Eds.), *A practical guide to acceptance and commitment therapy,* (pp. 315–345). New York: Springer.

Schreurs, K., & Hulsbergen, M. (2011). *Leven met pijn: Praktijkboek.* e-boek. Amsterdam: Boom.

Simpson, P. A., Mars, T., & Esteves, J. A. (2017). A systematic review of randomised controlled trials using acceptance and commitment therapy as an intervention in the management of non-malignant, chronic pain in adults. *International Journal of Osteopathic Medicine, 24,* 18–31.

Society of clinical psychology, American Psychological Association (2017). ► https://www.div12.org/psychological-treatments/disorders/chronic-or-persistent-pain/acceptance-and-commitment-therapy-for-chronic-pain/.

Trompetter, H. R., Bohlmeijer, E. T., Fox, J. P., & Schreurs, K. M. G. (2015). Psychological flexibility and catastrophizing as associated change mechanisms during online acceptance & commitment therapy for chronic pain. *Behaviour Research & Therapy, 74,* 50–59.

Trompetter, H. R., Bohlmeijer, E. T., Veehof, M. M., & Schreurs, K. M. G. (2014). Internet-based guided self-help intervention for chronic pain based on acceptance and commitment therapy: A randomized controlled trial. *Journal of Behavioral Medicine, 38,* 66–80.

Veehof, M., Schreurs, K., Hulsbergen, M., & Bohlmeijer, E. (2010). *Leven met pijn. De kunst van het aanvaarden.* Amsterdam: Boom.

Veehof, M. M., Trompetter, H. R., Bohlmeijer, E. T., & Schreurs, K. M. G. (2016). Acceptance- and mindfulness-based interventions for the treatment of chronic pain: a meta-analytic review. *Cognive Behaviour Therapy, 45,* 5–31.

Vowles, K. E., McCracken, L. M., & Eccleston, C. (2007). Processes of change in treatment for chronic pain: The contributions of pain, acceptance, and catastrophizing. *European Journal of Pain, 11,* 779–787.

Wicksell, R. K., Olsson, G. L., & Hayes, S. C. (2010). Psychological flexibility as a mediator of improvement in acceptance and commitment therapy for patients with chronic pain following whiplash. *European Journal of Pain, 14*(10), 1059.e1–1059.e11.

Draaiboeken, publicaties, films

Internationaal ► https://www.contextualscience.org.
Nederlands ► http://www.acbsbene.com.

Scholing

► http://www.rrd.nl/cursussen/.
► https://kenniscentrum.adelante-zorggroep.nl/nl/adelante-academie/cursus-opleidingenaanbod/.
► http://www.kmgschreurstrainingen.nl

Terugvalpreventie

M. den Hollander en B.M.W. Wassink

Samenvatting

Wanneer patiënten na een succesvol doorlopen revalidatie opnieuw beperkingen ervaren en een verminderde participatie, dan spreken we van een terugval. Voor de patiënt lijkt een toename van pijn vaak een trigger, maar als behandelaar vraagt men zich af welke verandering heeft geleid tot een terugval in gedrag zoals vóór de revalidatie. Al tijdens de behandeling is het belangrijk de patiënt voor te bereiden op een mogelijke terugval. Wanneer de patiënt op de hoogte is van factoren die een terugval kunnen veroorzaken, herkent hij deze mogelijk. Een terugvalpreventieplan kan de patiënt helpen informatie uit de behandeling terug te halen, waarmee een terugval in beperkingen en participatie snel kan worden tegengegaan. Bij voorkeur door de patiënt zelf, maar er kan ook naar een terugvalpreventieplan verwezen worden door de huisarts, revalidatiearts of behandelaar (afhankelijk van bij wie de patiënt zich met zijn terugval meldt). Indien de patiënt er niet uitkomt met het vooraf opgestelde terugvalpreventieplan, wordt een analyse gemaakt van de belangrijkste verandering. Op grond daarvan kan een advies worden gedaan: enkele behandelingen ter opfrissing van het geleerde in de eerstelijn wanneer dat mogelijk is, of in de revalidatiesetting indien een multidisciplinaire aanpak noodzakelijk is.

19.1 Acceptance and commitment therapy – specifiek – 221

19.2 Graded activity-specifiek – 221

19.3 Exposure in vivo-specifiek – 222

19.4 Ketenpartners – 224

19.5 Do's en don'ts – 224

19.6 E-health – 225

Literatuur – 225

© Bohn Stafleu van Loghum is een imprint van Springer Media B.V., onderdeel van Springer Nature 2019
J. A. Verbunt, J. L. Swaan, H. R. Schiphorst Preuper en K. M. G. Schreurs (Red.), *Handboek pijnrevalidatie*,
https://doi.org/10.1007/978-90-368-2230-5_19

Het is bekend dat patiënten na afloop van een succesvol doorlopen pijnrevalidatie terugval kunnen ervaren. Hoewel een recente Nederlandse studie weliswaar laat zien dat op *groepsniveau* de positieve effecten van multidisciplinaire pijnrevalidatie behouden blijven tot 24 maanden na afloop van de behandeling (Volker et al. 2017), op *individueel* niveau zullen er altijd patiënten zijn voor wie dit niet het geval is. Van de patiënten die succesvol een revalidatieprogramma hebben doorlopen, zou tussen de 30 en 60 % terugvallen (Turk en Rudy 1991). Specifiek onderzoek naar terugval na recentere biopsychosociale benaderingen zoals in dit boek worden beschreven, is helaas schaars (zie ook Morley 2008).

Wat precies als terugval gezien wordt, kan verschillen tussen patiënten en behandelaars. Patiënten zien het verergeren van klachten, of het opnieuw ervaren van klachten na een pijnvrije periode, vaak als een terugval. Behandelaars zullen een verergering van klachten eerder passend vinden in het verloop van chronische pijn, maar zien dit wel als een risicosituatie voor terugval omdat patiënten de kans lopen te vervallen in gedragspatronen van vóór de revalidatiebehandeling.

Voor dit hoofdstuk definiëren we terugval in lijn met het doel van pijnrevalidatie zoals gesteld in de Position Paper Pijnrevalidatie (WPN 2017): het opnieuw ervaren van beperkingen en het verslechteren van participatie, na een revalidatieproces waarin de patiënt juist winst had geboekt op participatie en vermindering van beperkingen. Om terugval te kunnen ervaren, moet er tijdens de behandeling vooruitgang geboekt zijn, anders is er sprake van een niet-geslaagde behandeling en niet van terugval. Door tijdens de behandeling al met de patiënt te bespreken dat er bij elke gedragsverandering kans op terugval bestaat, wordt terugval genormaliseerd en wordt de patiënt voorbereid op mogelijke terugval. Bij voorkeur wordt een terugvalpreventieplan opgesteld. Wanneer er daadwerkelijk een terugval optreedt, wordt samen met de patiënt geanalyseerd wat de achtergrond is van de terugval. Er kan vervolgens worden aangegrepen op het mechanisme dat de terugval veroorzaakt heeft.

Net zoals binnen de multidisciplinaire pijnrevalidatie kan ook bij terugval worden aangegrepen op verschillende mechanismen. Graded activity (▶H. 16) kan gekozen worden als er een gemis aan bekrachtigers bij het uitvoeren van activiteiten wordt ervaren. Exposure in vivo (▶H. 17) kan helpen als niet-kloppende gedachten over relaties tussen pijn, bewegen en bijvoorbeeld schade aanwezig zijn, waardoor pijngerelateerde angst in de weg staat om relevante activiteiten uit te voeren. Acceptance and commitment therapy (▶H. 18) zal de benadering zijn als onvoldoende acceptatie van pijn en andere negatieve sensaties of ervaringen zorgt voor psychologische inflexibiliteit, waardoor belangrijke levenswaarden uit het zicht raken. Vaak begint een terugval met een toename van pijn na een periode van verbetering; veel patiënten blijken na afloop van de revalidatie minder pijn te ervaren, hoewel revalidatie zich daar niet specifiek op richt. Bij een toename van pijn rijst de vraag of de patiënt kan terughalen wat tijdens de revalidatie werd geleerd, of dat de patiënt terugvalt in gedrag van vóór het revalidatietraject.

Wanneer de patiënt binnen de revalidatie leert wat triggers kunnen zijn voor een terugval, kan hij deze sneller herkennen wanneer terugval dreigt. Vervolgens kan hij sneller ingrijpen om te voorkomen dat er opnieuw beperkingen ontstaan. Terugvalpreventie is dus een belangrijk onderdeel van de behandeling. Patiënten kunnen niet alleen terugvallen binnen de kaders van de eerder gevolgde behandeling; het is ook mogelijk dat er op den duur problemen ontstaan met een van de andere mechanismen. Een goede analyse bij terugval is daarom van belang. De verschillende mechanismen voor terugval komen hieronder één voor één aan de orde. Er wordt beschreven hoe de patiënt tijdens de revalidatie kan worden voorbereid op een terugval en wat de patiënt kan doen om uit een terugval te komen. Ook wanneer er tijdens de revalidatie voor een specifieke benadering werd gekozen, is het zinvol om de patiënt tijdens de behandeling in brede zin voor te bereiden op de triggers voor terugval.

19.1 Acceptance and commitment therapy – specifiek

Bij acceptance and commitment therapy (ACT) (▶H. 18) staat terugval voor het toegeven aan de aloude verleiding om controle uit te oefenen over ongewenste gedachten en gevoelens, om daarmee moeilijke gevoelens en ervaringen te vermijden. Hierdoor zal het gedrag niet meer gaan in de richting van een leven gericht op de belangrijkste waarden, maar ingezet worden in de strijd om geen last te hebben van onze gevoelens. In dat kader is terugval geen knieval of falen, maar een logisch gevolg van mens-zijn. Vanuit deze aanname is de voorbereiding op terugval ook een logisch onderdeel van de behandeling. In het proces dat werkt naar een vergroting van de psychologische flexibiliteit zal, wanneer de waarden zijn geformuleerd, steeds weer opnieuw door middel van acties het toegewijd handelen worden gestimuleerd. Bij het einde van de behandeling en daarmee het wegvallen van de therapeut als stimulans, zal de patiënt zichzelf steeds moeten stimuleren in het leven volgens de waarden. Om dit proces te ondersteunen is het van belang dat de patiënt tijdens de behandeling zicht krijgt op belemmeringen die steeds weer opnieuw de kop opsteken en die inherent zijn aan zijn leergeschiedenis.

Wanneer de patiënt in kaart heeft gebracht wat zijn waarden zijn, welke toegewijde acties daarbij horen en met welke belemmeringen hij geconfronteerd zal worden, heeft hij de plattegrond in handen om zijn leven vorm te geven. Deze zelfgekozen waarden zijn telkens het startpunt van evaluatie. De patiënt leert naar zijn gedrag te kijken en dit te beoordelen vanuit de evaluatie of hij nog in de richting van zijn waarden gaat of ervan af. De uitkomst van die beoordeling zet aan tot een voortzetting of verandering van het gedrag.

In dit proces is zelfmanagement een belangrijke pijler. De patiënt zelf is namelijk de enige die kan beoordelen of hij nog leeft in overeenstemming met zijn zelfgekozen waarden. Daarom draagt het bij aan het proces dat de patiënt zelf zijn signalen voor terugval gaat formuleren. Hij weet als geen ander op welke wijze hij weer de strijd aangaat met zijn gedachten en gevoelens en dat hij hier weer grip op wil hebben. Hij weet ook wanneer hij niet meer in het hier en nu bezig is en vooral met het verleden of de toekomst. De patiënt kan belangrijke anderen, bijvoorbeeld een partner, vragen mee te kijken en hem te wijzen op mogelijke signalen van terugval in oude gedragspatronen (Bohlmeijer en Hulsbergen 2009).

19.2 Graded activity-specifiek

Tijdens graded activity (▶H. 16) leert de patiënt om van pijncontingent functioneren over te gaan op tijdcontingent functioneren. Belangrijk hierbij is dat de patiënt een verschuiving gaat ervaren in bekrachtigers. Voorafgaand aan de behandeling is er vaak de ervaring dat actief zijn wordt afgestraft (pijntoename) en rust wordt beloond (pijnvermindering). Tijdens de behandeling zijn er aanvankelijk vooral externe bekrachtigers: het afstrepen van behaalde quota tijdens de behandeling, complimenten van therapeut en naasten, het vieren van 'mijlpalen' in de opbouw. Later komen er meer interne bekrachtigers om de tijdcontingente uitvoer van activiteiten te belonen en zo het nieuwe gedrag te bestendigen: belangrijke activiteiten kunnen weer worden uitgevoerd, de patiënt kan weer deelnemen aan sociale activiteiten (▶H. 9 en 12) of terugkeren naar school (▶H. 11) of werk (▶H. 10). Voor het terugvalpreventieplan is het belangrijk dat de patiënt tijdens zijn revalidatieproces noteert wat hem geholpen heeft om van pijncontingent naar tijdcontingent te gaan functioneren, en welke bekrachtigers hij daarbij heeft ervaren. Na afloop van de revalidatie kan een verandering in ervaren bekrachtigers een patiënt doen terugvallen in zijn oude, pijncontingente gedrag. Wanneer de pijn verergert na een periode waarin de patiënt relatief weinig klachten heeft ervaren, kan het tijdens de revalidatietraject aangeleerde nieuwe gedrag hierdoor bemoeilijkt worden. Er volgt namelijk weer een negatieve consequentie (pijn) op bijvoorbeeld sporten of werken, waardoor de patiënt deze activiteiten opnieuw kan gaan vermijden. Een ander risico is het wegvallen van positieve gevolgen van het nieuwe (tijdcontingente) gedrag. Dit is bijvoorbeeld aan de orde als steun voor dit gedrag van een partner, collega of leidinggevende wegvalt en de patiënt niet meer bekrachtigd wordt in zijn gezonde gedrag. Als tijdens de behandeling genoteerd is wat de patiënt destijds geholpen heeft en welke bekrachtigers daarbij geholpen hebben, kunnen deze bekrachtigers tijdelijk worden ingezet. Als het om externe bekrachtigers gaat (bijvoorbeeld een compliment van de therapeut) moeten deze gaandeweg weer vervangen worden door interne (bijvoorbeeld de patiënt ervaart toch weer plezier tijdens het sporten). Ook kan het tijdelijk aanhouden van een schema of het maken van tijdcontingente afspraken helpen een terugval in beperkingen tegen te gaan.

19.3 Exposure in vivo-specifiek

Bij exposure in vivo wordt een verbetering van functioneren mogelijk doordat patiënten niet langer verwachten dat bewegingen of activiteiten ernstig negatieve consequenties hebben (▶H. 2). De associaties van de patiënt ('Als ik pijn heb, dan betekent dit dat er wervels verschuiven in mijn rug', 'Als ik til, dan zak ik door mijn benen' et cetera) worden tijdens exposure op de proef gesteld. Onderzoek naar de werkingsmechanismen van exposure bij angststoornissen toont echter aan dat dit niet leidt tot het 'vergeten' of 'ontleren' van deze catastrofale gedachten. Na exposure blijven de oorspronkelijke (oude) associatie én de tijdens de behandeling geleerde (nieuwe) associatie naast elkaar bestaan. Of de oude of de nieuwe associatie wordt geactiveerd, wordt vervolgens bepaald door de context. De context kan bijvoorbeeld de fysieke omgeving zijn: in de therapiesessie en in de thuissituatie durft een patiënt te tillen, maar in de werksituatie roept het tillen opeens weer angst op. Door het naast elkaar bestaan van de oude en de nieuwe associatie kan een uitgedoofde angstreactie relatief gemakkelijk opnieuw verschijnen. Vanuit de leertheorie is bekend dat angst de neiging heeft opnieuw de kop op te steken. Dit kan bijvoorbeeld gebeuren op het moment dat een bedreigende activiteit of beweging moet worden uitgevoerd nadat er tijd is verstreken sinds de behandeling (dit wordt *spontaneous recovery* genoemd). Ook kan angst opnieuw optreden als de activiteit of beweging moet worden uitgevoerd in een nieuwe omgeving of context (*renewal*), na confrontatie met een aversieve stimulus (bijvoorbeeld opnieuw een pijnscheut ervaren of op televisie een programma zien waarin gewaarschuwd wordt voor hernia's) (*reinstatement*) of opnieuw een krak in de rug horen tijdens tillen (*rapid reacquisition*). Om deze vormen van terugval tegen te gaan, is het belangrijk dat de patiënt met pijngerelateerde angst zich na afloop van de behandeling blijft blootstellen aan voorheen gevreesde activiteiten in verschillende contexten, zodat hij keer op keer ervaart dat bewegingen en activiteiten geen ernstig negatieve gevolgen hebben.

Om terugval te voorkomen, wordt tijdens de behandeling geprobeerd inhibitorisch leren te optimaliseren (▶H. 17) (Craske et al. 2008, 2014). Maar zoals eerder vermeld blijven de oude (catastrofale) associaties bestaan naast de tijdens de exposure geleerde associaties. Het is daarom belangrijk om met de patiënt te bespreken dat het normaal is om in de toekomst (opnieuw) te merken dat iets spannend is, angst oproept of een negatieve verwachting, en waarom dit zo is. Voor de patiënt is het belangrijk te weten dat *return of fear* niet automatisch een terugval in beperkingen hoeft te geven. Door negatieve gedachten en angst te herkennen en te begrijpen kan de patiënt er adequaat op reageren. Een terugvalpreventieplan kan de patiënt helpen enige afstand te nemen van negatieve gedachten, inzicht geven in waarom deze gedachten of angsten opnieuw de kop opsteken, en adviseren over de te nemen stap: namelijk opnieuw uittesten of de negatieve verwachtingen uitkomen. Een terugvalpreventieplan op papier kan de patiënt helpen om wat hij tijdens de behandeling geleerd heeft terug te halen in het geheugen. De therapeut vraagt de patiënt te bedenken wat een bedreiging zou kunnen zijn voor de winst die de patiënt heeft geboekt. Bij voorkeur schrijft de patiënt voorbeelden op van zowel spontaneous recovery, renewal, reinstatement als rapid reacquisition.

Bij het opnieuw ervaren van angst kan dit terugvalpreventieplan de patiënt helpen onderliggende gedachten te identificeren, zodat hij deze kan toetsen zoals ook in de behandeling gebeurde. Bij voorkeur zet de patiënt dus zelf een gedragsexperiment op. Wanneer dit succesvol is, kan voorkomen worden dat negatieve gedachten opnieuw de vreesvermijdingscirkel gaan aanwakkeren. Het gedragsexperiment kan de patiënt laten inzien dat opnieuw gaan vermijden, ontsnappen of aanpassen niet de gewenste strategie is. In navolgend kader geven we een voorbeeld van een terugvalpreventieplan.

Strategieën om terugval te voorkomen (exposure-therapie specifiek)

Samen met de therapeuten heb je er gedurende de behandeling hard aan gewerkt om je niveau van functioneren te verbeteren. Waarschijnlijk heb je tijdens de behandelingen ervaren dat je meer kan dan je van tevoren verwacht had. Je hebt wellicht ook ervaren dat je bezorgdheid over de consequenties van bepaalde activiteiten en bewegingen is afgenomen.

Na afloop van de behandeling is het best mogelijk (en zelfs waarschijnlijk) dat je in de toekomst eens een terugval ervaart. Je zou bijvoorbeeld een onverwachte pijntoename kunnen ervaren tijdens een activiteit, waardoor je je opnieuw zorgen zou kunnen gaan maken over pijn en de gevolgen van pijn.

Het is belangrijk dat deze zorgen er niet opnieuw toe leiden dat je activiteiten gaat vermijden, of dat je gaat rusten of weer veel 'trucjes' (veiligheidsgedrag) gaat gebruiken. In het begin van de behandeling hebben we gezien dat jouw chronische pijn niet langer in relatie staat tot beschadigingen in het lichaam. Sterker nog, bij chronische pijn leidt vermijden en rusten tot een neerwaartse spiraal in plaats van tot herstel. Bij chronische pijn leidt jezelf beschermen tegen pijntoename en tegen schade juist tot het tegenovergestelde effect, namelijk steeds meer pijn.

Het is dus belangrijk dat je je bewust blijft van het risico om weer in de neerwaartse spiraal terecht te komen. De onderstaande lijst bevat zeven vragen die je kunt gebruiken als je merkt dat je in een situatie zit waarin je je (opnieuw) zorgen maakt over pijn.

1. Heb je eerder in een vergelijkbare situatie gezeten?
2. Wat gebeurde er toen?
3. Wat werd tijdens de behandeling steeds benadrukt?
4. Beschrijf in detail de specifieke situatie waarin je opnieuw bezorgd bent over je pijn.
    Welke gedachten heb je en welke gevolgen hebben deze gedachten voor je gedrag?
5. Welke adviezen zouden de therapeuten hebben gegeven? Kan dat je in deze situatie helpen? Wat kan je doen om de gedachten te toetsen en om ze om te buigen?
    Bedenk een exposure-oefening voor jezelf. In welke activiteit kun je jezelf uitdagen, zodat je weer vertrouwen krijgt?
6. Zet een gedragsexperiment op. Welke gedachte(n) heb je over deze activiteit? Wat zou er kunnen gebeuren? Voor welke negatieve uitkomst ben je bang? Formuleer je negatieve gedachte(n) en schrijf deze op. Voer de activiteit uit. Hoe ging het? Kwam dit overeen met wat je vooraf verwacht had? Wat heb je geleerd?

19.4 Ketenpartners

Bij afronding van het revalidatietraject vindt overdracht over de behandeling en de resultaten daarvan aan de huisarts plaats. Het is van belang dat deze als regievoerder op de hoogte wordt gebracht van het proces zoals dit door patiënt is doorlopen en van de aanwezigheid van een terugvalpreventieplan, omdat bij een terugval de hulpvraag vaak het eerste bij deze zorgprofessional wordt neergelegd. Deze heeft een belangrijke functie in het normaliseren van bijvoorbeeld opnieuw aanwezige lichamelijke klachten en helpt de patiënt vooral te kijken naar zijn gedrag. Eventueel kan een praktijkondersteuner huisarts met als aandachtsgebied geestelijke gezondheidszorg (POH-GGZ) een rol van betekenis hebben, door met de patiënt het terugvalpreventieplan door te nemen.

Met de ingezette tendens tot het verkorten van behandelprogramma's kan het zijn dat patiënt na afloop van het revalidatieprogramma nog ondersteuning uit de eerstelijn – van bijvoorbeeld een fysiotherapeut of ergotherapeut – nodig heeft. Ook dan is het van belang dat deze zorgprofessionals op de hoogte zijn van het terugvalpreventieplan en hierop kunnen sturen en eventueel aanvullen.

Wanneer de hulpvraag echter uitgebreid is, bijvoorbeeld omdat de patiënt opnieuw is vastgelopen in een patroon van vermijding van beweging met deconditionering als gevolg, kan het zinvol zijn monodisciplinaire (eerstelijns)zorg in te schakelen. Bijvoorbeeld door de eerstelijnsfysiotherapeut met kennis van chronische pijn in te schakelen, die met een aantal handvatten de patiënt weer op het juiste spoor kan zetten.

Mocht de situatie op basis van meerdere factoren complex ontregeld zijn geraakt en/of er andere factoren een grote rol zijn gaan spelen, dan kan het zinvol zijn de patiënt weer opnieuw een intake in het revalidatiecentrum aan te bieden om opnieuw te beoordelen wat er nodig is om uit een periode van terugval te komen.

19.5 Do's en don'ts

Do's:
- Normaliseren van terugval: het is onlosmakelijk met het proces van gedragsverandering verweven.
- Stimuleren van de zelfredzaamheid door de patiënt zelf zijn terugvalpreventieplan te laten schrijven en daar met hem op terug te komen ingeval van terugval.
- Tijdens de behandeling investeren in de hulp van een naaste bij de signalering van terugval.
- Zorgprofessionals zoals de huisarts of een andere eerstelijnsbehandelaar op de hoogte brengen van de behandelaanpak en het terugvalpreventieplan.
- De patiënt bekrachtigen in het gedrag dat goed gaat en hem zelf met ideeën laten komen om de draad weer op te pakken.

Don'ts:
- Zonder zorgvuldige analyse meegaan in de gedachte van de patiënt dat een toename van pijnklachten een terugval is die moet worden aangepakt.
- Niet serieus nemen van de patiënt door alleen maar te wijzen op het eerder gevolgde revalidatieprogramma.

19.6 E-health

In terugvalpreventie kan e-health een ondersteuning zijn van de al in de behandeling aangereikte preventiestrategieën. Daarbij kan het bijdragen aan het zelfmanagement van de patiënt. Door gebruik te maken van specifiek op de behandelmethode gerichte apps, kan de patiënt zijn eigen proces monitoren. Bijvoorbeeld door op gezette tijden reminders te krijgen die kunnen bijdragen aan de ingezette veranderingen of die hem motiveren om vol te houden. Daarnaast kunnen de apps gebruikt worden als naslagwerk met oefeningen die al eerder zijn meegegeven. Ook binnen lotgenotencontact kan hieraan vorm worden gegeven en daarmee een stimulerende werking hebben. Voor ACT is een dergelijk programma beschikbaar (Fledderus et al. 2015).

Literatuur

Bohlmeijer, E. T., & Hulsbergen, M. L. (2009). *Voluit leven*. Amsterdam: Uitgeverij Boom.

Craske, M., Kircanski, K., Zelikowsky, M., Mystkowski, J., Chowdhury, N., & Baker, A. (2008). Optimizing inhibitory learning during exposure therapy. *Behaviour Research and Therapy, 46*(1), 5–27.

Craske, M. G., Treanor, M., Conway, C. C., Zbozinek, T., & Vervliet, B. (2014). Maximizing exposure therapy: An inhibitory learning approach. *Behaviour Research and Therapy, 58,* 10–23.

Fledderus, M., Schreurs, K. M., Bohlmeijer, E. T., & Vollenbroek-Hutten, M. M. (2015). Development and pilot evaluation of an online relapse-prevention program based on acceptance and commitment therapy for chronic pain patients. *JMIR Human Factors, 5,* 2(1), e1.

Morley, S. (2008). Relapse prevention: Still neglected after all these years. *Pain, 134,* 239–240.

Turk, D. C., & Rudy, T. E. (1991). Neglected topics in the treatment of chronic pain patients-relapse, noncompliance, and adherence enhancement. *Pain, 44,* 5–28.

Volker, G., Vree, F. van, Wolterbeek, R., Gestel, M. van, Smeets, R., Köke, A., et al. (2017). Long-term outcomes of multidisciplinary rehabilitation for chronic musculoskeletal pain. *Musculoskeletal Care, 15*(1), 59–68.

Werkgroep Pijnrevalidatie Nederland (WPN) (2017). *Position paper 'Revalidatie bij chronische pijn aan het houdings- en bewegingsapparaat'.* VRA.

Medicatie

J.L. Swaan en M.J.M.M. Giezeman

Samenvatting

Dit hoofdstuk heeft tot doel om een overzicht te geven van veelgebruikte geneesmiddelen bij de behandeling van chronische pijn. De inhoud is in de eerste plaats gericht op artsen, maar is ook voor andere behandelaars zinvol, omdat zij te maken krijgen met patiënten die medicatie gebruiken. Invasieve pijnbehandeling blijft buiten beschouwing. In tegenstelling tot de behandeling van acute nociceptieve pijn is er weinig bewijs voor de effectiviteit van medicatie bij chronische pijn, met name op de lange termijn. We maken onderscheid in analgetica en co-analgetica. In de eerste categorie worden paracetamol, NSAID's, tramadol en opioïden beschreven. Steeds meer onderzoeken tonen vooral de nadelen en gevaren aan van langdurig gebruik van opioïden bij niet-oncologische pijn. Bij de co-analgetica komen antidepressiva aan bod, zoals de tricyclische antidepressiva (TCA's) en de *selective serotonin reuptake inhibitors* (SSRI's) en *serotonin and noradrenalin reuptake inhibitors* (SNRI's). Daarnaast behandelen we anti-epileptica (zoals de gabapentoïden) en bespreken we kort enkele andere middelen, zoals ketamine, capsaïcine en cannabis.

20.1 Wetenschappelijke evidentie – 229

20.2 Analgetica – 230
20.2.1 Paracetamol – 230
20.2.2 Non-steroidal anti-Inflammatory drugs (NSAID's) – 230
20.2.3 Tramadol – 231
20.2.4 Opioïden – 231

20.3 Co-analgetica – 234
20.3.1 Antidepressiva – 234
20.3.2 Anti-epileptica – 236
20.3.3 Overige co-analgetica – 237

© Bohn Stafleu van Loghum is een imprint van Springer Media B.V., onderdeel van Springer Nature 2019
J. A. Verbunt, J. L. Swaan, H. R. Schiphorst Preuper en K. M. G. Schreurs (Red.), *Handboek pijnrevalidatie*,
https://doi.org/10.1007/978-90-368-2230-5_20

20.4 Praktijktoepassing – 239

20.5 Tips en valkuilen – 239

Literatuur – 240

Zoals in deel I van dit boek is beschreven, spelen bij chronische pijn andere mechanismen een rol dan bij acute pijn. Weliswaar ontstaat chronische pijn meestal vanuit een acuut moment, waarbij nociceptie (weefselschade) een rol speelt, maar bij het voortbestaan van de pijn gaan andere mechanismen, vooral op centraal niveau, een rol spelen. Nociceptie kan, in een chronische fase, zelfs geheel afwezig zijn. Een scherpe indeling in 'nociceptief' enerzijds en 'neuropathisch' anderzijds is daarom bij chronische pijn vaak slecht te maken. Om deze reden is in 2017 een nieuwe term bij de classificatie van pijn ingevoerd: 'nociplastie'. Dit is pijn die blijft bestaan zonder dat er (nog) sprake is van duidelijke weefsel- of zenuwschade (Kosek et al. 2016). De verschillen in pathofysiologie tussen acute en chronische pijn hebben invloed op de farmacotherapie bij chronische pijn. Als nociceptie een geringe of zelfs geen rol (meer) speelt, zijn analgetica minder geïndiceerd. Voor farmacotherapeutische beïnvloeding van centrale mechanismen bestaan andere middelen, zoals sommige antidepressiva en anti-epileptica, met een indirect analgetisch effect: de co-analgetica. Medicamenteuze behandeling van chronische pijn is altijd slechts een onderdeel van een bredere behandeling; het effect van medicamenteuze therapie alléén is beperkt. In een studie van Schiphorst Preuper werd tussen groepen patiënten met matige functionele beperkingen door rugklachten die behandeld werden met placebo of tramadol/paracetamol geen verschil in functioneren gevonden na twee weken (Schiphorst Preuper et al. 2014). Wel was er bij degenen die een verbetering van pijn aangaven een verbetering op de Roland Disability-score; dit waren patiënten die minder catastrofeerden dan de non-responders.

De meeste middelen die hierna besproken worden, zijn niet geregistreerd voor de behandeling van (chronische) pijn en worden dus *off label* voorgeschreven. Aangezien al deze middelen in nationale en internationale richtlijnen worden beschreven, levert dit in de praktijk geen problemen op. Gedetailleerdere informatie over de genoemde geneesmiddelen is te vinden in het Farmacotherapeutisch Kompas.

20.1 Wetenschappelijke evidentie

In recente Cochrane-reviews werden voor chronische pijn onder andere anti-epileptica (gabapentine, carbamazepine, pregabaline), antidepressiva (tricyclische antidepressiva, *selective serotonine reuptake inhibitors* en *selective noradrenalin reuptake inhibitors*), *non-steroidal anti-inflammatory drugs* (NSAID's) en opioïden onderzocht. In geen enkele Cochrane-review van de laatste vijf jaar wordt er bewijs gevonden voor de effectiviteit van opioïden bij neuropathische pijn (Cooper et al. 2017a; Derry et al. 2016b; Gaskell et al. 2016). In de komende paragrafen wordt dit verder uitgewerkt.

Hoewel in de meeste richtlijnen over neuropathische pijn pregabaline, gabapentine, amitriptyline en carbamazepine als eerste worden aanbevolen (Deng et al. 2016), is het onduidelijk of elk middel bij elke vorm van neuropathische pijn even effectief is. De meeste geneesmiddelentrials vinden plaats bij postherpetische neuralgie en diabetische polyneuropathie; het is maar zeer de vraag of de resultaten extrapoleerbaar zijn naar andere neuropathische ziektebeelden. Het vinden van een effectieve medicamenteuze behandeling is dan ook meestal een kwestie van *trial and error*, waarbij de balans moet worden gevonden tussen het analgetische effect en voor de patiënt aanvaardbare nadelige effecten. Met behulp van Quantitative Sensory Testing (QST), een methode waarbij de gevoeligheid voor verschillende sensorische modaliteiten (bijvoorbeeld pijn, temperatuur, tast) kan worden getest, hebben onderzoekers drie verschijningsvormen van neuropathische pijn kunnen identificeren (Baron et al. 2017; Vollert et al. 2017): verlies van temperatuur- en tastzin, min of meer intacte sensibiliteit met alleen hyperalgesie voor koude of warmte, verlies van temperatuurzin gepaard gaande met hyperalgesie voor mechanische prikkels of allodynie. Er zijn voorzichtige aanwijzingen dat het effect van antineuropathische medicatie varieert tussen deze subgroepen en dat op grond van deze kenmerken een gerichtere therapie voor neuropathische pijn mogelijk is (Baron et al. 2017; Vollert et al. 2017). Deze ontwikkeling staat echter nog in de kinderschoenen.

De WHO-ladder voor de medicamenteuze behandeling van pijn uit 1986 – met een herziening in 1997 – was oorspronkelijk bedoeld voor oncologische pijn, maar is in 2004 door de WHO zelf ook van toepassing verklaard voor (acute) lage rugpijn. Aanvankelijk werden drie stappen genoemd, later is dit uitgebreid tot vier. Paracetamol en/of NSAID's zijn middelen van eerste keuze, gevolgd door toevoeging van een zwak opioïd, gevolgd door vervanging van een zwak door een oraal of transdermaal sterk opioïd en tot slot parenterale opioïden/invasieve technieken. In de behandeling van chronische, niet-oncologische pijn van het houdings- en bewegingsapparaat biedt de WHO-pijnladder helaas onvoldoende houvast. In de beschrijving van verschillende middelen verderop wordt een onderscheid gemaakt tussen analgetica en co-analgetica. Die laatste zijn middelen die indirect een effect (zouden) hebben op pijn, maar die oorspronkelijk een ander indicatiegebied hadden. Dit betreft met name anti-epileptica en antidepressiva.

20.2 Analgetica

20.2.1 Paracetamol

Werkingsmechanisme: hoewel het middel al sinds 1893 wordt gebruikt, is het precieze werkingsmechanisme nog steeds niet opgehelderd. Vermoedelijk speelt het een rol bij diverse processen in de pijntransmissie, zowel perifeer als centraal. Mogelijk beïnvloedt het de activiteit van cyclo-oxygenase (COX). Het heeft zowel analgetische als antipyretische (koortsremmende) eigenschappen. In Angelsaksische landen staat het bekend onder de naam acetaminophen.

Evidence: de effectiviteit bij chronische niet-oncologische pijn is matig. De toegevoegde waarde van paracetamol bij chronische pijnsyndromen, zoals lage rugklachten en neuropathische pijn, is beperkt tot afwezig (Saragiotto et al. 2016; Wiffen et al. 2016).

Indicaties en contra-indicaties: vooral wat betreft het bijwerkingenprofiel is dit het middel van eerste keuze. Het belangrijkste risico is irreversibele leverschade door overdosering, al dan niet opzettelijk. Bij chronisch gebruik in hogere doseringen kan medicatiegeïnduceerde hoofdpijn ontstaan. Het kan zowel oraal als rectaal worden toegediend.

20.2.2 Non-steroidal anti-Inflammatory drugs (NSAID's)

Werkingsmechanisme: de oudst bekende NSAID is acetylsalicylzuur. Dat middel is sinds 1899 op de markt onder de merknaam Aspirine. Tegenwoordig wordt acetylsalicylzuur vanwege de bijwerkingen weinig meer voorgeschreven in de dosering die nodig is voor pijnstilling. Voorbeelden van veelgebruikte klassieke NSAID's zijn ibuprofen, naproxen en diclofenac. NSAID's werken pijnstillend, koortsverlagend en ontstekingsremmend door – via de remming van het enzym cyclo-oxygenase (COX) – de productie van prostaglandines te verlagen. Deze stoffen beïnvloeden de doorbloeding van de nieren, de bloedstolling, de bescherming van de maagwand tegen maagzuur en zijn betrokken bij ontstekingsprocessen en pijn. Later werden nieuwe middelen ontwikkeld die selectiever op het enzym COX-2 werken (dat met name bij ontstekingen en pijn werkzaam is) en daardoor een gunstiger bijwerkingenprofiel leken te hebben. Voorbeelden van selectieve COX-2-remmers ('coxib's') zijn celecoxib en etoricoxib.

Evidence: NSAID's zijn vooral effectief bij de behandeling van pijn bij reumatische aandoeningen en artrose. Ze zijn niet effectief voor de behandeling van neuropathische pijn (Moore et al. 2015a). Bij chronische rugklachten hebben ze een beperkt effect op de pijn in vergelijking met placebo. Ook verschillen de NSAID's niet ten opzichte van elkaar wat betreft effectiviteit (Enthoven et al. 2016; Wong et al. 2016). Er is enig bewijs voor het effect van lokaal toegediende NSAID's bij acute pijn van het houdings- en bewegingsapparaat (zoals bij lokale blessures of spierpijn), maar niet voor het gebruik bij chronische pijn (Derry et al. 2017a).

Indicaties en contra-indicaties: gezien het farmacologische effect zijn NSAID's vooral effectief bij (chronische) pijn met een inflammatoire component, zoals reumatische aandoeningen. NSAID's hebben belangrijke bijwerkingen. De klassieke, niet-selectieve NSAID's geven frequent gastro-intestinale problemen en een verhoogde bloedingsneiging, ook bij rectale toediening. Ook kunnen ze de nierfunctie negatief beïnvloeden. De coxib's lijken minder ernstige bijwerkingen te hebben, en op gastro-intestinaal gebied is dat terecht. Over het risico op cardiovasculaire ziekten zijn er tegenstrijdige bevindingen (Fidahic et al. 2017).

20.2.3 Tramadol

Werkingsmechanisme: tramadol neemt op de WHO-pijnladder een plaats in tussen de NSAID's en de opioïden. Het heeft een effect op de opiaatreceptor, maar tevens een remmend effect op heropname van serotonine. Het pijnstillende effecten van tramadol worden deels veroorzaakt door metabolieten, hetgeen een variabiliteit in het analgetische effect kan geven ten gevolge van genetische variatie. Dit lijkt echter minder een probleem te zijn dan bij codeïne.

Evidence: hoewel bij acute pijn een duidelijk analgetisch effect bestaat, is dit bij chronische pijn minder duidelijk. Bij chronische artrose is een beperkt effect op pijn aangetoond (Cepeda et al. 2006). Daarnaast wordt het middel ook ingezet bij neuropathische pijn, gezien de rapportage van gunstige effecten en een *number needed tot treat* (NNT) van 4. Dit komt vooral uit enkele kleine studies, waardoor het werkelijke effect mogelijk kleiner is (Duehmke et al. 2017). In richtlijnen voor neuropathische pijn wordt het als tweedelijns- of derdelijnsanalgeticum genoemd (Deng et al. 2016). Opvallend is dat in alle onderzoeken de bijwerkingen van tramadol sterk zijn en vaak reden zijn om de behandeling te staken; een ervaring die in de klinische praktijk gedeeld wordt.

Indicaties en contra-indicaties: het middel kan bij alle soorten pijn worden ingezet. Hoewel het een effect heeft op de μ-receptor, valt het niet onder de opiaatwetgeving. Voorzichtigheid is geboden bij het gelijktijdig gebruik van serotonineheropnameremmers, omdat dit een serotonerg syndroom kan uitlokken (zie ▶ par. 20.3).

20.2.4 Opioïden

Werkingsmechanisme: de term is afgeleid van opium, een middel dat al eeuwenlang bekend is als pijnstillend middel. In Europa werd opium in 1525 als medicinaal drankje geïntroduceerd onder de naam laudanum. Opium bevat verschillende stoffen: hiervan maakt morfine ongeveer 10 % uit en codeïne 1–3 %. Tegenwoordig worden de meeste opioïden niet gewonnen uit opium, maar synthetisch vervaardigd. Er zijn vier hoofdgroepen opioïdreceptoren, te weten de δ- (delta-), κ- (kappa-), μ- (mu-) en de σ- (sigma)receptor. Activatie van de δ-, κ- en μ-receptor leidt tot pijnstilling. De thans beschikbare opioïden werken echter allen hoofdzakelijk op de μ-receptor.

Evidence: opioïden zijn bewezen effectieve pijnstillers bij acute, nociceptieve pijn. Ze hebben een belangrijke plaats in de behandeling van oncologische pijn, postoperatieve pijn en acute posttraumatische pijn. In deze situaties is een snelle en sterke werking van groter belang dan bijwerkingen op de lange termijn. De effectiviteit van alle opioïden is bij het gebruik van equipotente doseringen (met een vergelijkbaar pijnstillend effect) niet verschillend. Ook de mate van bijwerkingen is niet verschillend. Een uitzondering hierbij lijkt de nieuwere tapentadol, dat naast een effect op de μ-receptor ook een noradrenalineheropnameremmend effect heeft. In diverse studies heeft dit middel minder bijwerkingen dan oxycodon en mogelijk een beter analgetisch effect (Santos et al. 2015).

De laatste jaren verschijnen onderzoeken die niet alleen de nadelen van chronisch opioïdgebruik aantonen, maar ook het ontbreken van bewijs voor de effectiviteit bij het gebruik bij chronische niet-oncologische pijn (Chou et al. 2015; Mevius 2015; Shaheed et al. 2016; Welsch et al. 2015; Krebs et al. 2018).

Indicaties en contra-indicaties: sinds opioïden toenemend worden voorgeschreven voor de behandeling van chronische niet-oncologische pijn (Deyo et al. 2015; Franklin 2014), worden de nadelen steeds duidelijker (Ballantyne 2017). De oude aanname – namelijk dat opioïden bij gebruik als analgeticum niet verslavend zouden zijn – blijkt onjuist (Vowles et al. 2015).

Vanuit ethische overwegingen om patiënten niet een effectieve pijnstiller te onthouden, ging men, aanvankelijk vooral in Noord-Amerika, ze steeds meer gebruiken in de behandeling van bijvoorbeeld chronische rugklachten. In de VS heeft dit geleid tot een *opioid epidemic*, met een hoge sterfte aan overdosering van (met name opioïde) medicatie (Gomes et al. 2011). Inmiddels is de stijging in gebruik ook in Europa evident.

De bekendste bijwerkingen zijn sedatie, obstipatie en misselijkheid, maar dat zijn niet de enige. Chronisch gebruik van opioïden is nadelig voor de stemming; opioïden beïnvloeden ook het functioneren en de sociale contacten nadelig (Ballantyne en Sullivan 2017; Welsch et al. 2018). Dit is tegengesteld aan de gedachte dat betere analgesie leidt tot een beter functioneren.

Langetermijnrisico's bij het gebruik van opioïden
- functionele beperkingen
- verslaving
- cardiovasculaire complicaties
- ademhalingsproblemen
- immuundisfunctie
- hypogonadisme
- fracturen
- verkeersongevallen
- (opioïdgeïnduceerde) hyperalgesie

Vooral bij patiënten met een voorgeschiedenis of familie-anamnese van middelenmisbruik, met psychiatrische comorbiditeit zoals depressie, AD(H)D, OCD, bipolaire stoornis en schizofrenie, maar ook na seksueel misbruik, is het risico op verslaving verhoogd (Webster 2005).

■ **Tabel 20.1** Omrekentabel opioïden in dosis per 24 uur (MED). Overgenomen uit de richtlijn *Diagnostiek en Behandeling van Pijn bij Patiënten met Kanker*, Nederlandse Vereniging voor Anesthesiologie (NVA) 2015

morfine (oraal, mg)	fentanyl (transdermaal, mcg)	oxycodon (oraal, mg)	tramadol (oraal, mg)	buprenorfine (transdermaal, mcg)	tapentadol (oraal, mg)
30	12,5	20	150		
60	25	40	300		150
120	50	80		52,5	300
180	75	120			
240	100	160		105	
360	150	240			
480	200	320			

De beperkte werkzaamheid van opioïden bij chronische pijn ligt ten eerste aan het verminderde belang van de µ-receptor, die bij diverse chronische pijnbeelden verminderd tot expressie komt. Ten tweede leidt het gebruik tot een proliferatie van glia, het steunweefsel van zenuwen dat betrokken is bij het ontstaan van chronische pijn. Daarnaast wordt het endogene opioïdsysteem nadelig beïnvloed door chronisch opioïdgebruik. Dit systeem is niet alleen verantwoordelijk voor pijnstilling, maar blijkt nauwe relaties te hebben met het belonings- en genotscentrum, leersystemen, systemen betrokken bij het functioneren en het stresssysteem. Chronische toediening van opioïden leidt tot een verminderde gevoeligheid van dit systeem, waardoor uiteindelijk de patiënt een voortdurend gevoel van onttrekking en hyperalgesie ervaart, wat hem doet verlangen naar een nieuwe dosis. Dit is een reden om geen opioïden voor te schrijven bij bijvoorbeeld fibromyalgie, omdat hierbij vaak sensitisatie betrokken is.

Er zijn opioïden met een snel intredende, korte werkingsduur en opioïden met gereguleerde afgifte, wat leidt tot een geleidelijk intredend en lang aanhoudend effect. Bij de behandeling van chronische pijn is de plaats van het gebruik van kortwerkende middelen controversieel.

Opioïden kunnen zowel oraal, transdermaal als transmucosaal toegediend worden. Dat laatste is alléén geïndiceerd bij doorbraakpijn bij kanker en niet bij chronische niet-oncologische pijn; het voorschrijven hiervan is *off label* en als kunstfout te beschouwen. Om een dosering te kunnen bepalen, worden alle middelen eerst omgerekend naar een equivalente dosering in oraal toegediende morfine (zie ■tab. 20.1).

Gezien de recente literatuur is bij de behandeling van chronische pijn alleen bij uitzondering een plaats voor (langwerkende) opioïden, tijdcontingent, onder strakke voorwaarden toegediend en liefst voor een beperkte duur. De maximale dosering is 90 (Amerikaanse richtlijn: Dowell et al. 2016) tot 200 (Europese richtlijn: O'Brien et al. 2017) mg morfine-equivalent per dag. Te denken valt vooral aan pijnbeelden waarbij de nociceptie een belangrijke rol speelt. In het navolgende kader staan de richtlijnen van de European Federation of IASP Chapters (EFIC).

> **Richtlijnen bij het voorschrijven van opioïden bij chronische niet-oncologische pijn van de European Federation of IASP Chapters (EFIC) (O'Brien et al. 2017)**
> - Klinische beoordeling:
>   - Aard van de pijn; gevoelig voor opioïden?
>   - Multidimensionele beoordeling; gebruik een risico screeningsinstrument.
> - Definieer behandeldoelen en stopstrategie.
> - Kies het geschiktste opioïd (bekendheid, interacties).
> - Vermijd de combinatie met andere opioïden en met benzodiazepines.
> - Start met een kortetermijnbehandeling (weken/maanden).
> - Start met laagst mogelijke dosering.
> - Behandel bijwerkingen.

In de meeste gevallen is afbouw en stoppen aan te bevelen, zeker bij patiënten die ook bij hoge doseringen nog een hoge pijnintensiteit ervaren. Het is dan klaarblijkelijk geen effectief middel; de nadelen van gecontinueerd gebruik wegen dan zwaarder dan de nadelen van stoppen (Huffman et al. 2017). In 2018 publiceerde de International Association for the Study of Pain (IASP) een Statement on Opioids, waarin wordt gewaarschuwd voor overmatig gebruik van opioïden bij chronische pijn (▶www.iasp-pain.org). De European Federation of IASP Chapters (EFIC) publiceerde in 2017 al een Position Paper (O'Brien et al. 2017) en ook in Nederland zijn er zorgen, onder meer te lezen in *Medisch Contact* (Bemmel 2017) en *het Geneesmiddelenbulletin* (Helmerhorst 2017).

20.3 Co-analgetica

Naast de analgetica bestaan er geneesmiddelen die vooral worden ingezet bij neuropathische pijn; de co-analgetica. Het gezamenlijke kenmerk is dat zij de prikkeloverdracht remmen op centraal niveau, meestal in het ruggenmerg (▶H. 1). Hierdoor kan pijnvermindering optreden. Meestal heeft slechts een beperkt deel van de patiënten baat bij de behandeling. Ook is het slechts door *trial and error* mogelijk om te bepalen welke therapie bij een bepaalde patiënt het effectiefst is. ▪Tabel 20.2 geeft een overzicht van co-analgetica. De belangrijkste worden hierna besproken.

20.3.1 Antidepressiva

Tricyclische antidepressiva (TCA's)
Werkingsmechanisme: TCA's remmen niet-selectief de heropname van zowel serotonine als noradrenaline in het centrale zenuwstelsel. Noradrenaline is betrokken bij de prikkeloverdracht van het descenderende inhiberende systeem; een toename van noradrenaline zou zo de prikkelinhibitie kunnen versterken. Ook serotonine stimuleert de activiteit van het descenderende inhiberende systeem. Voor een goed analgetisch effect zijn zowel serotonine als noradrenaline nodig. TCA's hebben ook anticholinerge effecten. In de praktijk worden meestal amitriptyline en nortriptyline (een actieve metaboliet van amitriptyline) ingezet. Het anticholinerge effect is minder bij nortriptyline; daarom is dit middel de eerste keus bij ouderen.

20.3 · Co-analgetica

◘ Tabel 20.2 Overzicht co-analgetica

antidepressiva	anti-epileptica	overige middelen
tricyclische antidepressiva (TCA's) amitriptyline nortriptyline	**gabapentinoïden** pregabaline gabapentine	botulinetoxine capsaïcine ketamine lidocaïne
selective serotonin reuptake inhibitors (SSRI's) citalopram sertraline venlafaxine **serotonin and noradrenalin reuptake inhibitors (SNRI's)** duloxetine	**overige anti-epileptica** carbamazepine clonazepam	

Evidence: van alle middelen tegen neuropathische pijn zijn amitriptyline en nortriptyline de oudste, maar niet de meest onderzochte. Ze hebben het laagste *number needed to treat* (NNT) van alle antineuropathica, namelijk ongeveer 4 (Moore et al. 2015b). Dit getal geeft aan hoeveel patiënten behandeld moeten worden voor één succesvolle behandeling, rekening houdend met het placebo-effect. De kwaliteit van het bewijs voor de effectiviteit is echter laag (Moore et al. 2015c). Daarnaast zijn er aanwijzingen dat amitriptyline effectief kan zijn bij fibromyalgie, hoewel het onduidelijk is hoe groot het effect van de behandeling is. Effecten op slaap en *tenderpoints* konden niet worden aangetoond (Moore et al. 2015c).

Indicaties en contra-indicaties: TCA's worden ingezet bij neuropathische pijn en fibromyalgie. Gezien de anticholinerge bijwerkingen is voorzichtigheid geboden bij hartritmestoornissen, nauwe-kamerhoekglaucoom en mictiestoornissen bij prostatisme. Een absolute contra-indicatie is een recent myocardinfarct (< 6 maanden). Omdat amitriptyline en nortriptyline formeel alleen zijn geregistreerd als antidepressivum, is het gebruik ervan voor de behandeling van neuropathische pijn off label. Dat betekent dat de informatie in de bijsluiter met betrekking tot bijwerkingen is gebaseerd op een zes keer hogere dosering dan in het algemeen is voorgeschreven voor de behandeling van neuropathische pijn. Het is goed om mensen hierop te attenderen bij het voorschrijven.

Selective serotonin reuptake inhibitors en serotonin and noradrenalin reuptake inhibitors (SSRI's en SNRI's)

Werkingsmechanisme: moderne antidepressiva zijn selectiever of gebalanceerder in hun effect op de heropname van serotonine en adrenaline dan TCA's. Daardoor is hun bijwerkingenprofiel gunstiger. Ook deze middelen kunnen worden ingezet bij de behandeling van vooral neuropathische pijn. De belangrijkste zijn venlafaxine en duloxetine. De werking is vergelijkbaar met die van de tricyclische antidepressiva, met een iets gunstiger bijwerkingenprofiel.

Evidence: het effect van venlafaxine is in een aantal studies van methodologisch lage kwaliteit aangetoond, maar in een Cochrane-review niet bevestigd (Gallagher et al. 2015). Het bewijs voor de effectiviteit van duloxetine is sterker, maar vooral afkomstig uit studies met diabetische polyneuropathie (Lunn et al. 2014). Het effect van duloxetine op pijn bij fibromyalgie is tweeledig: hoewel het middel geen voordeel biedt ten opzichte van placebo met betrekking tot objectief gemeten pijnreductie, ervaren de patiënten subjectief wel een verbetering (Welsch et al. 2018).

Indicaties en contra-indicaties: neuropathische pijn, en voor duloxetine ook fibromyalgie. Contra-indicaties zijn een gestoorde nier- of leverfunctie of ongecontroleerde hypertensie. Bij een combinatie van middelen met een serotonerg effect dient men alert te zijn op het serotonerge syndroom. Dit wordt gekenmerkt door onder andere onrust, sufheid, hyperthermie, hypertonie, tremoren en ongecoördineerde bewegingen. Bij niet-tijdige behandeling kan het dodelijk verlopen.

20.3.2 Anti-epileptica

Gabapentinoïden

Werkingsmechanisme: gabapentine en pregabaline zijn anti-epileptica met tevens een anti-neuropathisch effect. Hoewel hun naam suggereert dat ze invloed hebben op de productie van gamma-aminoboterzuur (GABA), een remmende neurotransmitter, is hun effect anders. Deze middelen werken door de presynaptische remming van de prikkeloverdracht op verschillende plaatsen binnen het centrale zenuwstelsel. Dit verhoogt de prikkeldrempel van neuronen. Hierdoor hebben ze, behalve pijnstillende eigenschappen, ook een anti-epileptische werking. Er zijn aanwijzingen dat zij ook bij acute pijn een analgetisch effect kunnen hebben, vergelijkbaar met dat van NSAID's. Alleen pregabaline is geregistreerd voor de behandeling van neuropathische pijn; gabapentine niet.

Evidence: gabapentine is vooral onderzocht bij postherpetische neuralgie en diabetische polyneuropathie. De number needed to treat (NNT) voor 50 % pijnreductie ligt tussen 6 en 7 (Wiffen et al. 2017) bij een dosis tussen de 1.800 en 3.600 mg per dag. Over de effectiviteit bij andere neuropathische aandoeningen kan dan ook weinig gezegd worden. Ook pregabaline is in een dosis vanaf 300 mg per dag effectief bij de behandeling van neuropathische pijn. Bij de behandeling van fibromyalgie lijkt gabapentine niet effectief (Cooper et al. 2017b), maar pregabaline voor een kleine groep patiënten wel, met een NNT tussen 7 en 14 (Derry et al. 2016a).

Indicaties en contra-indicaties: neuropathische pijn. Contra-indicaties zijn beperkt tot vooral ernstige nierfunctiestoornissen.

Overige anti-epileptica

Werkingsmechanisme: van veel anti-epileptica is het gebruik bij neuropathische pijn beschreven. De belangrijkste die worden ingezet bij de behandeling van pijn zijn carbamazepine en clonazepam. De werking van carbamazepine berust op de remming van natriumkanalen in de zenuwen, waardoor de membraan wordt gestabiliseerd en de prikkelvorming geremd wordt. De sterke enzyminductie die optreedt bij het gebruik van carbamazepine maakt het in de praktijk vaak minder bruikbaar als de patiënt al andere medicatie gebruikt. Clonazepam is verwant aan benzodiazepines en heeft effect via de versterking van de productie van de inhibitie van neurotransmitter GABA.

Evidence: hoewel in een Cochrane-review (Wiffen et al. 2013) onvoldoende aanwijzingen van voldoende kwaliteit konden worden gevonden voor de effectiviteit van anti-epileptica anders dan pregabaline en gabapentine, worden in diverse richtlijnen carbamazepine en lamotrigine als derdelijnstherapie aanbevolen (Deng et al. 2016). Dit berust wellicht vooral op de effectiviteit bij trigeminusneuralgie.

Indicaties en contra-indicaties: bijwerkingen van deze middelen zijn vooral de remming van cognitieve en motorische functies, sedatie en (zeldzaam) huidreacties en agranulocytose.

20.3.3 Overige co-analgetica

Ketamine

Werkingsmechanisme: ketamine is een anestheticum met sterke analgetische eigenschappen. Als anestheticum wordt het vanwege het vaak optredende postoperatieve delier weinig meer gebruikt, maar de analgetische eigenschappen bij lage dosering maken het een binnen de kliniek veel toegepast middel. Het veronderstelde mechanisme is remming van de N-methyl-D-Aspartaat-receptor (NMDA), die zowel betrokken is bij het ontstaan van chronische pijn als bij het optreden van tolerantie voor opioïden.

Evidence: hoewel er vele studies zijn over de toepassing van ketamine bij diverse chronische pijnsyndromen, wisselen de resultaten in deze studies. Een recente systematische review bij CRPS geeft aanwijzingen voor een pijnvermindering van maximaal 58 % gedurende maximaal 3 maanden (Zhao et al. 2018). Intraveneus ketamine bij neuropathische pijn lijkt ook effectief, echter zonder dat een effectgrootte of -duur kan worden gegeven (Aiyer et al. 2018).

Indicaties en contra-indicaties: chronische pijn, opioïdgeïnduceerde hyperalgesie, opiaattolerantie. Bij verhoogde hersendruk of bij patiënten die gevoelig zijn voor het krijgen van een delier is het gecontra-indiceerd. Ketamine zal in de praktijk alleen binnen de kliniek worden toegepast, aangezien er geen vergoeding is voor extramuraal gebruik.

Capsaïcine

Werkingsmechanisme: capsaïcine is de stof die Spaanse pepers hun pittige smaak geeft. Het wordt vooral toegepast in crèmes (in lage concentratie) en pleisters (in hoge concentratie). In het lichaam activeert het de *transient receptor potential cation channel subfamily V member 1-receptor* (TRPV1), waardoor de ionkanalen voor calcium en natrium open gaan staan, hetgeen in het begin leidt tot een versterkte prikkeling van de zenuwen, wat zich uit als jeuk of een branderig gevoel. Uiteindelijk raken de ionkanalen in een inactieve toestand, waardoor de pijnprikkels verminderen.

Evidence: hoewel vaak toegepast, lijkt het dat capsaïcine in lage concentraties (0,075 %) weinig effectief is (Derry en Moore 2012). Voor de hoge concentraties zoals toegepast in pleisters (8 %) zijn positieve effecten beschreven, weliswaar in studies van lage kwaliteit (Derry et al. 2017b).

Indicaties en contra-indicaties: capsaïcine kan met name worden toegepast bij neuropathische pijn en littekenpijn, waarbij de pijn vooral in de huid gelokaliseerd is. Vanwege de geringe systemische effecten zijn er weinig contra-indicaties. Capsaïcine kan alleen bij lokale huiddefecten niet worden toegepast. Vanwege het soms pijnlijke, branderige gevoel dat kan optreden bij een hoge concentratie, is de toepassing hiervan beperkt tot de (poli)klinische situatie; deze therapie wordt niet thuis toegepast.

Lidocaïne

Werkingsmechanisme: lidocaïne is een lokaal anestheticum dat ook analgetische en antiaritmische eigenschappen heeft. Het kan zowel lokaal (via crèmes of pleisters) als systemisch worden toegediend. Het middel grijpt aan op de natriumkanalen, waardoor de zenuwgeleiding wordt onderbroken. Hieraan ontleent het zijn lokaal-anesthetische effect. Dit leidt tot een analgetisch effect, maar waarschijnlijk zijn hierbij ook tot nu toe onbekende mechanismen betrokken.

Evidence: in een Cochrane-review (Challapalli et al. 2005) werden 16 trials beschreven met systemische toediening van lidocaïne tot 5 mg/kg bij neuropathische pijn. De effectiviteit van lidocaïne leek hierin vergelijkbaar met die van andere veelgebruikte middelen bij neuropathische pijn. Bijwerkingen waren meer dan bij placebo, maar vergelijkbaar met actieve controles. Hoelang het effect aanhoudt, wordt uit deze studies niet duidelijk. Lokale toediening van lidocaïne via pleisters is vooral onderzocht bij postherpetische neuralgie. Hoewel uit individuele studies een gunstig effect op de pijn zou blijken, kon dit in een systematische review niet ondersteund worden (Derry et al. 2014). De lokale toediening van lidocaïne is alleen zinvol bij beperkte gebieden van neuropathische pijn, met name in de huid.

Indicaties en contra-indicaties: bij toediening via pleisters of crèmes treden vrijwel geen systemische effecten op, waardoor contra-indicaties beperkt zijn tot lokale huiddefecten. Bij systemische toediening kunnen bij hogere doseringen cardiale geleidingsstoornissen optreden. Vooral bij de eerste toediening dient men hier alert op te zijn.

Botulinetoxine

Werkingsmechanisme: botulinetoxine wordt geproduceerd door clostridiumbacteriën. Het is een giftige stof die zorgt voor een blokkade van neuromusculaire prikkeloverdracht. Orale inname is gevaarlijk, omdat het kan leiden tot ademhalingsstilstand. Lokaal toegediend kunnen we juist gebruikmaken van de geblokkeerde neuromusculaire prikkeloverdracht, zoals in cosmetische toepassingen, aandoeningen met een pijnlijke verhoogde spierspanning of de behandeling van spasticiteit bij neurologische aandoeningen.

Evidence: botulinetoxine kan effectief zijn bij pijnlijk gespannen spieren (Soares et al. 2014), bij pijnlijke dystonie en spasticiteit, en als profylacticum bij chronische migraine. Er is enig bewijs voor de werking bij musculoskeletale pijnsydromen in een klein aantal kleine studies (Sandrini et al. 2017).

Indicatie en contra-indicatie: bij chronische pijnsyndromen zal de afweging tussen de voor- en nadelen van de behandeling met botulinetoxine meestal niet positief uitvallen. De werking van botulinetoxine houdt in het algemeen ongeveer 12 weken aan. Toediening gebeurt alleen door gespecialiseerde artsen. Niet toepassen bij spierziekten zoals myasthenia gravis, ALS, Eaton-Lambertsyndroom.

Cannabis

Werkingsmechanisme: cannabis, in natuurlijke vorm voorkomend in de plant Cannabis Sativa, heeft effect op de cannabisreceptoren in het lichaam, waarvan de twee belangrijkste de cannabinoïdreceptor 1 en 2 zijn (respectievelijk CB1R en CB2R). De eerste komt vooral voor in het centrale en perifere zenuwstelsel, en in mindere mate verspreid door het lichaam. De tweede komt vrijwel niet voor in het zenuwstelsel (Zou en Kumar 2018). De belangrijkste actieve componenten van cannabis zijn cannabidiol (CBD) en tetrahydrocannabinol (THC). De laatste is de belangrijkste component en heeft psychoactieve en pijnmodulerende eigenschappen. CBD zou onder andere anti-inflammatoire en anticonvulsieve eigenschappen hebben, naast een pijnstillende werking.

Evidence: Hoewel er veel claims zijn voor het analgetische effect van cannabis bij verschillende pijnbeelden, met name bij MS en bij oncologische pijn, zijn er tot op heden geen overtuigende studies die dit effect aantonen. Het is onduidelijk of cannabis effect heeft op neuropathische pijn. De bijwerkingen, met name neurologisch en psychiatrisch, zouden de gunstige effecten kunnen overtreffen (Mücke et al. 2018). Ook bij fibromyalgie is er een onduidelijk analgetisch effect en een lage verdraagzaamheid van het middel (Walitt et al. 2016). Op dit moment lijkt er onvoldoende bewijs voor de werkzaamheid en de veiligheid van cannabis bij de behandeling van chronische pijn in welke vorm dan ook (Häuser et al. 2018). Medicinale cannabis is bovendien niet door het College ter Beoordeling van Geneesmiddelen (CBG) of de European Medicines Agency (EMA) als geneesmiddel geregistreerd. Het Nederlands Huisartsen Genootschap (NHG) staat op het standpunt dat cannabis, met uitzondering van de palliatieve fase, niet moet worden voorgeschreven bij pijn.

Indicatie en contra-indicatie: Aangezien er geen goed bewijs is met betrekking tot de effectiviteit en veiligheid, zal behandeling met dit middel individueel moeten worden afgewogen, met duidelijk omschreven eindpunten. Psychiatrische ziektebeelden en een voorgeschiedenis of risico van afhankelijkheid vormen contra-indicaties.

20.4 Praktijktoepassing

Bij acute pijn kan medicatie pijncontingent ('zo nodig') worden voorgeschreven en gebruikt. Dan is de verwachting dat de pijnintensiteit snel zal afnemen en de patiënt steeds minder zal innemen en zal stoppen zodra de nociceptie is verdwenen. Bij chronische pijn is pijncontingent voorschrijven en gebruiken onverstandig, zeker als er sprake is van (centrale) sensitisatie. Immers, bij pijncontingente inname zal de patiënt steeds bij zichzelf moeten nagaan hoe ernstig de pijn is, of die nog te verdragen is, en of het al tijd is voor een volgende gift. Dat geeft een operante conditionering en werkt hypervigilantie en verdere sensitisatie in de hand (▶ H. 2). Voor voorschrijvend artsen kan het verleidelijk zijn om bij een groot appel door patiënt (en familie) met een hoge lijdensdruk en veel (non-verbaal) pijngedrag, steeds sterkere middelen voor te schrijven in steeds hogere doseringen. Een niet-ongebruikelijk gevolg hiervan is een middelenafhankelijke patiënt met ernstige beperkingen in het dagelijks leven en een hoge mate van psychosociale distress – en nog steeds pijn. Daarom is het van belang om een middel altijd voor korte tijd voor te schrijven, strikt tijdcontingent, met een tevoren afgesproken evaluatie. Ook het afbouwen van middelen gebeurt tijdcontingent. Hoe groter het aandeel van psychiatrische en psychosociale factoren, des te geringer is de kans dat medicatie een belangrijke pijnvermindering geeft. Afbouw van medicatie maakt een groter onderdeel uit van revalidatie dan het starten ervan (Swaan 2015). Begeleiding van de patiënt bij de afbouw vraagt geduld en vereist het geven van veel positieve bekrachtiging en aanmoediging.

20.5 Tips en valkuilen

- Wees nauwkeurig in de anamnese met betrekking tot medicatie: hoe vaak en hoeveel gebruikt de patiënt nu echt? Vraag ook naar vrij verkrijgbare middelen, naar in het buitenland gekochte middelen en naar op internet bestelde middelen. Alleen zo kan een volledig overzicht verkregen worden en een beleid afgesproken worden.
- Bespreek een proefperiode met evaluatie bij elk voorgeschreven middel. Durf te stoppen als de pijnintensiteit niet daalt. Schrijf medicatie bij chronische pijn alleen tijdcontingent voor.
- Schrijf (met name antineuropathische medicatie) in een voldoende hoge dosering en lang genoeg voor. De meeste middelen tegen neuropathische pijn hebben 2–4 weken nodig om een effect te ontwikkelen. Voer de dosering geleidelijk en niet te snel (elke 3–7 dagen) op, zeker als patiënten bijwerkingen hebben. Leg uit dat de bijwerkingen in de loop van de tijd kunnen verminderen.

- Met betrekking tot opioïden: het langetermijngebruik van opioïden, zonder dat er een duidelijke nociceptieve basis is voor de pijn, wordt ontraden. Voor kortwerkende opioïden is geen plaats in de behandeling van chronische pijn. Reken alles om naar morfine-equivalente dagdosering (MED). Er is geen bewijs voor het effect van hogere doseringen dan 200 mg (MED) (Els et al. 2017). Vermijd het gecombineerde gebruik van opioïden en benzodiazepinen. Gebruik een risicoscreeningsinstrument.

Literatuur

Aiyer, R., Mehta, N., Gungor, S., & Gulati, A. (2018). A systematic review of NMDA receptor antagonists for treatment of neuropathic pain in clinical practice. *Clinical Journal of Pain, 34*(5), 450–467.

Ballantyne, J. C. (2017). Opioids for the treatment of chronic pain: Mistakes made, lessons learned, and future directions. *Anesthesia and Analgesia, 125,* 1769–1778.

Ballantyne, J. C., & Sullivan, M. D. (2017). Discovery of endogenous opioid systems: What it has meant for the clinician's understanding of pain and its treatment. *Pain, 158*(12), 2290–2300.

Baron, R., Maier, C., Attal, N., Binder, A., Bouhassira, D., Cruccu, G., et al. (2017). Peripheral neuropathic pain: A mechanism-related organizing principle based on sensory profiles. *Pain, 158*(2), 261–272.

Bemmel, J. van (2017). Oxycodon, een nieuwe heroïneplaag. *Medisch Contact, 46,* 20–23.

Cepeda, M. S., Camargo, F., Zea, C., & Valencia, L. (2006). Tramadol for osteoarthritis. *Cochrane Database of Systematic Reviews, 3,* CD005522.

Challapalli, V., Tremont-Lukats, I. W., McNicol, E. D., Lau, J., & Carr, D. B. (2005). Systemic administration of local anesthetic agents to relieve neuropathic pain. *Cochrane Database of Systematic Reviews, 4,* CD003345.

Chou, R., Turner, J. A., Devine, E. B., Hansen, R. N., Sullivan, S. D., Blazina, I., et al. (2015). The effectiveness and risks of long-term opioid therapy for chronic pain: A systematic review. *Annals of Internal Medicine, 162*(4), 276–286.

Cooper, T. E., Chen, J., Wiffen, P. J., Derry, S., Carr, D. B., Aldington, D., et al. (2017a). Morphine for chronic neuropathic pain in adults. *Cochrane Database of Systematic Reviews, 5,* CD011669.

Cooper, T. E., Derry, S., Wiffen, P. J., & Moore, R. A. (2017b). Gabapentin for fibromyalgia pain in adults. *Cochrane Database of Systematic Reviews, 1,* CD012188.

Deng, Y., Luo, L., Hu, Y., Fang, K., & Liu, J. (2016). Clinical practice guidelines for the management of neuropathic pain: A systematic review. *BMC Anesthesiology, 16,* 12.

Derry, S., & Moore, R. A. (2012). Topical capsaicin (low concentration) for chronic neuropathic pain in adults. *Cochrane Database of Systematic Reviews, 9,* CD010111.

Derry, S., Wiffen, P. J., Moore, R. A., & Quinlan, J. (2014): Topical lidocaine for neuropathic pain in adults. *Cochrane Database of Systematic Reviews, 7,* CD010958.

Derry, S., Cording, M., Wiffen, P. J., Law, S., Phillips, T., & Moore, R. A. (2016a). Pregabalin for pain in fibromyalgia in adults. *Cochrane Database of Systematic Reviews, 9,* CD011790.

Derry, S., Stannard, C., Cole, P., Wiffen, P. J., Knaggs, R., Aldington, D., et al. (2016b). Fentanyl for neuropathic pain in adults. *Cochrane Database of Systematic Reviews, 10,* CD011605.

Derry, S., Rice, A. S. C., Cole, P., Tan, T., & Moore, R. A. (2017a). Topical capsaicin (high concentration) for chronic neuropathic pain in adults. *Cochrane Database of Systematic Reviews, 1,* CD007393.

Derry, S., Wiffen, P. J., Kalso, E. A., Bell, R. F., Aldington, D., Phillips, T., et al. (2017b). Topical analgesics for acute and chronic pain in adults – An overview of Cochrane Reviews. *Cochrane Database of Systematic Reviews, 5,* CD008609.

Deyo, R. A., Korff, M. von, & Duhrkoop, D. (2015). Opioids for low back pain. *British Medical Jornal, 350,* g6380.

Dowell, D., Haegerich, T. M., & Chou, R. (2016). CDC Guideline for prescribing opioids for chronic pain – United States, 2016. *JAMA, 315*(15), 1624–1645.

Duehmke, R. M., Derry, S., Wiffen, P. J., Bell, R. F., Aldington, D., & Moore, R. A. (2017). Tramadol for neuropathic pain in adults. *Cochrane Database of Systematic Reviews, 6,* CD003726.

Els, C., Jackson, T. D., Hagtvedt, R., Kunyk, D., Sonnenberg, B., Lappi, V. G., et al. (2017). High-dose opioids for chronic non-cancer pain: An overview of Cochrane Reviews. *Cochrane Database of Systematic Reviews, 10,* CD012299.

Enthoven, W. T. M., Roelofs, P. D. D. M., Deyo, R. A., Tulder, M. W. van, & Koes, B. W. (2016). Non-steroidal anti-inflammatory drugs for chronic low back pain. *Cochrane Database of Systematic Reviews, 2,* CD012087.

Fidahic, M., Kadic, A. J., Radic, M., & Puljak, L. (2017). Celecoxib for rheumatoid arthritis. *Cochrane Database of Systematic Reviews, 6,* CD012095.
Franklin, G. M. (2014). Opioids for chronic noncancer pain. A position paper of the American academy of neurology. *Neurology, 83,* 1277–1284.
Gallagher, H. C., Gallagher, R. M., Butler, M., Buggy, D. J., & Henman, M. C. (2015). Venlafaxine for neuropathic pain in adults. *Cochrane Database of Systematic Reviews, 8,* CD011091.
Gaskell, H., Derry, S., Stannard, C., & Moore, R. A. (2016). Oxycodone for neuropathic pain in adults. *Cochrane Database of Systematic Reviews, 7,* CD010692.
Gomes, T., Mamdani, M. M., Dhalla, I. A., Paterson, J. M., & Juurlink, D. N. (2011). Opioid dose and drug-related mortality in patients with nonmalignant pain. *Archives of Internal Medicine, 171,* 686–691.
Häuser, W., Petzke, F., & Fitzcharles, M. A. (2018). Efficacy, tolerability and safety of cannabis-based medicines for chronic pain management – An overview of systematic reviews. *European Journal of Pain, 22*(3), 455–470.
Helmerhorst, F. M. (2017). Overmatig gebruik van opioïden. *Geneesmiddelen Bulletin, 10,* 83–84.
Huffman, K. L., Rush, T. E., Fan, Y., Sweis, G. W., Vij, B., Covington, E. C., et al. (2017). Sustained improvements in pain, mood, function and opioid use post interdisciplinary pain rehabilitation in patients weaned from high and low dose chronic opioid therapy. *Pain, 158,* 1380–1394.
Kosek, E., Cohen, M., Baron, R., Gebhart, G. F., Mico, J. A., Rice, A. S., et al. (2016). Do we need a third mechanistic descriptor for chronic pain states? *Pain, 157*(7), 1382–1386.
Krebs, E. E., Gravely, A., Nugent, S., Jensen, A. C., DeRonne, B., Goldsmith, E. S., et al. (2018). Effect of opioid vs nonopioid medications on pain-related function in patients with chronic back pain or hip or knee osteoarthritis pain. The SPACE randomized clinical trial. *JAMA, 319*(9), 872–882.
Lunn, M. P. T., Hughes, R. A. C., & Wiffen, P. J. (2014). Duloxetine for treating painful neuropathy, chronic pain or fibromyalgia. *Cochrane Database of Systematic Reviews, 1,* CD007115.
Mevius, L. (2015). Bewijs voor opioïden bij chronische pijn mager. *Nederlands Tijdschrift voor Geneeskunde, 159*(6), 225.
Moore, R. A., Chi, C. C., Wiffen, P. J., Derry, S., & Rice, A. S. C. (2015a). Oral nonsteroidal anti-inflammatory drugs for neuropathic pain. *Cochrane Database of Systematic Reviews, 10,* CD010902.
Moore, R. A., Derry, S., Aldington, D., Cole, P., & Wiffen, P. J. (2015b). Amitriptyline for neuropathic pain in adults. *Cochrane Database of Systematic Reviews, 7,* CD008242.
Moore, R. A., Derry, S., Aldington, D., Cole, P., & Wiffen, P. J. (2015c). Amitriptyline for fibromyalgia in adults. *Cochrane Database of Systematic Reviews, 7,* CD011824.
Mücke, M., Phillips, T., Radbruch, L., Petzke, F., & Häuser, W. (2018). Cannabis-based medicines for chronic neuropathic pain in adults. *Cochrane Database of Systematic Reviews, 3,* CD012182.
O'Brien, T., Christrup, L. L., Drewes, A. M., Fallon, M. T., Kress, H. G., McQuay, H. J., et al. (2017). European pain federation position paper on appropriate opioid use in chronic pain management. *European Journal of Pain, 21,* 3–19.
Sandrini, G., Icco, R. de, Tassorelli, C., Smania, N., & Tamburin, S. (2017). Botulinum neurotoxin type A for the treatment of pain: Not just in migraine and trigeminal neuralgia. *The Journal of Headache and Pain, 18,* 38.
Santos, J., Alarcão, J., Fareleira, F., Vaz-Carneiro, A., & Costa, J. (2015). Tapentadol for chronic musculoskeletal pain in adults. *Cochrane Database of Systematic Reviews, 5,* CD009923.
Saragiotto, B. T., Machado, G. C., Ferreira, M. L., Pinheiro, M. B., Shaheed, C. A., & Maher, C. G. (2016). Paracetamol for low back pain. *Cochrane Database of Systematic Reviews, 6,* CD012230.
Schiphorst Preuper, H. R., Geertzen, J. H., Wijhe, M. van, Boonstra, A. M., Molmans, B. H., Dijkstra, P. U., et al. (2014). Do analgesics improve functioning in patients with chronic low back pain? An explorative triple-blinded RCT. *European Spine Journal, 23,* 800–806.
Shaheed, C. A., Maher, C. G., Williams, K. A., Day, R., & McLachlan, A. J. (2016). Efficacy, tolerability, and dose-dependent effects of opioid analgesics for low back pain – A systematic review and meta-analysis. *JAMA Internal Medicine, 176*(7), 958–968.
Soares, A., Andriolo, R. B., Atallah, Á. N., & Silva, E. M. K. da (2014). Botulinum toxin for myofascial pain syndromes in adults. *Cochrane Database of Systematic Reviews, 7,* CD007533.
Swaan, J. L. (2015). De revalidatiearts en de patiënt met opioïden: Wat zijn verstandige keuzes? *Nederlands Tijdschrift voor Revalidatiegeneeskunde, 5,* 225–228.
Vollert, J., Maier, C., Attal, N., Bennett, D. L. H., Bouhassira, D., Enax-Krumova, E. K., et al. (2017). Stratifying patients with peripheral neuropathic pain based on sensory profiles: Algorithm and sample size recommendations. *Pain, 158*(8), 1446–1455.

Vowles, K. E., McEntee, M. L., Julnes, P. S., Frohe, T., Ney, J. P., & Goes, D. N. van der (2015). Rates of opioid misuse, abuse, and addiction in chronic pain: A systematic review and data synthesis. *Pain, 156*(4), 569–576.

Walitt, B., Klose, P., Fitzcharles, M. A., Phillips, T., & Häuser, W. (2016). Cannabinoids for fibromyalgia. *Cochrane Database of Systematic Reviews, 7,* CD011694.

Webster, L. R. (2005). Predicting aberrant behaviors in opioid-treated patients: Preliminary validation of the opioid risk tool. *Pain Medicine, 6*(6), 432–442.

Welsch, P., Sommer, C., Schiltenwolf, M., & Häuser, W. (2015). Opioids in chronic non cancer pain-are opioids superior to nonopioid analgesics? A systematic review and meta-analysis of efficacy, tolerability and safety in randomized head-to-head comparisons of opioids versus nonopioid analgesics of at least four week's duration. *Schmerz, 29*(1), 85–95. Erratum in: *Schmerz, 29*(3), 310–311.

Welsch, P., Üçeyler, N., Klose, P., Walitt, B., & Häuser, W. (2018). Serotonin and noradrenaline reuptake inhibitors (SNRIs) for fibromyalgia. *Cochrane Database of Systematic Reviews, 2,* CD010292.

Wiffen, P. J., Derry, S., Bell, R. F., Rice, A. S. C., Tölle, T. R., Phillips, T., et al. (2017). Gabapentin for chronic neuropathic pain in adults. *Cochrane Database of Systematic Reviews, 6,* CD007938.

Wiffen, P. J., Derry, S., Moore, R. A., Aldington, D., Cole, P., Rice, A. S. C., et al. (2013). Antiepileptic drugs for neuropathic pain and fibromyalgia – An overview of Cochrane reviews. *Cochrane Database of Systematic Reviews, 11,* CD010567.

Wiffen, P. J., Knaggs, R., Derry, S., Cole, P., Phillips, T., & Moore, R. A. (2016): Paracetamol (acetaminophen) with or without codeine or dihydrocodeine for neuropathic pain in adults. *Cochrane Database of Systematic Reviews, 12,* CD012227.

Wong, J. J., Côté, P., Ameis, A., Varatharajan, S., Varatharajan, T., Shearer, H. M., et al. (2016). Are non-steroidal anti-inflammatory drugs effective for the management of neck pain and associated disorders, whiplash-associated disorders, or non-specific low back pain? A systematic review of systematic reviews by the Ontario Protocol for Traffic Injury Management (OPTIMa) Collaboration. *European Spine Journal, 25*(1), 34–61.

Wrzosek, A., Woron, J., Dobrogowski, J., Jakowicka-Wordliczek, J., & Wordliczek, J. (2015). Topical clonidine for neuropathic pain. *Cochrane Database of Systematic Reviews, 8,* CD010967.

Zhao, J., Wang, Y., & Wang, D. (2018). The effect of ketamine infusion in the treatment of complex regional pain syndrome: A systemic review and meta-analysis. *Current Pain and Headache Reports, 22*(2), 12.

Zorginstituut Nederland. *Farmacotherapeutisch Kompas.* ▶ https://www.farmacotherapeutischkompas.nl.

Zou, S., & Kumar, U. (2018). Cannabinoid receptors and the endocannabinoid system: Signaling and function in the central nervous system. *International Journal of Molecular Science, 19*(3), 833.

Deel VI De organisatie van zorg

Hoofdstuk 21 Transmurale zorgmodellen: eerste verkenningen – 245
I.P.J. Huijnen, D. Keizer en C.M. van Gestel

Hoofdstuk 22 Kwaliteitsbeleid – 259
J.A. Verbunt, M.F. Reneman en I.L. Thomassen-Hilgersom

Transmurale zorgmodellen: eerste verkenningen

I.P.J. Huijnen, D. Keizer en C.M. van Gestel

Samenvatting

In de gezondheidszorg zijn veel (peri- en para)medische behandelaars die zich richten op de behandeling van patiënten met chronische pijn. Echter, de zorg is momenteel versnipperd en onvoldoende op elkaar afgestemd, waardoor mogelijk ondoelmatige en ook onnodig dure zorg wordt aangeboden. Dit leidt tot frustratie bij patiënten en hulpverleners. Dit kan worden ondervangen door samen te werken, met als doel de patiënt op de juiste plek de juiste zorg aan te bieden. In de *Zorgstandaard chronische pijn* wordt richting gegeven aan de visie ten aanzien van pijn en op de inrichting van de zorg om de samenwerking te bevorderen. In de zorgstandaard wordt een 'stepped care'-model beschreven, waarin de integrale behandeling op maat wordt ingepast op basis van de ernst van de klachten, de mogelijkheden van de patiënt en de ervaringen met eerdere behandelingen. Hierdoor ontstaat een netwerk van zorgverleners betrokken bij patiënten met chronische pijn. In dit hoofdstuk worden voorbeelden van samenwerkingsvormen beschreven. Ook worden knelpunten beschreven die deze samenwerking belemmeren.

21.1   Organisatie gezondheidszorg – 247

21.2   Netwerkgeneeskunde – 248

21.3   Zorgstandaard Chronische Pijn – 248
21.3.1   Perspectief van de huisarts – 250
21.3.2   Perspectief van bewegingsgerelateerde disciplines in de eerstelijn – 250
21.3.3   Perspectief van gedragsgerelateerde disciplines in de eerstelijn – 251
21.3.4   Perspectief van de revalidatiegeneeskunde – 252

© Bohn Stafleu van Loghum is een imprint van Springer Media B.V., onderdeel van Springer Nature 2019
J. A. Verbunt, J. L. Swaan, H. R. Schiphorst Preuper en K. M. G. Schreurs (Red.), *Handboek pijnrevalidatie*,
https://doi.org/10.1007/978-90-368-2230-5_21

21.4	Uitwerking van innovatieve netwerken – 253	
21.4.1	Voorbeeld 1 Huisarts met regiefunctie – 253	
21.4.2	Voorbeeld 2 Revalidatiearts heeft de regie bij geprotocolleerde interventie voor laag-complexe revalidatiepatiënten – 254	
21.4.3	Voorbeeld 3 Netwerk voor patiënten met chronische pijn met partners in de eerste-, tweede- en derdelijnszorg – 255
21.5	Knelpunten/praktische problemen bij het opzetten van netwerken – 255
21.6	Tot slot – 257

Literatuur – 257

In ons huidige gezondheidszorgsysteem zijn er vele disciplines en (peri- en para)medische behandelaars die zich richten op de behandeling en begeleiding van patiënten met chronische pijn. Helaas kan bij de meeste mensen met chronische pijn het pijnprobleem niet volledig worden weggenomen. Hierdoor wordt het leren leven met pijn en het beperken van de gevolgen van pijn vaak de hoogst haalbare insteek voor behandeling. Door de veelheid aan behandelmogelijkheden is het voor de verwijzende arts vaak lastig om de patiënt adequaat door te verwijzen voor een behandeling die goed aansluit bij de complexiteit van het pijnprobleem (▶H. 7) en het niveau van functioneren van de patiënt.

21.1 Organisatie gezondheidszorg

Een aantal problemen speelt hier een rol:
1. In de gezondheidszorg ontbreekt een eenduidige, door alle zorgverleners gebruikte visie op pijn. De informatie die de patiënt van de verwijzers en behandelaars krijgt, is veelal niet eenduidig en soms zelfs tegenstrijdig. Dit kan leiden tot onduidelijkheid en twijfel bij de patiënt. Ook zijn niet alle behandelaars waarmee de patiënt in aanraking komt met zijn pijn voldoende competent om adequaat alle biopsychosociale aspecten van het pijnprobleem te kunnen overzien, waardoor de complexiteit van het pijnprobleem niet altijd goed wordt ingeschat en het advies of de behandeling daarvan dan ook onvoldoende aansluit bij de complexiteit van het probleem (Regieraad Kwaliteit van Zorg 2011).
2. De variatie aan inhoud van zorgprogramma's – zowel aangeboden binnen de medisch-specialistische revalidatie (MSR) alsook aangeboden door zorgverleners in de eerstelijn (bijvoorbeeld door de fysiotherapeut monodisciplinair) – is groot en slechts een deel van de programma's is evidence based (zie voor deze laatste categorie ▶H. 15 tot en met ▶H. 20). Het primaire doel van de op dit moment aangeboden zorgprogramma's is ook niet altijd gericht op participatie en de terugkeer in rollen (▶H. 9 t/m 12).
3. De variatie in duur van zorgprogramma's, zowel in de eerstelijn alsook binnen de MSR, is groot. De laatste jaren is het aantal aanbieders van multidisciplinaire revalidatiezorg voor patiënten met chronische pijn toegenomen. Naast de reguliere revalidatiezorgaanbieders is een toenemend aantal nieuwe aanbieders zich op de zorg voor patiënten met chronische pijn gaan richten. Echter, hierbij doet zich in sommige gevallen een apart fenomeen voor. Alhoewel de inhoudelijke insteek van de programma's vaak adequaat lijkt, is de omvang van de programma's regelmatig niet in afstemming met de complexiteit van de problematiek van de patiënt (Werkgroep Pijnrevalidatie Nederland 2017). Zowel onderbehandeling als overbehandeling dreigt. We kunnen ons dan ook afvragen of de mate van complexiteit binnen de groep patiënten de inzet van mensen en middelen rechtvaardigt. Hierdoor zijn de afgelopen jaren de kosten voor de medisch-specialistische pijnrevalidatie enorm gestegen.
4. Overdracht van informatie tussen hulpverleners is niet altijd optimaal. Voor adequate discipline-overstijgende patiëntenzorg is het essentieel dat alle behandelaars op elk moment kunnen beschikken over informatie die up-to-date is. Momenteel is dit niet aan de orde en gebruiken de diverse behandelaars verschillende zorgcommunicatiesystemen, die bovendien niet met elkaar communiceren.
5. De huidige financiering van zorg is gefragmenteerd. Dat wil zeggen dat behandelaars in de eerstelijn en in de tweedelijn separaat worden gefinancierd. Dat betekent dat bijvoorbeeld een multidisciplinair overleg tussen een huisarts en een fysiotherapeut niet kan worden gedeclareerd. De huisarts kan zijn huisartsgeneeskundige zorg declareren en de

fysiotherapeut diens zorg. De tijd die wordt besteed aan afstemming tussen deze behandelaars kan niet worden gefinancierd. Dit staat structureel multidisciplinair overleg over patiënten met complexe pijnproblematiek – zeker binnen de eerstelijn – in de weg.
6. Het blijkt voor zowel verwijzers naar de revalidatiegeneeskunde als soms zelfs ook voor de revalidatiearts lastig het niveau van functioneren en de complexiteit van het pijnprobleem transparant te bepalen (▶ H. 7). Hierdoor worden patiënten met (sub)acute pijn niet altijd adequaat behandeld, zodat regelmatig sprake is van onderbehandeling in dit stadium (NHG-Standaard Pijn 2015). Dit leidt mogelijk tot extra (voorkoombare) kosten in een later stadium.

Geconcludeerd kan worden dat het zorglandschap op het gebied van chronische pijn op dit moment versnipperd is. Deze versnippering van zorg en onvoldoende afstemming leiden tot ondoelmatige en onnodig dure zorg, doordat de patiënt bij meerdere zorgverleners gaat zoeken naar een verklaring en/of oplossing voor zijn pijn (ook wel 'shoppen' genoemd), hetgeen leidt tot frustratie bij zowel patiënten als bij hulpverleners. Deze problemen lijken te kunnen worden ondervangen door samen te werken, waarbij afspraken worden gemaakt over 'wie, wat, waar, wanneer' ten aanzien van de zorgvraag en zorgaanbod gerelateerd aan de complexiteit van het pijnprobleem en het functioneren van de patiënt. De *Zorgstandaard Chronische pijn* pleit dan ook voor het werken in een transmuraal zorgmodel (DPS en SPV 2017). In een transmuraal zorgmodel gaan zorgverleners van verschillende organisaties samenwerken, met als doel de patiënt op elk moment de juiste zorg aan te bieden. Hierdoor ontstaan netwerken.

21.2 Netwerkgeneeskunde

Netwerkgeneeskunde is een ontwikkeling waarin meerdere zorgverleners samen de patiënt begeleiden en streven de juiste zorg op de juiste plek aan te bieden (De juiste zorg op de juiste plek 2018). Het netwerk past zich aan naargelang de complexiteit van het pijnprobleem en het niveau van functioneren van de patiënt verandert. Voor elke individuele patiënt is het afhankelijk van zijn behoefte of een zorgverlener wel of geen actieve rol (waarde) in het netwerk heeft. Digitale ontwikkelingen spelen tevens een belangrijke rol in het samenwerken in een netwerk. Deze kunnen bijvoorbeeld ondersteunen om eenvoudiger de complexiteit in kaart te brengen of te faciliteren bij een meer persoonlijk afgestemde behandeling (Visiedocument medisch specialist 2025; 2017). In 2017 is de *Zorgstandaard Chronische Pijn* beschikbaar gekomen om de samenwerking tussen zorgverleners op het gebied van chronische pijn te bevorderen, waarbij de patiënt nadrukkelijk de regie krijgt (DPS en SPV 2017). Deze zorgstandaard wordt hierna toegelicht. Vervolgens worden voorbeelden van mogelijke uitwerkingen van (onderdelen van) de zorgstandaard gepresenteerd. Het hoofdstuk wordt afgesloten met het benoemen van mogelijke knelpunten en praktische problemen bij het opzetten en implementeren van een netwerk op het gebied van de pijnrevalidatie.

21.3 Zorgstandaard Chronische Pijn

Chronische pijn is een groot persoonlijk en maatschappelijk probleem, waar de huidige gezondheidszorg geen goed antwoord op heeft. Naar schatting heeft één op de vijf volwassen Nederlanders een vorm van chronische pijn, waarvan meer dan een derde zeer ernstige

pijn heeft (pijnscore > 8/10) (▶ H. 3) (Breivik et al. 2006). Daar komt bij dat de jaarlijkse kosten van chronische pijn zeer hoog zijn. Dit is mede te wijten is aan het ontbreken van één gedeelde visie op chronische pijn en de daarmee gepaard gaande fragmentatie van de zorg. 34–79 % Van de Nederlanders met chronische pijn heeft het gevoel dat de behandeling inadequaat is (Bekkering et al. 2011). Op basis van aanbevelingen uit het Regieraad rapport chronische pijn (2011) is de Zorgstandaard Chronische pijn uitgewerkt door gemandateerde vertegenwoordigers van de belangrijkste verschillende zorgdisciplines (onder andere fysiotherapie, psychologie, huisartsgeneeskunde, anesthesiologie/pijngeneeskunde en revalidatiegeneeskunde), samen met vertegenwoordigers vanuit de patiëntenverenigingen (2017). Zie voor een samenvatting van de *Zorgstandaard Chronische pijn* de bijlage van dit boek. De zorgstandaard wordt over het algemeen aanvaard als richtinggevend voor de visie op pijn en inrichting van zorg. Idealiter zou iedere zorgprofessional op het gebied van chronische pijn moeten werken volgens deze – breed gedragen – zorgstandaard. De zorgstandaard heeft drie belangrijke doelen:
1. Tijdige herkenning van patiënten met (dreigende) chronische pijn.
2. Een gelijkwaardige samenwerking bewerkstelligen tussen patiënt en zorgprofessional.
3. Optimale inrichting en uitvoering van preventie van chronische pijn en zorg voor patiënten met chronische pijn.

In de zorgstandaard wordt een 'stepped care'-model beschreven, waarin de integrale pijnbehandeling op maat ingepast moet worden binnen één van de vier stappen van het model. De meest passende en effectiefste behandeling wordt gekozen op grond van:
1. de ernst van de klachten. Dit wordt bepaald door de ernst van de pijn, de mate van beperkingen en de aanwezigheid van psychosociale problematiek;
2. de mogelijkheden van de patiënt en zijn omgeving. Dit wordt bepaald door ziekte-inzicht, gezondheidsvaardigheden, wensen, hulpvraag, behoeften en sociale steun;
3. ervaringen met eerdere behandelingen en het effect van die behandelingen.

Op basis van deze afweging wordt het instapniveau binnen het 'stepped care'-model ingeschat aan de hand van de benodigde zorgzwaarte, door overleg tussen de zorgprofessional en de patiënt.

> **De 4 stappen van het 'stepped care'-model zijn**
> Stap 1: Preventie, pijneducatie en zelfzorg.
> Stap 2: Monodisciplinaire diagnostiek, pijneducatie en behandeling in de eerstelijn.
> Stap 3: Multidisciplinaire diagnostiek, pijneducatie en behandeling in de eerstelijn in samenwerking met de tweedelijn.
> Stap 4: Multidisciplinaire diagnostiek, pijneducatie en behandeling in de tweede of derdelijn.

Voor stap 3 en 4 geldt dat het team een behandelplan ontwerpt op basis van een biopsychosociale analyse van het pijnprobleem in relatie tot de hulpvraag (zie ▶ H. 5 en 6). De behandeling is primair gericht op het verbeteren van de kwaliteit van leven, de ervaren beperkingen in dagelijkse activiteiten, de ervaren beperkingen in participatie en het verbeteren van het algeheel welbevinden. Pijnvermindering is geen primair behandeldoel. De behandelinhoud bestaat meestal uit een combinatie van fysieke en psychosociale behandelmethoden (zie deel V van dit boek).

21.3.1 Perspectief van de huisarts

Pijn is de belangrijkste reden voor patiënten om hun huisarts te consulteren (Nivel 2018) (zie ook ▶H. 5) Wanneer dit acute pijn betreft, is de huisarts veelal goed in staat de pijn te behandelen. Wanneer de pijn echter langdurig bestaat, blijkt het steeds moeilijker om de pijn naar tevredenheid te behandelen. De huisarts zal hierdoor sneller geneigd zijn door te verwijzen naar andere behandelaars in de eerstelijn (bijvoorbeeld een fysiotherapeut) of naar één van de vele specialisten in de tweedelijn. Afstemming vindt echter niet of nauwelijks plaats, hetgeen leidt tot fragmentatie van zorg, frustratie bij de arts en patiënt en een toename van zorgkosten.

Een eerste aanzet tot verbetering van de huisartsenzorg voor patiënten met chronische pijn leidde tot een NHG-standaard, waarin aanbevelingen worden gedaan voor een adequate behandeling van pijn in het (sub)acute stadium (NHG-Standaard Pijn 2015). Wanneer pijn chronisch is of dreigt te worden, wordt de huisarts geadviseerd de klacht multidimensionaal te exploreren (NHG-Standaard Pijn 2015; NHG-Standaard Somatisch Onvoldoende verklaarde Lichamelijk Klachten (SOLK) 2013). Hiervoor wordt binnen de huisartsgeneeskunde het SCEGS-acroniem gebruikt, waarmee somatische, cognitieve, emotionele, gedragsmatige en sociale dimensies in kaart kunnen worden gebracht (▶H. 5). Tevens wordt in de *NHG-Standaard Pijn* geadviseerd om afstemming te zoeken met andere zorgverleners in de regio (psychologen, fysiotherapeuten, medisch specialisten) om door samenwerking de zorg te verbeteren (▶H. 5).

21.3.2 Perspectief van bewegingsgerelateerde disciplines in de eerstelijn

Een van de bouwstenen van de 'stepped care'-benadering uit de *Zorgstandaard Chronische pijn* is ondersteuning in het optimaliseren van dagelijkse activiteiten en participatie. De oefentherapeut of fysiotherapeut kan daarbij een rol spelen door het bevorderen en aanleren van een actieve leefstijl. Het Netwerk Chronische Pijn is een landelijk netwerk van oefentherapeuten Cesar/Mensendieck. Zij hebben zich gespecialiseerd in het behandelen van mensen met chronische pijn. Alle aangesloten oefentherapeuten werken volgens een behandelwijze die is opgesteld volgens de laatste inzichten in *evidence based practice* en patiëntgestuurde zorg.

In de richtlijnen van het Koninklijk Genootschap voor Fysiotherapie (KNGF) voor onder andere nek- en rugklachten wordt uitgegaan van een biopsychosociale model. Daarbij wordt gekeken of het beloop van klachten normaal of afwijkend is. De termijn waarop beoordeeld wordt of het beloop afwijkend is, varieert per klacht (KNGF-Richtlijn Nekpijn 2016 en KNGF-Richtlijn Lage rugpijn 2017). Voor lage rugpijn wordt een termijn van drie weken na ontstaan van de klachten aangehouden, voor nekpijn geldt een termijn van zes weken na ontstaan van de klachten. Er is sprake van een afwijkend beloop als pijnklachten niet verbeteren of zelfs toenemen, activiteiten niet hervat worden of zelfs verminderen en gebruik van pijnmedicatie toeneemt. Bij een normaal beloop wordt volstaan met het advies actief te blijven. Bij patiënten met een afwijkend beloop is fysiotherapie geïndiceerd. De fysiotherapeut beoordeelt als eerste het kennisniveau van de patiënt over zijn pijnklachten, exploreert de gedachten van de patiënt over de oorzaak van de pijn en het beloop, onderzoekt of er sprake is van bewegingsangst en inventariseert in welke mate er steun uit de omgeving aanwezig is. Bij de behandeling maakt de therapeut gebruik van oefentherapie. Door het oefenen van bewegingen gerelateerd aan voor de patiënt belangrijke en relevante dagelijkse activiteiten doet de patiënt positieve bewegingservaringen op, leert de patiënt dat bewegen niet schadelijk is en kan fysieke fitheid in algemene zin vergroot worden (indien nodig). Daarbij kan de therapeut gebruikmaken van gedragsgeoriënteerde principes zoals tijdcontingent werken en positieve bekrachtiging (▶H. 12 en 16).

Omdat via de directe toegankelijkheid fysiotherapie (DTF) patiënten zonder verwijzing naar de fysiotherapeut in de eerstelijn kunnen gaan, heeft de fysiotherapeut een belangrijke rol in het detecteren van het risico op dreigende chroniciteit. Daarbij is het van belang dat er een nauwe samenwerking is met de huisarts, waarbij gewerkt wordt vanuit een gezamenlijke visie op (dreigende) chronische pijn. Ook in de NHG-Standaard Pijn wordt dit benadrukt. In de dagelijkse praktijk lijkt dit samenspel echter nog niet optimaal te verlopen. Het sneller inzetten van een behandeltraject gericht op actief blijven ondanks pijn, waarbij rekening wordt gehouden met aanwezigheid de ernst van psychosociale factoren, lijkt effectief (Lamb et al. 2010).

21.3.3 Perspectief van gedragsgerelateerde disciplines in de eerstelijn

Hoewel psychische factoren een grote rol spelen bij chronische pijn, is het aanbod van psychologische behandeling voor patiënten met chronische pijn gefragmenteerd. Door een te strikte scheiding in somatische en geestelijke gezondheidszorg dreigen patiënten van het kastje naar de muur te worden gestuurd. Ook is er nog weinig aandacht voor chronische pijn in opleidingen en professionele verenigingen, waardoor richtlijnontwikkeling en kwaliteitsbewaking in de kinderschoenen staat. In de GGZ wordt een onderscheid gemaakt tussen de basis-GGZ en specialistische GGZ. Behandelingen in de basis-GGZ worden in de eerstelijn gegeven door praktijkondersteuners GGZ (POH-GGZ) en psychologen. Doorgaans zijn eerstelijnspsychologen BIG-geregistreerde GZ-psychologen en soms psychotherapeuten. In de specialistische GGZ wordt behandeld door GZ-psychologen, psychotherapeuten, klinisch psychologen en psychiaters.

Patiënten met chronische pijn kunnen zowel in de basis-GGZ als in de specialistische GGZ worden behandeld. Dit is afhankelijk van de complexiteit van de psychische problematiek. In veel huisartsenpraktijken werken POH-GGZ, die de eerste begeleidingsgesprekken voeren en kunnen doorverwijzen. De huisarts kan ook rechtstreeks verwijzen naar de psycholoog in de basis-GGZ of specialistische GGZ. Psychologen in de basis-GGZ zijn doorgaans goed geschoold in cognitieve gedragstherapie en zijn, met bijscholing op het gebied van chronische pijn, goed in staat behandelingen uit te voeren bij lichte tot matige complexiteit, zoals weergegeven in deel V van dit boek. In de dagelijkse praktijk ontstaan samenwerkingsverbanden van psychologen en andere paramedische behandelaars, waarbij overleg over patiënten dikwijls nog niet geformaliseerd is of vergoed wordt. In de tweedelijn maken medisch psychologen vaak deel uit van revalidatieteams. Ook deze medisch psychologen zijn doorgaans goed op de hoogte van chronische pijnbehandelingen.

De specialistische GGZ is grotendeels georganiseerd langs de lijnen van DSM-classificaties, waarbij chronische pijn wordt geclassificeerd als een somatisch-symptoomstoornis. Voor deze classificatie moet er sprake zijn van somatische klachten, maar gaat het vooral om buitenproportionele gedachten en gedragingen die het functioneren beperken. Het onderscheid tussen somatisch verklaarde en somatisch onverklaarde klachten uit de DSM-IV is daarmee weggevallen in de DSM-5. Toch zijn de meeste herkenbare behandelinstellingen voor patiënten met chronische pijn in de specialistische GGZ-afdelingen die zich richten op patiënten met somatisch onvoldoende verklaarde lichamelijke klachten (SOLK). Maar patiënten kunnen ook terecht bij afdelingen die zich richten op andere psychische problematiek, zoals stemmings- en angststoornissen. Daarbij is de kans aanwezig dat de pijnklachten door de behandelaar te veel vanuit een louter biomedisch of juist psychisch perspectief worden bekeken. Ten slotte zijn er een klein aantal in SOLK gespecialiseerde instellingen binnen de GGZ, die patiënten met zeer complexe psychiatrische problematiek behandelen (▶H. 8).

21.3.4 Perspectief van de revalidatiegeneeskunde

Revalidatiegeneeskunde richt zich nadrukkelijk op de gevolgen van aandoeningen voor de patiënt. Hoe kan een patiënt met zijn aandoening (zo) zelfstandig (mogelijk) wonen, onderwijs volgen, aan het werk gaan of blijven en deelnemen aan het sociale leven? Kortom, revalidatiegeneeskunde is het medisch vakgebied dat zich specifiek richt op zelfredzaam zijn, optimale regie voeren en participeren in de maatschappij (Position Paper chronische pijn 2017). Dit geldt ook voor mensen met chronische pijn die ernstige beperkingen ervaren op alle gebieden van het functioneren. Revalidatieartsen werken in revalidatiecentra, ziekenhuizen en als consulent in de verpleging, verzorging en thuiszorg (VVT-sector), in zelfstandige behandelcentra (ZBC's) en kindercentra. Op verwijzing van huisartsen, andere medisch specialisten of bedrijfsartsen zijn zij de specialisten die een inschatting kunnen maken over de complexiteit en prognostiek ten aanzien herstel en (maatschappelijk-sociale) (re)integratie. Dit kan als advies aan de eerstelijn of in samenwerking daarmee, of in een interdisciplinair team. De term 'interdisciplinair' wordt hier gebruikt in contrast tot 'multidisciplinair'. Deze laatste term is lang gangbaar geweest in de revalidatiegeneeskunde. Tegenwoordig wordt deze term ook gebezigd in de eerstelijn, waar het aanduidt dat er 'slechts' meerdere disciplines bij betrokken zijn, maar er niet sprake is van integrale samenwerking, kennisuitwisseling of communicatie. In die gevallen zouden we beter van 'transdisciplinair' kunnen spreken.

In de revalidatiegeneeskunde, ook wel medisch-specialistische revalidatie (MSR) genoemd, zorgt de wetenschappelijke vereniging (VRA) voor het bewaken van optimale zorg(behandelprogramma's) in een optimale setting bij gewenste deskundigheidsniveaus (behandelkader) voor de wetenschappelijke onderbouwing daarvan. Als de gevolgen van chronische pijn niet complex zijn, dan is er geen indicatie voor behandeling in de MSR. Wel kan de revalidatiearts samenwerken met perifere disciplines of de huisarts van adviezen voorzien. Voorbeelden van optimale zorg met betrekking tot chronische pijn staan in de *Zorgstandaard Chronische pijn* (2017) en de *Position Paper Chronische Pijn* (2017). De huidige vier WPN-niveaus die worden gehanteerd in de WPN-classificatie zijn op dit moment de richtlijn voor de complexiteitsbepaling (zie ▶H. 7). Binnen deze vier niveaus wordt onderscheid gemaakt in de bijdrage van psychosociale onderhoudende factoren bij chronische pijn in het bewegingsapparaat, graderend van geen tot ernstig. De hoogste WPN-niveaus 3 en 4 worden beschouwd als leidend tot complexe gevolgen. Echter, in het lage segment van WPN-niveau 3 kan in veel gevallen worden overgegaan tot een protocollaire vorm van revalidatiegeneeskundige behandeling met een vast team tegen een vaste behandelduur (zorgpad). Dit is het concept dat vaak in de zelfstandige behandelcentra (ZBC's) wordt gehanteerd. Adequate complexiteitsbepaling vraagt echter meer objectiviteit en transparantie en daardoor een doorontwikkeling van de classificatie op basis van de WPN-niveaus (Position Paper Chronische Pijn 2017).

21.4 Uitwerking van innovatieve netwerken

De afgelopen jaren is de revalidatiezorg voor patiënten met chronische pijn in beweging. In deze paragraaf worden een aantal voorbeelden uitgewerkt: Voorbeeld (1), waarin de huisarts een prominente plek inneemt in de doorverwijzing en behandeling, waardoor een anderhalvelijnsbehandeling ontstaat. Voorbeeld (2), waarin een afgebakend revalidatietraject voor de laag-complexe revalidatiepatiënten onder regie van de revalidatiearts wordt gepresenteerd. En ten slotte voorbeeld (3), waarin alle partners nadrukkelijk gaan samenwerken in een netwerk.

21.4.1 Voorbeeld 1 Huisarts met regiefunctie

In 2011 werd in Harkema een anderhalvelijnscentrum gestart op initiatief van een aantal lokale zorgprofessionals uit de eerstelijn. De zorgprofessionals betrokken de preferente zorgverzekeraar in een vroeg stadium bij de totstandkoming van het samenwerkingsverband. Doel van het anderhalvelijnscentrum was het implementeren van multidisciplinaire biopsychosociale zorg voor patiënten met chronische pijn. De zorg vond plaats 'dicht bij huis', in de eerstelijn, in nauwe samenwerking met een aantal medisch specialisten uit het naburige ziekenhuis Nij Smellinghe (Drachten).

Het anderhalvelijnsteam bestaat uit een huisarts, een psycholoog en een fysiotherapeut, allen werkzaam in de eerstelijn. Deze drie behandelaars zien achtereenvolgens drie patiënten volgens een carrouselschema. Vervolgens overleggen de behandelaars en proberen zij aan de hand van het SCEGS-model een beschrijvende biopsychosociale diagnose te stellen en formuleren zij een behandelvoorstel. Gedurende twee uitgebreide sessies van pijneducatie wordt deze informatie met de patiënt (en zo mogelijk diens partner of andere naaste) besproken. Het doel van deze sessies is om de patiënt inzicht te verschaffen in zijn pijn, zodat deze begrijpt welke factoren hierop van invloed zijn. Pas wanneer 'alle neuzen dezelfde kant op staan', is er voldoende basis om een behandeling te starten. Deze behandeling richt zich veelal op uitleg en het begrijpen van de pijn. Maar ook op inzicht in de uitlokkende en onderhoudende factoren en wat er aan deze factoren kan worden gedaan, bijvoorbeeld een medicamenteuze behandeling (of juist het afbouwen van medicatie) of een specifieke behandeling als EMDR. Een veelvoorkomend belangrijk aspect van de behandeling betreft het veranderen van de inadequate ziekteperceptie van patiënten, waarbij de copingstrategieën van de patiënt en diens zelfmanagement verbeteren. Waar nodig kan in deze anderhalvelijnssetting specialistische expertise worden gevraagd tijdens een 'groot' teamoverleg, dat eens in de drie maanden plaatsvindt op een locatie in de eerstelijn. Daarbij zijn – behalve de leden van de eerstelijnsteams – ook een anesthesioloog-pijnspecialist, een neuroloog, een orthopeed, een psychiater en een revalidatiearts aanwezig (of een andere specifiek specialisme). Met de zorgverzekeraar werd een tarief overeengekomen waarmee het anderhalvelijnssamenwerkingsverband in zijn geheel kan worden betaald, alsmede de inhuur van de specialistische expertise (◘ fig. 21.1).

Op deze manier is een vergoedingsstructuur ontstaan buiten de gebaande paden van de bestaande eerste- en tweedelijnsvergoedingsstructuren. Het grote voordeel hiervan is dat de zorg integraal kan worden betaald vanuit dit ene tarief. Patiënten én zorgprofessionals zijn zeer tevreden over deze manier van werken. Na een voorlopige inventarisatie van de resultaten van de eerste 100 patiënten blijken de resultaten bemoedigend: het aantal (ondoelmatige)

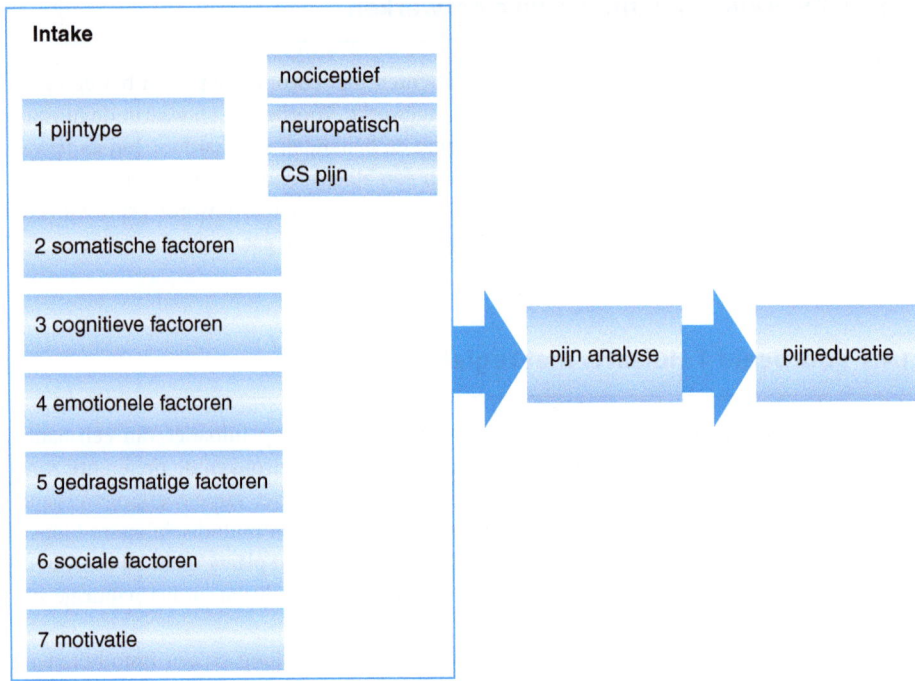

 Figuur 21.1 Stroomschema voor biopsychosociale analyse bij patiënten met chronische pijn. Uit Wijma et al. (2016)

verwijzingen naar de tweedelijn is lager dan in een vergelijkbare controlegroep. Daarnaast bleek een significante en klinisch relevante pijnvermindering (een effect dat een jaar na de behandeling nog steeds zichtbaar was), dat de kwaliteit van leven significant was toegenomen en dat patiënten minder de neiging hadden tot catastroferen (▶ Transcare.nl). Het samenwerkingsverband werd in 2014 uitgerold naar twee huisartsenpraktijken in de provincie. De vergoeding van intake en behandeling wordt betaald vanuit het zogenaamde segment 3 van de bekostiging huisartsenzorg; een budget dat beschikbaar is gesteld voor innovatieve zorg binnen de eerstelijn op initiatief van de huisarts. Een nadeel van deze vorm van bekostiging is dat de voorgang ervan afhankelijk is van diverse factoren (politiek, beleidswijzigingen, et cetera) en dus (nog) niet duurzaam is.

21.4.2 Voorbeeld 2 Revalidatiearts heeft de regie bij geprotocolleerde interventie voor laag-complexe revalidatiepatiënten

Zoals reeds vermeld is de revalidatiearts de behandelend specialist. Deze werkt solo of in een multi- of interdisciplinair behandelteam (zie ▶ par. 21.3.4). Na triage van de complexiteit en het vaststellen van de prognose wordt het optimale behandelprogramma met de patiënt besproken. Dit kan betekenen dat patiënt teruggewezen wordt naar de huisarts met adviezen, of gezamenlijk door de revalidatiearts en perifere disciplines behandeld wordt, of behandeld wordt in een interdisciplinair behandelteam. Dit laatste kan in een reguliere revalidatieomgeving. Met regulier wordt hier bedoeld dat de betrokken praktijk voldoet aan de gestelde (en getoetste) kwaliteits- en veiligheidcriteria, zoals vastgelegd binnen de Nederlandse Vereniging van Revalidatieartsen (VRA) en de lidmaatschapscriteria van de overkoepelende belangenvereniging Revalidatie Nederland (RN). Bij lage complexiteit in WPN-niveau 3 kan zowel worden gekozen voor een reguliere behandelsetting als voor een ZBC. In overleg met zorgverzekeraars ontstaan inmiddels initiatieven met betrekking tot samenwerking tussen reguliere centra en ZBC's, zoals bij Roessingh Centrum voor Revalidatie, Enschede.

21.4.3 Voorbeeld 3 Netwerk voor patiënten met chronische pijn met partners in de eerste-, tweede- en derdelijnszorg

In Zuid-Limburg is in 2017 een pilot gestart waarin de revalidatiezorg voor patiënten met chronische pijn in een transmuraal netwerk volgens 'stepped care'- en 'matched care'-principes wordt georganiseerd. Deze samenwerkingsvorm heeft als doel om iedere patiënt met chronische pijn de meest passende revalidatiebehandeling te bieden. In dit samenwerkingsverband werken huisartsen, fysiotherapeuten, oefentherapeuten, ergotherapeuten, psychologen en revalidatieartsen werkzaam in de eerste tot en met de derde lijn samen. Binnen het netwerk zijn educatie en behandeling op elkaar afgestemd en wordt de verwijzing ondersteund door op onderzoeksresultaten gebaseerde indicatietools, zodat de kans dat iemand meteen de meest passende behandeling krijgt wordt vergroot. Iedere patiënt krijgt binnen het behandeltraject online uitleg/educatie over pijn (website en/of app) (◘fig. 21.2).

21.5 Knelpunten/praktische problemen bij het opzetten van netwerken

Bij het opzetten en uitvoeren komen een aantal knelpunten naar voren die belemmerend zijn in de samenwerking in een transmuraal zorgmodel:
- *Definitie van pijn.* Het ontwikkelen van één visie op chronische pijn blijkt lastig. Vanuit de achtergrond van de zorgprofessionals die zijn betrokken bij de behandeling van patiënten met chronische pijn wordt verschillend naar een pijnprobleem gekeken. Probleem hierbij is dat pijn niet als een diagnose wordt gezien, maar als een gevolg.
- *Onduidelijke terminologie.* Door met meerdere behandeldisciplines vanuit verschillende plekken in de keten te gaan samenwerken in een netwerk levert uitdagingen op om dezelfde taal te gaan spreken. Een voorbeeld hiervan is het positioneren van de anderhalve lijn. De anderhalve lijn wordt vaak gezien als de zorg waar de huisarts de regie blijft voeren, maar waar meer dan één discipline de behandeling uitvoert. Echter, ook in de revalidatiezorg wordt de term anderhalve lijn gebruikt voor de zorg van patiënten met een minder complex biopsychosociaal profiel, waarbij een korte geprotocolleerde aanpak volstaat. Deze zorg valt dan echter wel onder de MSR, waardoor hier beter gesproken kan worden van laag-complexe revalidatiezorg (in tegenstelling tot de middel-complexe en hoog-complexe revalidatiezorg). Waar de laag complexe revalidatie uiteindelijk wordt gepositioneerd (eerstelijn of MSR) kan mogelijk in de tijd veranderen.
- *Patiëntendossier als belemmering.* Behandelaars betrokken bij de behandeling van patiënten met chronische pijn werken allemaal vanuit hun eigen patiëntendossier. Hierdoor is het lastig om eenvoudig inzicht te krijgen in het advies voor behandeling van een andere behandelaar. De patiënt hierin de regie geven over zijn eigen dossier – waardoor hij dat kan delen met de betrokken behandelaars – lijkt een goede toekomstige ontwikkeling, waardoor zonder administratieve rompslomp beter kan worden afgestemd tussen de betrokken behandelaars.

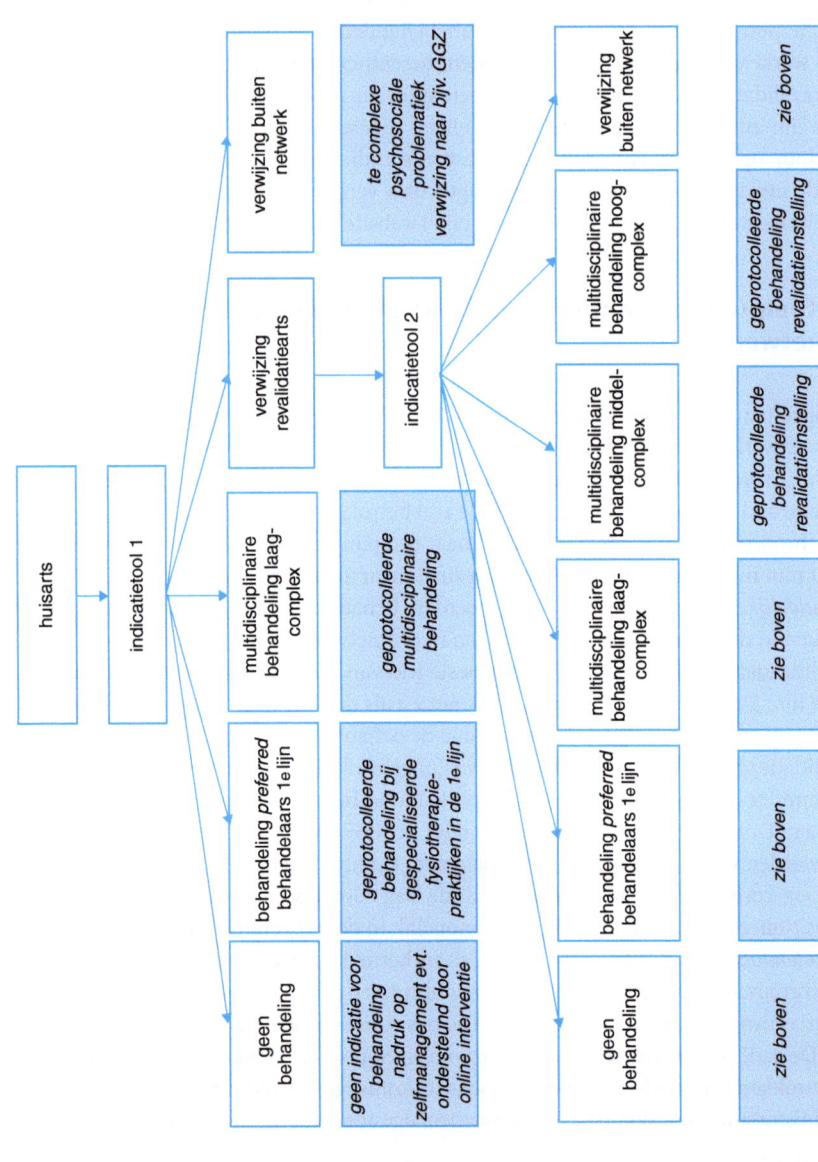

Figuur 21.2 Het Netwerk Pijnrevalidatie Limburg

- *Financiering van zorg.* Er is momenteel sprake van een verzuilde bekostiging van de zorg. Door de veranderingen in de zorgketen zijn hier aanpassingen gewenst. Er bestaat echter nog geen duurzame manier voor het financieren van discipline-overstijgende anderhalvelijnszorg of voor zorg geleverd in een transmurale keten. Dergelijke financiering bestaat vooralsnog alleen op basis van tijdelijke projectvergoedingen. Voor zorggroepen is het daardoor lastig – zo niet vrijwel onmogelijk – om op de langere termijn samenwerkingsverbanden aan te gaan of door te groeien, zodat succesvolle initiatieven in de praktijk beperkt blijven tot kleine lokale initiatieven. Ontschotting van financiering is noodzakelijk om vernieuwende zorginitiatieven te kunnen vergoeden. Voor lokale zorggroepen zou het mogelijk moeten kunnen worden hiertoe meerjarige contracten af te sluiten met de zorgverzekeraars.
- *Financiering revalidatie bij terugkeer naar werk.* In de behandeling van patiënten met chronische pijn is participatie – en dan zeker naar arbeid – vaak niet het primaire doel. Indien arbeid het doel is, ontstaat onduidelijkheid hoe het traject gefinancierd dient te worden; ofwel vanuit de zorgverzekeraars ofwel vanuit de werkgever. Dit is een aandachtspunt in het vanuit patiëntenperspectief optimaal inrichten van de zorgpaden.

21.6 Tot slot

Het vanuit één visie samenwerken bij patiënten met chronische pijn is erg belangrijk. In de gezondheidszorg blijkt deze eenduidige visie niet altijd aanwezig. In de *Zorgstandaard Chronische Pijn* wordt een 'stepped care'-model beschreven, waarin de integrale behandeling op maat wordt ingepast op basis van de ernst van de klachten, de mogelijkheden van de patiënt en de ervaringen met eerdere behandelingen. Hierdoor ontstaat een netwerk van zorgverleners die zijn betrokken bij patiënten met chronische pijn. Dit lijkt een veelbelovende ontwikkeling om de patiënt eerder op de juiste plek de juiste zorg te kunnen aanbieden.

Literatuur

Bekkering, G. E., Bala, M. M., Reid, K., Kellen, E., Harker, J., Riemsma, R., et al. (2011). Epidemiology of chronic pain and its treatment in The Netherlands. *The Netherlands Journal Medicine, 69*(3), 141–153.
Breivik, H., Collett, B., Ventafridda, V., Cohen, R., & Gallacher, D. (2006). Survey of chronic pain in Europe: Prevalence, impact on daily life, and treatment. *European Journal of Pain, 10*(4), 287–333.
Chronische pijn (2011). Den Haag: Regieraad Kwaliteit van Zorg.
Dutch Pain Society & Samenwerkingsverband Pijnpatienten naar één stem (2017). Zorgstandaard Chronische Pijn.
KNGF (2016). Richtlijn Nekpijn. Amersfoort.
KNGF (2017) Richtlijn Lage rugpijn. Amersfoort.
Lamb, S. E., Hansen, Z., Lall, R., Castelnuovo, E., Withers, E. J., Nichols, V., et al. (2010). Group cognitive behavioural treatment for low-back pain in primary care: A randomised controlled trial and cost-effectiveness analysis. *Lancet, 375*(9718), 916–923.
NHG (2013). NHG-Standaard Somatisch Onvoldoende verklaarde Lichamelijk Klachten (SOLK). Utrecht.
NHG (2015). NHG-Standaard Pijn. Utrecht.
Nivel (2018). Meeste consulten bij huisarts voor klachten aan het bewegingsapparaat. Utrecht.
Taskforce "De zorg op de juiste plek" (2018). De juiste zorg op de juiste plek.
Werkgroep Pijnrevalidatie Nederland (2017), Medisch Specialistische Revalidatie bij chronische pijn aan het houdings- en bewegingsapparaat; Position Paper chronische pijn.
Wijma, A. J., Wilgen, C. P. van, Meeus, M., & Nijs, J. (2016). Clinical biopsychosocial physiotherapy assessment of patients with chronic pain: The first step in pain neuroscience education. *Physiotherapy theory and practice, 32*(5), 368–384.

Kwaliteitsbeleid

J.A. Verbunt, M.F. Reneman en I.L. Thomassen-Hilgersom

Samenvatting

Om de kwaliteit van zorg te meten worden indicatoren gebruikt. Dit hoofdstuk gaat over indicatoren voor kwaliteit en over kwaliteitsbeleid voor revalidatiezorg voor patiënten met chronische pijn, zowel vanuit beroepsverenigingen als vanuit patiëntenperspectief. Achtereenvolgens wordt ingegaan op kenmerken van goede indicatoren, soorten indicatoren (proces, structuur, uitkomst) en de werkwijze voor het bepalen van indicatoren. Indicatoren staan niet op zichzelf, maar zijn ingebed in kwaliteitsbeleid. Vanuit de beroepsverenigingen zijn richtlijnen en standaarden die richting geven aan het kwaliteitsbeleid. De visie van de patiënt op kwaliteit van zorg is uiteraard van groot belang; de patiënt staat centraal in de zorg en de mening van de patiënt over de kwaliteit van zorg op het gebied van pijnrevalidatie is dan ook essentieel.

22.1 Indicatoren – 260
22.1.1 Soorten indicatoren – 260
22.1.2 Werkwijze in het bepalen van indicatoren – 260

22.2 Kwaliteitsbewaking vanuit de beroepsverenigingen – 261

22.3 Patiënten ervaringen voor kwaliteitsverbetering van de zorg – 262
22.3.1 Consumer Quality Index (CQ-index) – 263
22.3.2 Kwaliteitscriteria pijn vanuit patiëntenperspectief – 263
22.3.3 Meetinstrument Kwaliteitsindicatoren vanuit het perspectief van patiënten met chronische pijn (KwiPPP) – 264

Literatuur – 265

© Bohn Stafleu van Loghum is een imprint van Springer Media B.V., onderdeel van Springer Nature 2019
J. A. Verbunt, J. L. Swaan, H. R. Schiphorst Preuper en K. M. G. Schreurs (Red.), *Handboek pijnrevalidatie*,
https://doi.org/10.1007/978-90-368-2230-5_22

Een patiënt is gebaat bij zorg van een goede kwaliteit. Een zorgaanbieder dient dan ook systematisch gegevens over de kwaliteit van zorg te verzamelen en te registreren om te toetsen in hoeverre verantwoorde zorg is verleend. De uitkomst van deze toetsingen wordt gebruikt om de zorg verder te verbeteren en kan worden ingepast in een kwaliteitscyclus. Om de kwaliteit van zorg te meten worden indicatoren gebruikt (▶par. 22.1). Zonder indicatoren geen kwaliteitsmanagement en omgekeerd. Indicatoren geven richting aan een organisatie. Ze kunnen aangeven waar een organisatie staat en waar verbeteringen mogelijk zijn. In de gezondheidszorg kunnen indicatoren voor verschillende doeleinden worden gebruikt: voor interne sturing in een organisatie, voor benchmarking (vergelijken tussen organisaties) en voor het afleggen van externe verantwoording (bijvoorbeeld aan de beroepsvereniging in een visitatie of aan de inspectie).

22.1 Indicatoren

Een indicator krijgt betekenis als er een norm is bepaald. Wordt er afgeweken van de norm, dan is er bijsturing nodig. Indicatoren geven dus informatie over een aspect van de zorg. Colsen en Casparie (1995) definiëren het als volgt: een indicator is een meetbaar aspect van de zorg dat een aanwijzing geeft over de kwaliteit van zorg. Een indicator is altijd uit te drukken in een getal, bijvoorbeeld in een percentage. Een goede indicator heeft de volgende kenmerken (Colsen en Casparie 1995):
1. Een indicator heeft een relatie met wat onder kwaliteit van zorg wordt verstaan, ofwel, de organisatie moet definiëren wat ze onder kwaliteit van zorg verstaat.
2. Een indicator geeft veranderingen in kwaliteit aan.
3. Een indicator kan betrouwbaar worden geregistreerd, dat wil zeggen dat iedereen op dezelfde wijze registreert.

22.1.1 Soorten indicatoren

Er wordt onderscheid gemaakt in proces-, structuur- en uitkomstindicatoren:
- *Procesindicatoren* geven een indicatie over het verloop van processen in een organisatie, bijvoorbeeld over de doorlooptijd van een aanvraag van een patiënt voor pijnrevalidatie tot het moment dat de zorg wordt ingezet.
- *Structuurindicatoren* geven informatie over de organisatorische voorwaarden waarbinnen een instelling verantwoord kan leveren, bijvoorbeeld over het percentage medewerkers dat heeft deelgenomen aan bijeenkomsten op het gebied van deskundigheidsbevordering.
- *Uitkomstindicatoren* geven een indicatie over de uitkomst van de zorg, bijvoorbeeld over de mate van tevredenheid van patiënten, of over de mate van functionele verbetering na pijnrevalidatie.

22.1.2 Werkwijze in het bepalen van indicatoren

Indicatoren staan niet op zichzelf. Eerder is aangegeven dat er een relatie moet zijn met de visie die de organisatie op de kwaliteit van zorg heeft. Deze visie moet gedefinieerd zijn en bekend zijn in de instelling. De visie is doorgaans afgeleid van de missie van de organisatie.

In een voorbeeld wordt in stappen aangegeven hoe een *fictief* revalidatiecentrum indicatoren bepaalt.

Missie: het verlenen van efficiënte en effectieve pijnrevalidatie, waardoor patiënten met chronische pijn beter functioneren.

Visie: het tijdig verlenen van effectieve pijnrevalidatie met de juiste deskundigheid naar volle tevredenheid van de patiënt. In deze visie komt tot uitdrukking wat deze revalidatie-instelling belangrijk vindt, namelijk pijnrevalidatie:
- die op het juiste moment wordt geleverd;
- die door een deskundige medewerker wordt verleend;
- die leidt tot verbeterd functioneren van de patiënt;
- waarover de patiënt in hoge mate tevreden is.

De visie geeft richting aan de organisatie en staat meestal voor een wat langere periode vast. De visie is de basis voor het beleid en de daarbij behorende strategie van de instelling. Beleid en strategie worden vastgelegd in bijvoorbeeld een meerjarenplan of een jaarplan. Een beleidsplan is echter pas sturend als er meetbare doelstellingen in staan.

22.2 Kwaliteitsbewaking vanuit de beroepsverenigingen

Instellingen kunnen op basis van indicatoren gestructureerd werken aan de uitvoer van het kwaliteitsbeleid. Inherent aan deze manier van werken is dat het eigen referentiekader de norm is. Wanneer weten we dat de zorg daadwerkelijk geleverd wordt zoals hij is bedoeld? Wordt nieuwe kennis – bijvoorbeeld voortkomend uit wetenschap – geïmplementeerd in de zorg? Alleen op basis van intercollegiale toetsing kan dit aspect van kwaliteit bewaakt worden. De actuele stand van zaken op een vakgebied is vastgelegd in een kwaliteitsrichtlijn. Beroepsverenigingen hebben een belangrijke rol in het ontwikkelen van kwaliteitsrichtlijnen. Hiervoor ontwikkelen zij monodisciplinaire of multidisciplinaire richtlijnen. Tijdens een kwaliteitsvisitatie van de beroepsvereniging wordt het toepassen van de richtlijnen in de praktijk een evaluatiecriterium van een zorgpraktijk/instelling.

Zo ontwikkelt het Nederlands Huisartsen Genootschap (NHG), de wetenschappelijke vereniging van huisartsen, standaarden en behandelrichtlijnen als leidraad voor de zorg in de huisartsenpraktijk. Op het thema pijnklachten aan het bewegingsapparaat zijn onder meer beschikbaar: de NHG-richtlijnen *Aspecifieke rugklachten, Hand- en polsklachten, Schouderklachten, Niet-traumatische knieklachten*. Ook het Koninklijk Nederlands Genootschap voor Fysiotherapie (KNGF) heeft een groot aantal richtlijnen, *evidence statements* en standaarden beweeginterventies ontwikkeld. Hierdoor is voor nagenoeg iedere vaak voorkomende aandoening binnen de fysiotherapie een evidencebased product te raadplegen. Al deze evidencebased producten zijn beschikbaar op ▶ www.kngfrichtlijnen.nl. Naast monodisciplinaire richtlijnen zijn er ook multidisciplinaire richtlijnen, waarin verschillende zorgprofessionals de 'state of the art' zorg rondom een specifiek zorgthema hebben beschreven. Op het gebied van pijn zijn de volgende multidisciplinaire richtlijnen van toepassing: *Aspecifieke lage rugklachten, Diagnostiek en behandeling van het Complex Regionaal Pijn Syndroom type I, Diagnostiek en behandeling van mensen met Whiplash Associated Disorder, Somatisch onvoldoende verklaarde lichamelijke klachten (SOLK)* en *Somatoforme stoornissen*. Zorgpraktijken en instellingen die patiënten met chronische pijn behandelen, doen dit bij het uitoefenen van goede zorg op basis van deze richtlijnen.

Ondanks de kwaliteitsrichtlijnen op het gebied van chronische pijn, is de zorg voor chronische pijn in Nederland vanuit patiëntperspectief niet optimaal geregeld. Door hoge prevalentie, de groei van de vraag, het groeiend aantal aanbieders in alle zorglijnen en het ontbreken van een eenduidig diagnostisch en behandelbeleid wordt het steeds moeilijker om de zorgkosten voor de behandeling van chronische pijn in de hand te houden, terwijl onvoldoende duidelijk is of de ingezette middelen effectief en efficiënt worden besteed. Objectieve criteria om de individuele complexiteit van het pijnprobleem in kaart te brengen ontbreken (▶H. 7), waardoor het kiezen van een passende behandeling lastig is. Er is daarnaast een grote variatie aan inhoud en omvang van behandelprogramma's voor patiënten met chronische pijn in zowel de eerste als in de tweedelijn. Ook de Regieraad voor Kwaliteit van Zorg wijst in haar rapport *Chronische Pijn* (Regieraad Kwaliteit van Zorg 2011) op de suboptimale zorg rondom chronische pijn. Zij benadrukt dat zorg voor patiënten met chronische pijn, juist door het multidimensionale karakter van het probleem, ook het beste interdisciplinair benaderd en aangeboden kan worden. Niet alleen de individuele kwaliteit van de aanbieders, maar ook de kwaliteit van samenwerking tussen de aanbieders en het bieden van de juiste zorg op de juiste plaats, zijn daarin belangrijke aandachtspunten. In april 2017 werd de *Zorgstandaard Chronische Pijn* opgeleverd (DPS en SWP 2017). De zorgstandaard beschrijft optimale pijnzorg vanuit patiëntperspectief. Goede pijnzorg vraagt om een integrale benadering en een interdisciplinaire insteek in een 'stepped care'-benadering. De zorgstandaard is ontwikkeld door professionals en patiënten en is geautoriseerd door verschillende wetenschappelijke verenigingen. In 2018 werd de zorgstandaard, inclusief structuurindicatoren, aangeboden aan het Zorginstituut Nederland.

In november 2017 verscheen de Position Paper *Revalidatie bij chronische pijn aan het houdings- en bewegingsapparaat* (WPN 2017). Dit Position Paper is tot stand gekomen op initiatief van de Werkgroep Pijnrevalidatie Nederland (WPN) en heeft als doel de medisch-specialistische revalidatie (MSR) op het gebied van chronische pijn zich uitend in het houdings- en bewegingsapparaat te positioneren in het veld van de medisch-specialistische zorg, en een kader voor de uitoefening in de zorgpraktijk te bieden. Medisch-specialistische revalidatie (MSR) is een specifiek onderdeel van de zorg op het gebied van de behandeling van patiënten met chronische pijn. Waar de Position Paper alleen MSR betreft, geeft de *Zorgstandaard Chronische Pijn* een leidraad om samenwerking over zorglijnen heen vorm te geven. In het kader van de ketenzorgontwikkeling is het van belang dat voor revalidatiezorg vanuit alle zorglijnen (zoals eerste- en anderhalvelijnszorg) vergelijkbare kaderbeschrijvingen zoals in dit Position Paper worden ontwikkeld. Op deze wijze kan worden gewerkt aan transparantie van de zorg op het gebied van chronische pijn.

22.3 Patiënten ervaringen voor kwaliteitsverbetering van de zorg

Kwaliteitscriteria, kwaliteitsbeleid en kwaliteitsinstrumenten werden tot voor kort met name door uitvoeringsinstanties en beroepsgroepen ontwikkeld. In de gezondheidszorg wordt er meer en meer van uitgegaan dat de patiënt centraal staat of partner is in de zorg die hij nodig heeft. Er vindt een verschuiving plaats van aanbodgestuurde zorg naar vraaggestuurde zorg. Wanneer zorginstellingen de centrale positie van de patiënt serieus nemen, moet dat in het beleid van de instelling vorm en inhoud krijgen. Het zorgproces is dan vanuit het oogpunt van de patiënt geoptimaliseerd. Daarnaast moet het juist in het praktijkveld tot uiting komen. De vraag van de patiënt is de grondslag voor goede zorg zoals de patiënt die wil ervaren en die daarin de regie krijgt over zijn eigen zorgproces. Om daar zicht op te krijgen biedt het meten van patiëntenervaringen belangrijke informatie om de zorg te kunnen verbeteren. Uit een enquête onder 743 patiënten met chronische pijn uit de achterban van het Samenwerkingsverband Pijnpatiënten naar één stem, wordt aan de pijnzorg op een schaal van 0 tot 10 gemiddeld een 5,7 geven (Voerman et al. 2015). De zorg wordt als zeer matig ervaren en verbetering op diverse vlakken is noodzakelijk. Enkele items die allemaal een krappe 6 of lager scoren zijn: de inzet van de behandelaar bij de behandeling van pijnklachten, de mogelijkheid tot het stellen van vragen, de verkregen behandelingen en adviezen, het overleg tussen zorgprofessionals en de mate waarin pijnklachten serieus genomen worden.

22.3.1 Consumer Quality Index (CQ-index)

Voor het meten van patiëntenervaringen wordt veelal gebruikgemaakt van de Consumer Quality Index (CQ-Index; Nivel 2013). Dit is een gestandaardiseerde methodiek. Ervaringen van patiënten met de geboden zorg worden hiermee gemeten. De resultaten van de CQ-Index kunnen gebruikt worden om de zorg te verbeteren door de zorgverlener en voor patiënten om een keuze te maken voor hun zorg. Daarbij is er transparantie over de kwaliteit van de zorg. Een aantal patiëntenorganisaties heeft zich verenigd om een CQ-index Module Pijn te ontwikkelen vanuit patiëntenperspectief. De CQ-Index Module Pijn is een vragenlijst over pijnzorg en is gebaseerd op ervaringen van patiënten met chronische pijn: op wat goed gaat en op wat beter kan in de zorg. Om helder te krijgen wat de ervaringen zijn, is gewerkt met een uitgebreide vragenlijst over pijnzorg, behandeling en pijnbeleving. In de verdere ontwikkeling van de CQ-index zijn grote aantallen patiënten betrokken en is literatuur geraadpleegd. Vanuit de uitgebreide vragenlijst is een compacte algemene versie opgesteld. De onderwerpen die aan bod komen op grond van zowel de onderzoeksresultaten alsook consensus onder betrokkenen zijn: communicatie en bejegening door de zorgverlener, continuïteit van zorg, resultaat van de pijnbehandeling, zelfmanagement en belemmering door de pijn. Deze module is een waardevolle aanvulling bij CQ-index-vragenlijsten die zorgverleners hanteren en geeft een beknopte weergave van de kwaliteit van de pijnzorg.

22.3.2 Kwaliteitscriteria pijn vanuit patiëntenperspectief

Goede kwaliteit van zorg is belangrijk, mede omdat het van invloed kan zijn op de kwaliteit van leven. Patiënten willen aangeven wat voor hen 'goede zorg' inhoudt en een aantal patiëntenorganisaties heeft op het gebied van pijn kwaliteitscriteria geformuleerd. De criteria zijn gebaseerd op de resultaten van de CQ-index module *Pijn* en van *Kwaliteit in Zicht* (Patiëntenfederatie Nederland 2011).

De set kwaliteitscriteria geeft aan wat patiënten wensen, eisen en verwachten van de pijnzorg. In principe is deze set vooral gereedschap voor patiëntenorganisaties om invloed uit te oefenen op zorgverleners, zorgverzekeraars en andere actoren die van belang zijn in de pijnzorg, om zo de zorg mee te kunnen verbeteren. Het zijn generieke criteria die voor alle patiënten met pijn gelden. Het doel van deze criteria voor patiënten en hun omgeving is om hen handvatten te geven om de regie over hun zorg te nemen en een goede keuze te maken voor een zorgaanbieder en een behandeling. Tevens dienen ze als graadmeter voor goede pijnzorg en kunnen zorgverleners nagaan waar een kwaliteitsverbetering nodig is.

Deze criteria zijn:
1. Je behandelaar neemt je serieus.
2. Je behandelaar luistert aandachtig.
3. Je behandelaar laat je zelf beslissingen nemen over je behandeling.
4. Je behandelaar maakt afspraken over ieders rol.
5. Je behandelaar kent de nieuwste inzichten.
6. Je behandelaar weet wat je wilt weten.
7. Je behandelaar gebruikt de juiste communicatiekanalen.
8. Je behandelaar stemt regelmatig af met andere zorgverleners.
9. Je huisarts kent je situatie.
10. Je zorgcoördinator is een belangrijke schakel.

22.3.3 Meetinstrument Kwaliteitsindicatoren vanuit het perspectief van patiënten met chronische pijn (KwiPPP)

Patiënten met chronische pijn die behandeld worden op de polikliniek van een pijnbehandelcentrum in een ziekenhuis kunnen de kwaliteit van hun zorg qua proces en uitkomst beoordelen via een meetinstrument dat is ontwikkeld vanuit het perspectief van pijnpatiënten. Het Meetinstrument Kwaliteitsindicatoren vanuit het perspectief van patiënten met chronische pijn (KwiPPP) is tot stand gekomen in samenwerking met twee organisaties die de belangen van pijnpatiënten behartigen en chronische pijnpatiënten vertegenwoordigen (Meij 2018). Kwaliteitscriteria, reeds eerder beschreven, zijn omgezet in indicatoren. De bruikbaarheid van de vragenlijst is getoetst bij een groot aantal patiënten.

> **De vragenlijst bestaat uit 21 kwaliteitsindicatoren, verdeeld over 7 kwaliteitsdomeinen**
> 1. Contact met de hoofdbehandelaar.
> 2. Een centraal contactpersoon.
> 3. Wachttijd.
> 4. Besproken informatie over de mogelijkheid van een pijnteam, pijnklachten en de gevolgen voor werk, revalidatie en dagelijkse activiteiten.
> 5. Besproken behandelinformatie en gezamenlijke besluitvorming.
> 6. Pijnvragenlijst.
> 7. Behandelresultaat.

De indicatoren zijn in principe opgesteld voor pijncentra. Er zijn echter generieke vragen en uitgangspunten die ook voor de medisch-specialistische pijnrevalidatie gelden. Het is aan te bevelen om deze indicatoren aan te passen, zodat ze ook gebruikt kunnen worden door revalidatiebehandelcentra.

Literatuur

Colsen, P. J. A., & Casparie, A. F. (1995). Indicatorregistratie: Een model ten behoeve van integrale kwaliteitszorg in een ziekenhuis. *Medisch Contact, 50*, 297–299.

Dutch Pain Society & Samenwerkingsverband Pijnpatiënten naar één stem (2017). *Zorgstandaard chronische pijn.*

Krol, M., Boer, D. de, Plass, A. M., & Rademakers, J. (2013), *Consumer Quality Index (CQ-index)*, Nivel.

Meij, P. de (2018). *Quality indicators for the assessment of pain clinic care: A step forward? Quality from professionals and pain patients perspective (QiPPP).* proefschrift Universiteit Maastricht.

Patiëntenfederatie Nederland (2011). *Kwaliteit in Zicht.*

Regieraad Kwaliteit van Zorg (2011). *Chronische Pijn.*

Voerman, J. S., Chomrikh, L., & Huygen, F. P. J. M (2015). *Rapport Patiënttevredenheid bij chronische pijn.*

Werkgroep Pijnrevalidatie Nederland (WPN) (2017). *Position paper 'Revalidatie bij chronische pijn aan het houdings- en bewegingsapparaat'.* VRA.

Literatur

Bijlagen

Slotwoord – 268

Bijlage – 269

Register – 272

© Bohn Stafleu van Loghum is een imprint van Springer Media B.V., onderdeel van Springer Nature 2019
J. A. Verbunt, J. L. Swaan, H. R. Schiphorst Preuper en K. M. G. Schreurs (Red.), *Handboek pijnrevalidatie*,
https://doi.org/10.1007/978-90-368-2230-5

Slotwoord

Het initiatief voor het schrijven van dit handboek is in het voorjaar van 2017 genomen door de samenwerkende Expertisecentra Pijnrevalidatie: Adelante Zorggroep/Universiteit Maastricht, Rijndam Revalidatie, Roessingh centrum voor Revalidatie en de afdeling Revalidatiegeneeskunde van het Universitair Medisch Centrum Groningen. Dankzij meer dan 30 professionals en ook patiëntvertegenwoordigers, allen met specifieke kennis over chronische pijn van het bewegingsapparaat, is het mogelijk gebleken dit boek binnen twee jaar te publiceren. Het is een prachtig overzicht geworden van een combinatie van theorie en praktijk; van enerzijds op ervaring, maar vooral op evidence gebaseerde, actuele kennis over chronische pijn. Onze verwachting is dat het boek bijdraagt aan een verdere professionalisering van de zorg voor de patiënt met chronische pijn, een betere afstemming tussen de zorgverleners in de zorgketen en een eenduidige uitleg aan en benadering van de patiënt door de verschillende zorgverleners. Daarbij is het van belang dat een juiste inschatting plaatsvindt van de complexiteit van het probleem en dat de patiënt daarmee zo snel mogelijk op de juiste plek behandeld wordt. Deze behandeling wordt afgestemd op de specifieke problemen van de individuele patiënt en is, na een goede uitleg, gericht op diens individuele doelstellingen. Ook hopen we dat het boek bijdraagt aan de implementatie van de *Zorgstandaard Chronische Pijn*. Een goede en doelmatige inrichting van de zorg rondom de patiënt met chronische pijn komt zowel de patiënt als de maatschappij ten goede.

We danken de auteurs voor hun inzet en dit resultaat. We hopen allen dat dit boek aan de verwachtingen van de lezers voldoet en hen zal ondersteunen in de dagelijkse praktijk.

De redactie
Jeanine Verbunt, Karlein Schreurs, Loes Swaan en Rita Schiphorst Preuper

De vier expertisecentra:
Expertisecentrum Pijn en Revalidatie Adelante/UM
▶ www.adelante-zorggroep.nl
UMCG Groningen
▶ www.revalidatie.umcg.nl
Roessingh Centrum voor Revalidatie
▶ www.roessingh.nl
Rijndam Revalidatie
▶ www.rijndam.nl

Bijlage

Samenvatting Zorgstandaard Chronische Pijn

Chronische pijn is een veelvoorkomend gezondheidsprobleem. Chronische pijn veroorzaakt verlies aan kwaliteit van leven, een hoge zorgconsumptie en een groot verlies aan arbeidscapaciteit. De complexiteit van chronische pijn is het uitgangspunt voor de zorgstandaard. Zowel de ernst van chronische pijn als de gevolgen op fysiek, psychologisch en sociaal gebied compliceren het ziektebeeld. Chronische pijn vraagt om een integrale benadering en een multidisciplinaire aanpak.

Integraal

Gegeven de complexiteit van de pijnrespons en de overgang naar chroniciteit is het van belang dat pijn wordt beschreven, gediagnosticeerd en behandeld op basis van het biopsychosociale model. Een belangrijk uitgangspunt van dit biopsychosociale model is dat het ontstaan, het verloop en de beleving van chronische pijn worden beïnvloed door de omgeving, cognities, emoties, verwachtingen, fysieke gesteldheid en gedrag. Andersom beïnvloedt chronische pijn het functioneren, welzijn en de sociale relaties. Aangrijpingspunten voor behandeling of preventie van chronische pijn moeten geïdentificeerd worden door een integrale inventarisatie van mechanische, neurobiologische, cognitieve, emotionele, gedragsmatige en contextuele factoren.

Codering

Op dit moment kan geen eenduidig en breed geaccepteerd systeem voor codering van chronische pijn worden voorgesteld. Pijn kan gecodeerd worden op basis van de ICD-10 (International Classification of Diseases and related health problems) of ICPC (International Classification of Primary Care). Gezondheidsproblematiek en de gevolgen voor het functioneren kan worden beschreven aan de hand van de ICF-classificatie (International Classification of Functioning, Disability and Health).

Organisatie

Voor de coördinatie van de multidisciplinaire zorg worden een hoofdbehandelaar (medisch eindverantwoordelijke) en een centrale zorgverlener (ketenzorgcoördinator en vast aanspreekpunt voor de patiënt) aangewezen.

Bij het opstellen van het behandelplan wordt gebruikgemaakt van *stepped care*, een stapsgewijze benadering van de zorgzwaarte. Bij het bepalen van het instapniveau wordt er niet noodzakelijkerwijs van uitgegaan dat de niveaus elkaar op de van tevoren vastgestelde wijze opvolgen. Het instapniveau wordt bepaald op basis van initiële biopsychosociale diagnostiek en in overleg met de patiënt. De fasen van de stapsgewijze benadering zijn:
- Stap 1: Preventie.
- Stap 2: Monodisciplinaire diagnostiek en behandeling in de eerstelijn.
- Stap 3: Multidisciplinaire diagnostiek en behandeling in de eerstelijn in nauwe samenwerking met de tweedelijn.
- Stap 4: Multidisciplinaire behandeling in de tweedelijn.

Preventie van chroniciteit

Goede voorlichting over pijn en een beleid gericht op het onderhouden en opbouwen van een gezonde, actieve leefstijl, inclusief terugkeer naar werk, vormen belangrijke pijlers van preventief beleid. Vroegtijdige onderkenning kan zeker bij mensen met een verhoogd risico op chronische pijn (risicopatiënten) het ontstaan van chronische pijn en alle daarmee samenhangende nadelige effecten voorkomen. Risicopatiënten zijn mensen met acute pijnklachten in combinatie met bestaande psychosociale problematiek en/of somatische comorbiditeit, na een operatieve ingreep, met pijn bij kanker en kwetsbare ouderen. Om risicopatiënten snel te kunnen opsporen beoordeelt de zorgprofessional of het beloop van acute pijnklachten past bij het natuurlijk beloop van de klachten. Als de zorgprofessional inschat dat het beloop afwijkend is, volgt een anamnese en een lichamelijk onderzoek op basis van het biopsychosociale model. De risicofactoren zijn het aangrijpingspunt voor de preventie van het chronisch worden van pijn.

Vraaggestuurde zorg

De zorg voor de patiënt met chronische pijn is vraaggericht. De hulpvraag van de patiënt kan in de loop van de tijd wisselen. Hierin heeft de zorgprofessional een belangrijke ondersteunende rol. Als een specifieke oorzaak/diagnose kan worden vastgesteld, wordt voor verdere diagnostiek en behandeling de betreffende richtlijn voor deze specifieke diagnose gevolgd. Indien de gerichte specifieke (pijn)behandeling onvoldoende resultaat biedt, kan de behandeling voortgezet worden conform de aanbevelingen van deze zorgstandaard. Als er geen eenduidige oorzaak of specifieke diagnose voor de pijn kan worden gevonden, is het van belang om vast te stellen welk type pijn (nociceptief, neuropathisch, centrale sensitisatie) de klachten verklaart, in combinatie met (aanvullende) diagnostiek op psychosociaal gebied en dagelijks functioneren. De zorgprofessional inventariseert de factoren die de pijn en de gevolgen van de pijn op het dagelijks functioneren beïnvloeden.

Een fundamenteel aspect bij het behandelen, verwijzen en terugverwijzen van patiënten met chronische pijn is dat het vraaggestuurd is en in overleg met de patiënt. Het doel van de behandeling, de verwijzing en terugverwijzing moet duidelijk zijn en de patiënt moet een realistisch beeld hebben wat hij kan verwachten. Een goede informatiepositie van de patiënt is hierbij essentieel.

Individueel zorgplan

Het individueel zorgplan is een dynamische set van afspraken tussen de patiënt en de zorgprofessional(s) over zorg en zelfmanagement. Het plan wordt opgesteld door de centrale zorgverlener en de patiënt samen, in samenspraak met de hoofdbehandelaar. In een individueel zorgplan worden alle elementen die de patiënt van belang acht over de ziekte, de behandeling, het welbevinden en maatschappelijke participatie vastgelegd. Als er aanwijzingen zijn voor een specifieke oorzaak van de pijn, wordt deze oorzaak behandeld volgens de biopsychosociale benadering. De zorgprofessional dient bij risicopatiënten een tweesporenbeleid in te stellen, bestaande uit aanvullende diagnostiek, en tegelijkertijd voorkomen dat de patiënt in een negatieve spiraal terechtkomt als gevolg van biopsychosociale factoren, inactiviteit of een verminderde participatie.

Terugvalpreventie

Terugvalpreventie is gericht op het behoud van het effect van de behandeling door het continueren van het zelfmanagement op de langere termijn, bijvoorbeeld in de vorm van adviezen voor een gezonde, actieve leefstijl. Als er toch sprake is van terugval, dient de zorgprofessional de oorzaak van de terugval te achterhalen en van daaruit een herstart te maken. Terugval is normaal en moet gezien worden als een leermoment in het proces van zelfmanagement.

Zelfmanagement

Vanaf de start van het behandelproces moet hierbij het bevorderen en begeleiden van zelfmanagement dienen als rode draad. Het doel van zelfmanagement is dat alle aspecten van de chronische aandoening optimaal ingepast worden in het leven van de patiënt. Daarbij gaat het om alle symptomen van de aandoening, de behandeling, de aanpassingen in leefstijl en de consequenties voor functioneren, lichaam, psyche en sociale omgeving. De zorgprofessional biedt de patiënt ondersteuning in zijn zelfmanagement, afgestemd op de karakteristieken van de patiënt en zijn specifieke aandoening. Om het zelfmanagement van de patiënt te ondersteunen, beschikken zorgprofessionals over competenties, zoals communicatieve en coachende vaardigheden, het goed kunnen overdragen van kennis en vaardigheden en het kunnen stimuleren van gedragsverandering. Daarbij accepteert de professional de waarden, opvattingen en keuzes van de patiënt. Er is een gelijkwaardige relatie tussen patiënt en zorgprofessional, zodat er ruimte is om wederzijds informatie te delen, opvattingen te respecteren en overwogen keuzes te maken. Er is sprake van gedeelde besluitvorming, waarbij de zorgprofessional en de patiënt samen de preventie, screening, diagnostiek en de behandeling bespreken. Goede informatie en gezondheidsvaardigheden van een patiënt zijn een belangrijke voorwaarde om zelfmanagement en gedeelde besluitvorming mogelijk te maken. Zorgprofessionals dienen hun mondelinge en schriftelijke communicatie aan te passen aan het begripsniveau van de patiënt, zodat ook patiënten met minder goede gezondheidsvaardigheden tot zelfmanagement en gedeelde besluitvorming kunnen komen.

Arbeid

Een deel van de patiënten met chronische pijn is niet, of gedeeltelijk, in staat het huidige werk uit te voeren. In het individueel zorgplan van patiënten met chronische pijn is het functioneren in de werksituatie (het werkplan) een onderdeel van het individueel zorgplan. Goede arbozorg is alleen mogelijk met goede afstemming en samenwerking tussen alle betrokkenen: patiënten, zorgprofessionals, arboprofessionals en werkgevers. Deze samenwerking staat omschreven in het werkplan. Het is van belang dat de patiënt in de werksituatie steun ontvangt van zowel de werkgever als de collega's. De bedrijfsarts kan hierin een cruciale rol spelen.

Om mensen met chronische pijn aan het werk te houden, biedt pijn- en arbeidsrevalidatie mogelijkheden. Voorlichting en educatie over de positieve invloed van bewegen is hierbij van belang. Het komt voor dat patiënten doorwerken ongeacht de pijn die zij ervaren. Om uitval van de patiënt te voorkomen of om terugkeer in werk te ondersteunen, zijn een diversiteit aan aanpassingen denkbaar. Patiënt en leidinggevende, zo nodig ondersteund door zorg- of arboprofessional, dienen dit samen te bespreken.

Register

A

aangrijpingspunten 72
aanvaarding 210
accelerometer 160
acceptance and commitment Therapy (ACT) 210, 220, 221
acceptatie 26
actiepotentiaal 5
actieve leefstijl 145
activiteitenniveau 148
ADHD 97
adolescenten 168
adolescentie 132
affect labeling 205
algoritmische complexiteit 88
allodynie 8
ambivalent-angstige gehechtheid 17
amitriptyline 235
amygdala 7, 12
anderhalve lijn 255
anderhalvelijn team 63
angst 19, 77, 171
angststoornis 97, 99
anti-epileptica 229, 230, 235, 236
antidepressiva 230, 234, 235
arbeid 120
arbeidsconsulent 122
arbeidsdeskundige 123
arbeidsfysiotherapeut 122
arbeidsongeschiktheid 120
arbeidsparticipatie 120, 124
arbeidsre-integratie 195
arbeidsrevalidatie 120, 122, 124
arbeidsverzuim 120
ASS 97
attachment 17
attributies 77
autonomie 112, 113, 116

B

basislijn 192
bedrijfsarts 122, 123
bekrachtiging 21
betekenisvolle activiteiten 148
betrouwbaarheid 157
beweegrichtlijn 145
biofeedback training 147
biopsychosociaal 123
biopsychosociale analyse 249

blauwe vlaggen 79
boosheid 19
botulinetoxine 238
Broaden-and-Build theory of positive emotions 26
buprenorfine 233

C

cannabidiol 238
cannabis 238
capsaïcine 235, 237
carbamazepine 229, 236
Case Complexity Index (CCI) 91
casemanager 122
catastroferen 77, 110, 133, 144, 171, 180
CBD 238
centrale sensitisatie 8, 144, 181, 184
Centrale Sensitisatie Inventory (CSI) 182
Child Activity Limitations Interview (CALI) 170
classificatiesysteem 89, 91
clonazepam 236
co-analgetica 229, 234
cognitieve defusie 210
cognitieve fusie 210
cognitieve gedragstherapie 201
common sense model of self regulation 20
complexiteit 71, 88, 248
conditie 75
Consumer Quality Index 263
coping 20, 77
copingstijl 97
copingstrategie 113
creatieve hopeloosheid 212
culturele factoren 78

D

deepened extinction 205
definitie 5
depressie 18, 71, 97, 232
descenderende inhibitie 181
deterministische complexiteit 88
diagnostiek 71
diagnostisch hulpmiddel 156
disconfirmatie 201
discriminatie 22

disfunctionele inspanning geïnduceerde pijndemping 146
dorsale hoorn 5
duloxetine 235, 236
dyadic coping 113

E

EMDR 103
epidemiologie 33
episode van pijn 35
ervaringsgericht leren 148
evaluatief meetinstrument 156
experiëntiële vermijding 210
Exposure in vivo 200, 201, 220, 222
extinctie 200

F

Faces Pain Scale 169
fear-avoidance beliefs 124
Fear of Pain Questionnaire 171
fentanyl 233
financiering van zorg 247, 257
flexibiliteit 114
fragmentatie van zorg 250
Functional Capacity Evaluation 125
Functional Disability Inventory (FDI) 169
functioneren 144
fysieke intimiteit 114

G

GABA 236
gabapentine 235, 236
gecombineerde relaties 24
geconditioneerde respons 23, 200
geconditioneerde stimulus 23
gedragsexperiment 203
gele vlaggen 76
generalisatie 22
generieke meetinstrumenten 157, 159
geslacht 40
gezamenlijke coping 110, 114
gezin 132, 136
gezinsfactoren 77
gezinsrelaties 110
gliacellen 8
graded activity 123, 135, 189, 220

H

handoefening 213
hechting 17, 73
herstelmomenten 146
huisartsenzorg 250
hyperalgesie 232
hypermobiliteit 73
hypervigilantie 22, 200
hypogonadisme 232

I

illness beliefs 20
imaginaire exposure 103
immuundisfunctie 232
inactiviteit 147
indicatiestelling 71
indicatoren 260
inhibitorisch leren 204, 222
inspanningsgeïnduceerde pijndemping 146
inspanningsvermogen 145
interbeoordelaarsbetrouwbaarheid 157
interdisciplinair 252
interne consistentie 157
Interpersoonlijk model van pijngerelateerde vrees 111

J

jongere 110, 132
juridische procedures 80

K

ketamine 235, 237
ketenpartners 126, 136
Kindcheck 116
kinderen 112, 132, 168
kinderrevalidatie 132
klassieke conditionering 23, 200
kwaliteitsbewaking 261

L

leefgewoonten 40
leeftijd 40
leeftijdsadequaat functioneren 112
letselschade 80
levensfase 112, 115
levensloop 36
lichaamsbewustzijn 194
limbische systeem 7

M

MED 240
medicatie 229
Medisch Specialistische Revalidatie 125
mentaliseren 18, 104, 215
metafoor 182
mindfulness 210
modeling 110
morfine 233

N

naasten 115, 116
narratieve exposure 103
Nederlandse Dataset Pijnrevalidatie 92, 157, 162
negatieve bekrachtigers 21
negatieve straf 22
Netwerkgeneeskunde 248
Netwerk Pijnrevalidatie Limburg 92
neuro-inflammatie 12
neurofysiologische mechanismen 181
neuropathische pijn 61, 62, 72, 75, 229, 235
nociceptie 61, 72, 75, 229
NSAID's 229, 230

O

obesitas 71
observerende zelf 210, 215
obsessief-compulsieve stoornis (OCD) 97
occasioneel bekrachtigde extinctie 205
off label 229
omgevingsfactoren 122
omvang 247
onderhoudende factoren 17, 71
ongeconditioneerde stimulus 23, 200
ontwikkelingsstoornis 99
onveilige hechting 98
operante conditionering 21
operante leertheorie 189
opioïden 229, 231, 233, 240
optimisme 26
opvattingen 144
oranje vlaggen 76
ouders 112, 113, 133, 136
overbeschermend 112, 113
overmatig gebruik van middelen 97
overuse 146
oxycodon 232, 233

P

pain assessment/pijn beoordeling 156
Pain Disability Index 159
pain measurement/pijnmeting 156
Pain Taxonomy 90
paracetamol 230
parentificatie 113
participatie 71, 247
partner 110, 113, 114
patiëntspecifieke vragenlijsten 159
Pavloviaanse angstconditionering 23
PedIMMPACT 168
perceived injustice 19, 77
percepties 180
performance testen 160
perifere sensitisatie 8
perpetuerende factoren 17
persisteren 77
persoonlijkheidsproblematiek 97
persoonlijkheidsstoornis 99
PHODA 202
PHODA-youth 172
pijncontingent 22, 146, 189, 194, 221, 239
pijngedrag 114
pijnmatrix 181
PLISSIT-model 114, 116
positief psychologische interventies 26
positieve bekrachtigers 21
positieve emoties 26
positieve straf 21
Position Paper Pijnrevalidatie 220, 252
precipiterende factoren 17
Predisponerende factoren 17, 71
pregabaline 235, 236
presenteïsme 120
prevalentie 34
professionele factoren 78
prognose 156
psychische flexibiliteit 210
PTSS 98, 102

R

relatieproblemen 114
relational frame theory (RFT) 24, 210
relational frames 24
resilience 25
responsiviteit 157
retrainpain.org 185
retrieval cues 205
return to work 120, 122
risicofactoren voor chronische pijn 39
rode vlaggen 71, 72
rolverandering 114

S

samengevoegde 88
SCEGS 60, 250
School 132, 134, 137
secundaire hechtingsstrategieën 17
seksueel functioneren 114
sensitisatie 72
sensitisatiemodel 180
sensitiviteit 157
separatie 112, 113
slaap 75
slaapdeprivatie 12
SNRI's 235
sociaal-emotionele gevolgen 113
sociaal-emotionele ontwikkeling 112
sociaaleconomische status 40, 71
sociale context 110
sociale participatie 110, 112
sociale rollen 110, 115
somatisch-symptoomstoornis 101, 104
specificiteit 157
spontaneous recovery 222
sport 143
SSRI's 235
Start Back Screening tool 62
stemmingsstoornis 99
stepped care 124
'stepped care' model 249
stress 12
subjectieve beoordeling 156
Systeemproblematiek 110
systemische benadering 115

T

tapentadol 232, 233
taxatie 20
terugkeer naar werk 257
terugval 220
terugvalpreventie 220
test-hertestbetrouwbaarheid 157
tijdcontingent 22, 189, 221, 239
toegewijde acties 211
top-down nociceptieve modulatie 10
tramadol 231
transdisciplinaire 180
transformatie van stimulusfuncties 24
transmuraal zorgmodel 248
tricyclische antidepressiva 229, 234, 235

U

Uitlokkende factoren 17, 71
underuse 146

V

validiteit 157
veerkracht 25
veiligheidsgedrag 204
venlafaxine 235
verandermogelijkheden 80
vermijdende gehechtheid 17
vermijding 77, 147
verslaving 232
verwachtingsdisconfirmatie 205
Vierdimensionale KlachtenLijst (4DKL) 62
visie 255
vragenlijsten 160
vreesvermijdingsmodel 200, 203
vrienden 115
vriendschappen 115
vrijetijdsbesteding 143
vroegkinderlijke trauma's 73

W

waarden 211
waardengerichte acties 148
wederkerige relaties 24
werk 120, 196
werkaanpassingen 122
werkgerelateerd 124
Wet verbetering poortwachter (WVP) 120, 122, 124
wide dynamic range neurons 7
wind-up principe 9
woede 19
WPN-niveaus 90, 252

Z

zelf-als-context 215
zelf-effectiviteit (*self-efficacy*) 20, 77
zelfmanagement 221
zelfrapportage 160
ziekteprecepties 20
ziektespecifieke meetinstrumenten 157
Zorgstandaard Chronische pijn 180, 249
zwarte vlaggen 80

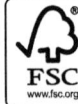

If you have any concerns about our products,
you can contact us on
ProductSafety@springernature.com

In case Publisher is established outside the EU,
the EU authorized representative is:
**Springer Nature Customer Service Center GmbH
Europaplatz 3, 69115 Heidelberg, Germany**

Printed by Libri Plureos GmbH
in Hamburg, Germany